Köster

Spiegelungen zwischen Körper und Seele

Spiegelungen zwischen Körper und Seele

Ein neues psychosomatisches Modell, entwickelt aus der chinesischen Medizin

Von Dr. med. Walter Köster

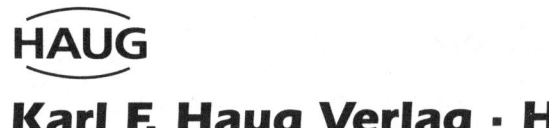

Karl F. Haug Verlag · Heidelberg

Die Deutsche Bibliothek – CIP-Einheitsaufnahme

Köster, Walter:
Spiegelungen zwischen Körper und Seele : ein neues
psychosomatisches Modell, entwickelt aus der chinesischen
Medizin / von Walter Köster. – Heidelberg : Haug, 1993
ISBN 3-7760-1321-4

Umschlaggestaltung unter Verwendung eines Werkes von P. Picasso

© 1993 VG Bild-Kunst, Bonn

Titel-Nr. 2321 · ISBN 3-7760-1321-4

Gesamtherstellung: Druckhaus Darmstadt GmbH, 6100 Darmstadt

Für Eva und Raffael

Der Arzt soll die Kraft und die Natur der Krankheit im Ursprung suchen und nicht in dem, was von der Krankheit selber kommt, denn den Rauch vom Feuer sollen wir nicht löschen, sondern allein das Feuer selbst.

Paracelsus, „Große Wundarznei", 2. Buch

Inhalt

Vorwort

Wie ein Zwilling können psychische Veränderungen in oft auffallender Exaktheit körperliche Vorgänge begleiten. Als Frucht jahrzehntelanger Bemühungen, solche Zusammenhänge zu erhellen, erhebt dieses Buch nicht den Anspruch auf umfassende wissenschaftliche Darlegung, sondern mehr den auf Verständlichkeit. Dabei wird offen bleiben, wer hier wen begleitet, ob die Psyche Körperliches hervorruft oder der Körper Psychisches. Die Zusammenhänge zwischen beiden aber entfalten sich zu einem überschaubaren Gedankengebäude, das dem des Chinesischen Gelben Kaisers *Hoang Ti* zumindest nahe steht, der vor fünf Jahrtausenden die Grundlagen der Akupunktur schuf.

Körperliche Beschwerden scheinen mit der schlafwandlerischen Sicherheit des Unbewußten in der Sprache der Symbole Abbilder der Psyche ausmalen zu können. Zusammen mit Ergebnissen homöopathischer Medizin verdichten sie sich zu einem immer klareren Bild. Es entsteht der Eindruck, als existiere eine genaue Verbindung zwischen den körperlichen Beschwerden und dem psychischen Zustand, die wie eine Spiegelung von beidem etwas beinhaltet und doch als Spiegelung zwischen beiden ein Eigenleben führt. Ich habe diesen Zwischenbereich, der sich weder eindeutig dem Körper noch der Psyche zuordnen läßt, in wissenschaftlichen Veröffentlichungen eine „Psyche des Körpers" genannt, man könnte sie mit gleichem Recht auch als körperlichen Teil der Psyche bezeichnen. Hier erscheint Körper als psychisch, Psyche wie körperlich; eines läßt sich aus dem anderen erklären, ohne daß deshalb ein körperlicher Vorgang unbedingt psychisch oder ein psychischer körperlich sein müßte – ein zeitliches Zusammentreffen, mehr nicht, aber auch nicht weniger, deutlich genug, um aufzufallen.

Die Genauigkeit und Prägnanz dieser bildhaften Spiegelungen erstaunt, wenn sie sich exakt und täglich wiederholend beobachten lassen. Ein Bild im Sinne eines fixen Stempels kann und darf dieses Buch dabei nicht bieten, so wenig wie Symbole des tiefen Unbewußten, die sogenannten Archetypen, mit Worten fest umrissen werden können. Es will vielmehr sich verwirklichende Prinzipien an Beispielen grundsätzlich faßbar machen und damit eine Anregung geben, wo begehbare Steine in dem fließenden Strom der Psyche zu vermuten sind und wie sie sich herausarbeiten lassen, fortlaufend und aufbauend von Kapitel zu Kapitel.

Danken möchte ich meinen Lehrern in China, Brasilien und Europa, dem vor fünf Jahrtausenden tiefsinnig beobachtenden *Gelben Kaiser* für die bewußt der Nachwelt gewidmeten Aufzeichnungen, meinen Patienten, die mich das meiste lehrten durch ihre Offenheit, dem Lektor des Karl F. Haug Verlages, Dr. med. *Michael Golenhofen,* für seine Unterstützung, meiner unermüdlichen Arzthelferin *Susanne Dischinger,* vor allem aber meiner Frau, die mir auch jene Geborgenheit gab, die für das Entwickeln psychischer Feinheiten so unerläßlich ist.

Gelnhausen, im Frühjahr 1993   *Dr. med. Walter Köster*

Die Organe

„Man nehme...", so beginnen zahlreiche leckere Rezepte aus den Küchen der Welt. Wer nicht so gut kochen kann, hält sich vielleicht an ein Rezept wie das folgende: Man gieße ein Gemisch von Eiern, Mehl, Zucker, Salz, Milch und Wasser in eine heiße Pfanne – und warte. Nach kurzer Zeit findet man etwas ganz neues in der Pfanne – einen Eierkuchen.

Erstaunlich ist, daß nunmehr kein Wasser mehr zu entdecken ist, auch kein Zucker oder Mehl. Ganz offensichtlich ist dieser fertige Eierkuchen etwas anderes als einfach Wasser + Eier + Mehl + Zucker + Salz + Milch. Milch und Mehl beispielsweise sahen anders aus, fühlten sich anders an, die Milch konnte fließen, das Mehl rieseln, beides kann der Eierkuchen nicht. Das neu Entstandene ist anders als Wasser + Eier + Mehl + Zucker + Salz + Milch, anders als die Summe seiner Zutaten, etwas ganz eigenes, etwas, das zuvor nicht vorhanden war! Woher aber kommt dieses Neue nach einer bestimmten Zeit des Wartens?

Das Interessante, das wir hier beobachten, ist ein *Vor-gang*. Es ist etwas „vor sich gegangen", als wäre es vor den Platz, auf dem es stand, getreten; es hat sich vorwärts bewegt. Aber woher und wohin, was lag dazwischen? Zwischen der Vermengung der Zutaten und dem Erscheinen des Eierkuchens lag das Warten, und selbst in einem Mikrowellenherd hätten Sekunden dazwischen gelegen, also ein Stück Zeit, das zurückgelegt wurde wie das Stück eines Weges.

Einen *Vor-gang* kann nur verstehen, wer erkennt, daß sich etwas innerhalb der Zeit ändern kann, und daß jedes Ding seine Zeit hat, eines dem anderen folgt; die Zutaten existieren zuerst, der Eierkuchen danach, dazwischen lag Zeit, die zurückgelegt wurde wie ein Weg zwischen zwei Häusern. Dieses Denken haben vor allem die alten Chinesen entwickelt. Sie wußten, daß alles auf dem zeitlichen Weg, den sie „Tao" nannten, *vor-geht* und in Bewegung ist, daß alles sich auf einem Weg *be-weg-t.*

Dadurch entsteht eine Richtung, die unumkehrbar sein kann wie eine Einbahnstraße. Dies versuchen wir als den Lauf der Zeit zu begreifen: Nach dem Gestern kommt immer das Heute, nach dem Heute nie das Gestern; Zeit läuft nur in einer bestimmten Richtung, nie zurück.

Auch am Menschen können wir die Richtung der Zeit deutlich erkennen; jeder verändert sich, und keiner wird mehr das, was er war. Wen man jahrzehntelang nicht gesehen hat, den wird man auf der Straße vielleicht kaum wiedererkennen. Auch ein Gedanke, den man beispielsweise vor einem Jahrzehnt gedacht haben mag, wird im Falle einer heutigen Konfrontation mit ihm nicht selten als fremd und befremdend und als nicht mehr der eigene empfunden werden. Diese ständige Veränderung, die Entwicklung, geschieht unübersehbar im körperlichen wie im seelischen Bereich. All unser Tun ändert etwas, fließt in der Zeit. Ohne die Zeit wäre die Welt tot. Alles Leben, jede *Be-wegung* fließt auf dem Weg der Zeit.

Daher scheint eine Betrachtung lebendiger Organe und ihrer Krankheiten nur sinnvoll, wenn man den Lauf der Zeit mit einbezieht. Bezüglich der psychischen Aspekte hat dies vor allem *Carl Gustav Jung* nachdrücklich ins Bewußtsein unserer Kultur gehoben. Bei den körperlichen Organen tun wir uns da häufig noch schwerer. Solches Wissen und Denken finden wir jedoch tief verwurzelt in der alten Chinesischen Medizin, weshalb wir hier immer wieder Zusammenhänge mit ihr finden werden. Sie hat seit Jahrtausenden die Organe zeitlich eingereiht. In diesem zeitlichen Fließen erschien ihr eine getrennte Betrachtung körperlicher und seelischer Aspekte als künstlich und unmöglich; so hat sie beide zu einem Ganzen zusammengefaßt, weshalb ihr Denken unserem heutigen wieder so nahe steht.

In diesem fließenden System der Organe wird es zunehmend schwerer fallen, einzelne Organe herauszupicken. Die Organe wirken alle aufeinander ein, wie es sich auch bei der Akupunktur zeigt, und es scheint kaum möglich, tatsächlich nur an einem einzigen Organ zu erkranken. Dies führt notwendig zu einem Hinterfragen des Systems einer Medizin, in der ein Arzt möglicherweise nur für einige wenige Organe zuständig ist. Vielmehr scheint sich hier die überblickende Gesamtschau als unerläßlich zu erweisen und ohne sie die Gefahr zu bestehen, den „Rauch und nicht das Feuer zu löschen".

Grundsätzlich könnten wir mit der Reise durch diese fließende Organwelt bei einem jeden Organ anfangen. Doch beginnt mit dem Mund die Bewußtwerdung der Organe im Kindesalter und auch die körperliche Verarbeitung aufgenommener Speisen, die vom Magen fortgesetzt wird, so daß es sich auf natürliche Weise anbietet, hier zu beginnen. Auf dieser Reise werden wir versuchen, die Beziehungen zwischen einem körperlichen Organ und der Psyche zu hinterdenken, jene „Spiegelung" zwischen beiden. Diese Beziehung ist wie jede Spiegelung eigentlich unfaßbar. Wir können sie nur aus der Verbindung der Beobachtungen beider, des Körpers und der Psyche, schließen. Wollen wir sie beschreiben, gibt es neben der ausufernden Fachsprache eines Nachschlagewerkes oder der hier nicht greifenden Sprache der Funktionen der Mathematik nur den Weg, den *Carl Gustav Jung* wie die alten Chinesen gewählt haben, den der Symbolsprache. Das Symbol scheint vielfältige Beziehungen, die sonst nur annähernd und seitenlang zu beschreiben wären, mit einem einzigen prägnanten Wort oder Satz festhalten zu können. Solange Psyche so undefiniert und schwer greifbar ist, scheint diese Art der Sprache die bei weitem treffendste zu sein, in der wir Antworten erhalten, die uns Zusammenhänge bewußtmachen können, ohne daß wir gleich einen Brockhaus damit füllen müssen.

Es scheint sich damit ein Schritt in Richtung auf eine genauere Faßbarkeit des sonst Unbewußten mittels körperlicher Daten zu eröffnen. Wir werden erinnert an die Ahnung des großen Psychiaters *Carl Gustav Jung*, als er meinte:

„Wie der menschliche Körper ein ganzes Museum von Organen darstellt, von denen jedes eine lange Entwicklungsgeschichte hinter sich hat, so können wir auch erwarten, daß unser Geist in ähnlicher Weise organisiert ist." [1]

Das Prinzip des Magens

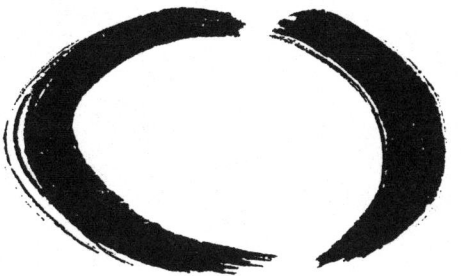

Der Magen ist sehr merkwürdig aufgebaut. Sein Magenpförtner, ein Schließmuskel, sitzt nämlich nicht etwa wie der Pförtner jeder größeren Firma an deren Eingang, sondern im Gegenteil am Ausgang des Magens. Das entspricht einem Raum mit ausgehängter Türe, in den ein jeder eintreten kann, doch dessen Hinterausgang überwacht wird. Was mag das für ein seltsamer Raum sein, der so konstruiert ist?

Wir alle kennen tatsächlich solche Raumaufteilungen. Warteräume, beispielsweise die Wartehalle eines Flughafens, sind in dieser Weise aufgebaut. Auch in sie kann man ungehindert und ungeprüft hineingelangen. Will man jedoch in die dahinterliegenden Hallen zur endgültigen Abfertigung kommen, gelangt man an eine Warteschlange oder einen Stau durch Sperrgitter, die nur zu bestimmten Zeiten geöffnet werden.

Was für einen Sinn mag ein solcher Warteraum im Körper erfüllen? Grundsätzlich *sammeln* und vermengen sich in Warteräumen die Ankommenden wie im Magen die heruntergeschluckten Bissen. So müssen sie nicht einzeln oder tröpfchenweise sofort bei ihrer Ankunft betreut werden. Vielmehr kann dadurch in den dahinterliegenden Räumen, sei es eine Flugabfertigung oder eine Arztpraxis, unabhängiger von deren Eintreffen gearbeitet werden, da Schübe abgefangen und Leerzeiten durch Reserven aufgefüllt werden können. Eine gleichartige Reservefunktion erfüllt der Magen. Ohne diesen Reserveraum müßten wir extrem häufig kleine Portionen essen. Einen „Proviantmeister" nannte ihn daher schon der weise Chinesische Gelbe Kaiser vor Tausenden von Jahren [2] und ordnete ihm als Zeit der größten Nahrungsreserven den *Spätsommer* zu; wir werden darauf zurückkommen und es zu verstehen suchen.

Zum anderen hat ein Warteraum aber auch noch die Aufgabe, die Ankommenden zu *schützen* und nicht im Regen stehen zu lassen. In gleichartiger Weise sichert der Magen dem Körper die geschluckten Bissen und schützt sie für ihn. In diesem Raum kann man *sich sammeln*, bis der eigentliche *Vor-gang* geschehen kann.

Die Speisen im Wartesaal des Magens stehen dabei in gewisser Weise noch draußen vor der Tür und vor den eigentlichen Räumen. Andererseits haben sie jedoch bereits die äußerste Oberfläche durchdrungen, die erste Türe durchschritten. Denn mit dem Auftun des Mundes geht das Öffnen der Körperoberfläche einher. Der Mund scheint also wie eine Türe fremde Dinge, *Fremd-körper,* unserem Körper einverleiben zu können, ohne daß unsere *Integrität* dadurch schmerzhaft verletzt würde. Dennoch werden wir tatsächlich in diesem Moment aus einem Menschen zu einem Menschen + verspeistem Fremdkörper, beispielsweise Mensch + Hähnchen, ein fremder Körper ist in den Leib gelangt, wir haben ihn tatsächlich *ein-ver-leibt,* ohne daß wir daran litten, was durchaus erstaunen kann. Denn beim Eindringen eines *Fremdkörpers* an anderer Stelle, so beispielsweise dem eines Dornes in die Haut, sähe dies ganz anders aus.

Haben wir die Speise geschluckt, so ist sie im Magen unserem Blickfeld zunächst entzogen. Der Magen kann im Gegensatz zur Leber, wie wir noch sehen. werden, nicht erkennen, was er beinhaltet. Seine Schleimhaut kann nur heftige Reize wie beispielsweise extreme Kälte empfinden. Darauf kann er reagieren, indem er blind den ganzen Speiseteilchenhaufen wieder hinauswirft. Diese heftige Reaktion des Erbrechens ist, wie bekannt, eine Ausnahmereaktion und ein Sonderfall, der vor allem bei intensiver Überlastung des Magens eintreten wird. Sie entspräche dem nach einer Werbeaktion für Billigflüge völlig überlasteten Wartesaal eines Flughafens, der schließlich nach außen entleert würde, da das Bodenpersonal die Nerven verlöre und die Wartenden unabgefertigt wieder hinauswürfe.

Kommt es so weit, muß bereits zuvor etwas wesentliches gefehlt haben, nämlich das *Augenmaß.* Wir kennen solches auch beim Magen und sprechen dann von „Augenhunger". Das Augenmaß steht in der Reihe der beteiligten Organe folglich noch vor dem Magen wie ein Anschalter des Verdauungsprozesses, zusammen mit dem Geruch, der den Hungrigen in die Küche lockt. Dieses Anschalten kennen wir aus unserer Sprache, wenn jemand beispielsweise sagt, daß ihn ein Dessert *„an-mache".* Ist die Speise dann verschluckt, gibt es im Magen kein Augenmaß mehr, auch riechen kann der Körper hier nicht mehr. Die Dinge bleiben ihm *verschlossen,* bis die Leber sie ihm *auf-schlüsselt.*

Der Magen gibt regelmäßig Speisebrei in den Darm ab und verhindert so einerseits Staus im folgenden Inneren des Körpers, andererseits läßt er damit zu, daß Nahrung auch vorzeitig aufgenommen werden kann, wenn sie eigentlich noch nicht benötigt wird. Er hilft so, Vorgänge *zeitlich zu ordnen.* Dieses Vorgehen ähnelt auffallend dem psychischen Zustand, in dem man *sich psychisch sammelt* und die Dinge in Ruhe innerlich ordnet.

Der Magen sammelt Dinge, die so verschieden sein können wie ein Steak und ein Pistazieneis, sie werden in ihm vermengt, aber bleiben doch nebeneinander und getrennt wie die Grüppchen des Wartesaales eines Flughafens. Dieses Bild führt uns noch weiter; hier entsteht typischerweise kein intensiver Austausch zwischen den Wartenden. Obwohl sie vielleicht sogar in engem *Kontakt* auf einer Bank zusammensitzen, treten sie kaum miteinander in *Verbindung,* beeinflussen sich gegenseitig nur unwesentlich. Es herrscht ein Klima der Toleranz. Die Engländerin mit ihren drei übermüdeten Kindern sitzt zwischen dem eine Zigarre nach der anderen paffenden südamerikanischen Geschäftsmann und dem Weltenbummler mit dem Tirolerhut und der Kamera aus Hongkong. Das Aushalten von Gegensätzen scheint eine Eigenschaft des sich im Magen verwirklichenden Prinzips zu sein.

Nach dem nur grob auflösenden Kauen erhält der Magen Fremdkörper, welche er einfach erst einmal so, wie sie sind, hinzunehmen hat. Sie sind zuvor lediglich von Augen, Geruch und Geschmack äußerlich begutachtet worden, der essende Mensch weiß nicht wirklich, was in ihnen steckt, er ahnt es kaum. Man denke nur an eine gefüllte Praline – wie oft wird man beim Essen überrascht von dem, was sie verbirgt. Man scheint blind glauben zu müssen, daß jenes Äußere, welches das Auge nur manchmal in Verbindung mit dem Geruch begutachtet hat, auch mit dem Inneren des „Fremd-körpers" übereinstimmt, will man nicht verhungern. So sieht sich der Magen tatsächlich genötigt, einer Sache vorübergehend ohne sicheres Erkennen und damit *blind zu vertrauen,* die noch nicht durchschaut werden kann, und folglich *Andersartiges, Fremdes und Gegensätze auszuhalten und zu ertragen, ohne verletzt zu werden.* Auch auf dem Flughafen findet die Kontrolle auf Terroristen üblicherweise erst beim Durchchecken an der Abfertigung statt; im Warteraum davor, in der allgemeinen Menge, können sie sich tummeln wie das unerkannte Arsen aus der Marmelade *Agatha Christies* in der Vermengung des Magens.

Als Aufnahmeorgan hat der Magen intensiv mit der *Integrität* der Oberfläche und der Erhaltung ihrer Unverletzlichkeit zu tun, und auch die Nahrung schützt er. Dieses *In-Sicherheit-bringen*, das schützende Bergen an der Oberfläche, vermittelt das Gefühl der *Geborgenheit,* einer Grundeigenschaft des Magenprinzips. Hier ähnelt der Magen dem kräftigen und auch hohlen Muskel der Gebärmutter, die auch Geborgenheit vermittelt. Beide unterscheiden sich darin, wem sie Geborgenheit geben. Der Magen bietet sie zunächst „*Fremd*körpern", welche er aufnehmen und auflösen will, damit sie zum *eigenen* Körper werden; in umgekehrter Weise birgt die Gebärmutter *eigene* Zellen, damit sie später als *fremde* Körper ins Leben abgegeben werden können.

Bergen und Sichern hat immer noch eine zweite Seite. Es ist die der „*Ver-bergung*". Ist etwas verschluckt, kann der Magen selbst kaum feststellen, was er birgt; es bleibt ihm verborgen. Der Mensch kommt nicht mehr an das Verschluckte heran, denn die Augen sehen es nicht mehr. Der Leber aber, die es analysieren könnte, liegt es noch nicht zur Untersuchung vor. Auch was seelisch „zu schlucken war" und nicht über das Stadium des Magenprinzips hinausgekommen ist, wie wir noch sehen werden, bleibt dem Menschen selbst in der Regel tief unbewußt und verborgen.

Schließlich produziert der Magen noch Salzsäure, um seinen Inhalt ein wenig aufzulösen. Lösen heißt losmachen und freimachen, auch von einer eingegangenen Bindung oder Abmachung. Die Salzsäure löst tatsächlich Bindungen. Der Eierkuchen war entstanden durch den Aufbau von Bindungen, beispielsweise zwischen Milch- und Mehlteilchen. Im Magen werden nun jene Bindungen, die chemisch mit der Magensäure reagieren, wieder getrennt. Die Salzsäure durchsaftet alles im Magen wie ein Fleckenlöser den Stoff. Der Magen löst also Zusammenhänge, an die man sich gestern gebunden hatte und die *nicht mehr ins Heute passen.* Dem Bauern, der sein eigenes Huhn oder seinen Kohl ißt, mag das leichter bewußt werden. *Lösen von Bindungen, die früher aufgebaut worden waren,* – so könnte man das Tun der Salzsäure am ehesten umschreiben.

Dabei führt uns die Salzsäure, die Säure des Salzes, fast unmerklich erstmals das tief im Unbewußten verankerte und in der Homöopathie immer wieder in Erscheinung tretende Ursymbol des Salzes vor. Was mag Salz bedeuten, was heißt es in der Symbolsprache der Psyche? Schauen wir bei den Alten nach, so finden wir eine treffliche Schilderung im Beispiel der Frau *Lot* im Alten Testament, die nicht „hinter sich" schauen soll nach Sodom, welches durch eine Katastrophe zerstört wird, nach einem Tschernobyl also, dem sie gerade noch entkommen ist; sie tut es aber dennoch und erstarrt zur Salzsäule [3]. So scheint der, der sich nach dem Vergangenen und Toten umdreht, der sich aus dem Gestern und aus früheren Problemen nicht lösen kann, „zur Salzsäule" zu werden. Er fließt nicht mit dem Fluß der Zeit, sondern ähnelt einem ausgetrockneten und toten Fluß, dem im Verhältnis zum Salz das Wasser fehlt, das ihn weiterfließen ließe, wie das in südlichen Ländern häufig zu sehen ist, wo im Spätsommer die Flußbette silbrig versalzt erscheinen.

Bei solcher psychischer Konstellation findet sich ein „Salz"-Problem meist in Form eines geschluckten und nicht verarbeiteten Leides von gestern, welches dem Kranken zunächst *un-lös-bar* erscheint. Jenes Leid loszulassen, man könnte sagen, das Salz zu lösen, wird ihm erst gelingen, wenn er merkt, daß es wie ungelöstes Salz „Schnee von gestern" ist. Solange wird er – von ihm selbst oft kaum notiert – *in der Zeit nachhinken.* Salz scheint somit das Symbol des Nichtfließenden und Leblosen, des in altem Leid Erstarrten darzustellen. Dieses Problem findet in der Niere seine Lösung, wie wir noch sehen werden. Dem Magen allein, der eigene Probleme oft eher vor sich selbst verbirgt, scheint eine Lösung zunächst nur teilweise möglich. In der Regel empfindet daher das Magenprinzip diese nur scheinbar nicht zu bewältigenden Leiden noch als so brennend wie die Salzsäure auf seiner Schleimhaut; der Magen ist erst der Anfang der Lösung. Seine Salzsäure hat aber ihren Anteil an jener Lösung, indem sie Bindungen von gestern löst. Sie malt damit dem am Salzprinzip Kranken, der sich von überalterten Bindungen so schwer lösen kann, ein körperliches Bild jenes Vorgehens, das ihn heilen könnte.

Sorgfältig und exakt malt der Körper ein Bild nach dem anderen; vielleicht wäre manche Krankheit durch sorgfältiges Hinschauen vermeidbar oder heilbar? Für den Magen haben wir folgende Hintergründe gefunden: Zeitliches Augenmaß; die Fähigkeit, sich zu sammeln; Andersartiges, Fremdes, Gegensätze aushalten, ertragen, tolerieren zu können, ohne verletzt zu werden; ein recht blindes Vertrauen; Geborgenheit, auch Verborgenheit; Lösen von Bindungen, die man aufgebaut hatte, Lösen vom Gestern. Wie würden wir folglich als Beispiel das psychische Bild des Magenkranken malen?

Der Kranke, dessen Magen als Symbol der Geborgenheit gestört ist, wird natürlicherweise ein an seiner Oberfläche sehr empfindlicher Mensch sein. Was ihm „an die Pelle kommt", stört seine Integrität. So mag auch seine körperliche Haut sehr empfindlich reagieren, vielleicht sogar einmal *aus-schlagen,* also einen Ausschlag oder ein Ekzem bilden. Hinter diesem Ausschlag wird sich bei einem gestörten Magenprinzip regelmäßig das Gefühl mangelnder Geborgenheit verbergen. Dazu kommt es allzu leicht; der eine empfindet als Geborgenheit, was dem anderen vielleicht eher Angst einjagt, so wie ein enges Verlies als bergender Schlupfwinkel, aber auch als Geborgenheit raubender Kerker empfunden werden kann. Auch der Magen führt uns diesen Gegensatz vor; einerseits sammelt er die Nahrung für den Menschen und vermittelt ein Bild des Bergens und der Geborgenheit; andererseits kann er aus der Sicht der Nahrung auch wie ein mit seiner Säure aggressives Gefängnis wirken, zumindest als ein unangenehm überfülltes Abstellzimmer.

Das Stichwort Abstellzimmer bringt uns von der Geborgenheit zur Verborgenheit. Probleme, die der Magenkranke seelisch geschluckt hat, die aber in seinem psychischen Magen überlang verweilen wie in einem Abstellzimmer, an das er nicht mehr denkt, „liegen ihm auf dem Magen" und *be-lasten* ihn. So sinnvoll das Abstellzimmer sein mag, in das man den ganzen unverarbeiteten Wust mit den noch nicht aufgeräumten oder geordneten Dingen dann beispielsweise hineinschieben kann, wenn unerwarteter Besuch sich ankündigt, so belastend wird es, wenn der Berg der Unordnung von zehn unerwarteten Besuchen das Abstellzimmer bis unter die Deckenleuchte angefüllt hat. Genauso ergeht es dem Magenkranken. Nicht selten weiß er manches nicht mehr von dem, was er an Problemen verschluckt und vor sich versteckt hat. Er hat es daher schwer, die Wurzeln beispielsweise seines Hautausschlages freizulegen. Das Sammeln als „Sinn" des Magens wird folglich bei übermäßig langem Bewahren zum *„Un-sinn".*

Hier stoßen wir auf einen Begriff, welcher uns immer wieder beschäftigen wird. Unser Sinn und unser Trachten als eine Art Richtungsangabe zeigen an, in welcher Richtung wir den Weg fortsetzen und wie wir *vor-gehen* wollen. Dieser Vorgang, den wir schon im Anfangskapitel beobachtet hatten, dieses *Weiter-gehen* wird im speichernden Magen vorübergehend gestaut, der Magen blockiert ihn an seinem Ausgang mit dem verschlossenen Pförtner. Erschöpfte sich hierin bereits der Sinn des Magens, so läge dieser im Stehenbleiben, in der Stagnation. Dies aber entspräche dem vollen Wartesaal eines Flughafens in einer Situation, in der die Flüge wegen Nebels aufgehoben wurden, ohne daß den Wartenden Bescheid gegeben wurde. Dann würde sich der Wartesaal zunehmend füllen, die Stagnation würde sicherlich zu erheblicher Unruhe und *Reizbarkeit* führen, bis schließlich die Wartenden davonliefen, der Inhalt dieses „Wartezimmer-Magens" sich also wieder aus der Eingangstür zurückergösse – ein Erbrechen folgte. Die vorherige Richtung, der Richtungssinn, kehrte sich nun um, es entstünde, zumindest aus der Sicht der meisten Wartenden, ein *Un-sinn*.

Der Sinn darf folglich nicht beim Verschließen des Magens aufhören; der Magen birgt, aber er hat diesen Inhalt auch nur geborgt. Der Sinn besteht vielmehr darin, *vorübergehend* zu sammeln, dabei den Magenpförtner zu schließen, um danach die Speisemenge weiterzugeben und den nächsten Schritt einzuleiten, den Pförtner also wieder zu öffnen und das so mühsam Gesammelte abzugeben. Hier kommt *Er-leichterung* auf; man spürt sie, wenn endlich der eigene Flug aufgerufen wird, und es weiter vorangeht. Das *Weiter-gehen* und der *Vor-gang* ist ebenso Sinn und Aufgabe des Magens wie das Warten. So ist dem Magen bestimmt, ein zeitliches Regelmaß zwischen *Vor-gang* und *Warten* zu finden; dies wird auch berücksichtigt, wenn man ihm möglichst zeitlich regelmäßig etwas zuführt, um ihm dadurch die Arbeit zu erleichtern.

Verständlicherweise werden Menschen mit einem unregelmäßigen Lebenswandel oder solche unter Zeitdruck eher magenkrank, wenn sie am liebsten einen Teil des Tages oder der in dieser Zeit fälligen Tätigkeit in die Abstellkammer schieben würden, um wenigstens den restlichen Tagesteil in Ruhe und befriedigt verwirklichen zu können. Wenn sie dann große Teile in der Abstellkammer verborgen haben, ohne daran zu denken, sie wieder herauszuholen, so belasten diese Teile sie so lange, bis sie sie schließlich notgedrungen stückchenweise aus der Abstellkammer wieder heraustragen, damit sie gesichtet und geordnet werden können; wir werden noch sehen, in welchem Durchgangsbereich unseres körperlichen Hauses dies geschieht. Dazu müssen sie aber erst aus der Abstellkammer des Magens heraus weitergegeben werden.

Am Herausholen aus seiner Abstellkammer kann den Magenkranken so manches hindern. Dazu gehört auch die Furcht davor, es könne dabei beispielsweise ein altes Foto herausfallen, welches ihn an eine unverdaute verflossene Liebe erinnert, oder ein Brief, bei dem es ihm siedendheiß einfallen mag, daß er ihn noch nicht beantwortet hat. Dann wird er dazu neigen, die Abstellkammer verschlossen zu halten, in der fälschlichen Annahme, *verwahren sei verarbeiten*. Diese Methode des „Aussitzens" mag sich vielleicht manchmal glücklich fügen, indem der Adressat des Briefes auswandert und eine Antwort nicht mehr erwartet; dann wird sie tatsächlich *über-flüssig,* muß nicht mehr *weiter-fließen* im Fluß der Zeit wie der Speisebrei aus dem Magen; dann hat sie sich erübrigt. In der Regel kommt es aber beim Brief wie beim Magen ganz anders; das Erwachen ist ein arges, wenn der Magenkranke entdeckt, was er da alles verwahrt und nicht weiterverarbeitet hat. Daher trägt er typischerweise eine Anhäufung unverarbeiteter, oft winziger, aber vielfältiger Probleme mit sich in seinem psychischen Magen oder seiner seelischen Abstellkammer, wie eine ganze Menschentraube in einem Wartezimmer, welche darauf wartet, endlich betreut zu werden. Er hinkt damit unübersehbar in der Zeit hinterher. Er muß den Tagesteil nachleben und nachholen, den er zu lange in die Abstellkammer geschoben hat, damit deren Wand nicht durchbricht wie die Schleimhaut des Magens beim Magengeschwür, „angefressen" vom Salz. Er hat etwas zu lange ungelöst gelassen und muß dieses „versalzte" Problem, dieses Sodom der Frau Lot, nun nacharbeiten; er muß nachsitzen. *Aussitzen* führt in der Regel also zu *nachsitzen.*

Im besten Fall wird er zeitliche Lücken suchen, beispielsweise den unerwarteten Feiertag, den er nutzt, um den Abstellraum oder den Keller endlich von all dem alten Gerümpel zu befreien. Der Magenkranke braucht den *Mut,* die seelische Abstellkammer zu öffnen, selbst wenn ihm die überfüllten Kisten entgegenfallen, und er braucht die *Zeit*, diese Weiterverarbeitung in Gang zu setzen. Auch in diesem Wissen braucht er Schutz an seiner Oberfläche, damit in jener Zeit, in der er das Alte verarbeitet, nichts Zusätzliches und Neues hinzukommt. Er fürchtet neue Reize von außen, die er verarbeiten müßte, da er doch noch an den alten genug zu knacken hat. Seine *Reizbarkeit* ist daher so sprichwörtlich wie sein Reizmagen. So schließt er sich an einem Feiertag ein, stellt Telefon und Türklingel ab und holt dann den vernachlässigten

Kram aus seinem Abstellraum. Nach diesem Tun verspürt er eine außerordentliche Erleichterung und fragt sich, warum er es nicht gleich, nicht früher hinter sich gebracht hat.

Aber warum hat er es eigentlich nicht gleich getan? In der Regel wird etwas in der psychischen Abstellkammer des Magens dann zu lange liegen bleiben, wenn er im *Über-mut* etwas oder auch mehr geschluckt hat, vor dem ihn hinterher der *Mut* verläßt und das er dann fürchtet, sei es wegen dessen Menge oder dessen vermeintlicher Größe. Dann „stößt es ihm auf", und er traut sich nicht zu, ein solches Ungetüm zu lösen und zu verdauen. Neu auftauchende und ähnliche Schwierigkeiten erinnern ihn dann an die „alten Kamellen", jene unverdauten, verdrängten und daher nun teilweise *unbewußten* Belastungen. Die neuen erscheinen ihm dann oft auffallend schwierig, was ihn überrascht. Doch läßt sich dies durch die ihm unbewußte Erinnerung an die alten zwanglos erklären, da die neuen die ähnlichen alten zu aktivieren scheinen wie bei der Resonanz der A-Seite einer Gitarre auf das gesungene A.

So hat der Magen auch eine intensive Beziehung zum *Un-bewußten.* Das Unbewußte, das nicht Bewußte unserer Psyche, erscheint uns verborgen wie eine dunkle Kammer, so wie der Magen uns Dinge verbirgt. Wir scheinen dann oft nicht genau zu wissen, was uns *be-drückt,* aber wir spüren allzusehr, daß uns irgend etwas scheinbar unbegreiflich Verborgenes belastet. Dann suchen wir die Lösung, aber wir kommen nicht an die Ursache. Es ist uns, als müßten wir etwas tun, aber was bloß? Dieses Gefühl, irgend etwas sei nicht in Ordnung, etwas müsse getan werden, wir schuldeten irgend jemandem oder irgend etwas eine Leistung, ohne dies zunächst konkretisieren zu können, führt natürlicherweise zu *Schuldgefühlen.* Finden wir schließlich den Mut, vielleicht auch mit der Hilfe anderer, unsere seelische Kammer zu öffnen, erkennen wir meist rasch, daß das belastende Gerümpel in ein oder zwei Stunden aufgeräumt werden kann, daß das seelisch Verborgene nur eine rasch zu behebende Unachtsamkeit war, ein Irrtum zumeist oder ein Mißverständnis, mit Sicherheit aber nicht der Gesteinsbrocken oder Salzstein, den wir für fast unlösbar hielten. Als wie wohltuend entpuppt sich dann das Entbergen und das Vorangehen in dieser Angelegenheit, wenn wir uns etwas seelisch Verschlucktes endlich bewußt machen und es damit dem weiteren Verarbeitungsprozeß unserer Psyche und unseren nachfolgenen Organen zukommen lassen können.

Da dem Magenkranken seine Probleme oft nicht bewußt sind, umschreibt er sie in der Regel als Streß oder Zeitdruck. Welches exakte Problem er aber in diesem Zeitdruck verdrängt und verborgen und dadurch wohl aus den Augen verloren hat, das entdeckt er schwer. Er hat es verschluckt, jedoch nicht weiterverdaut, es liegt ihm oft scheinbar unerreichbar auf dem Magen, er fühlt, „er komme da nicht heran". Auffallenderweise wertet der Kranke diese Probleme, die doch dem Unbewußtsein so offenkundig auf der Magenschleimhaut brennen, oft als ganz nebensächliche Lappalien, wohl als unbewußte Abwehr, um sie nicht bearbeiten zu müssen. Stößt er zufällig auf sie, oder „stoßen sie ihm zufällig auf", so hält der Magenkranke sie für Randerscheinungen, die ihn nicht stören, oder er meint, für solches keine Zeit zu haben. Seine abweisende Reaktion erinnert hier an die verlegene Reaktion eines Freundes, in dessen Wohnung man versehentlich die unaufgeräumte Abstellkammer geöffnet haben mag. Sein Erstaunen aber wird um so größer sein, wenn er nach Entleeren dieser seiner seelischen Abstellkammer, nach dem Weiterleiten und Weiterverarbeiten der aus seiner Sicht so nebensächlichen Probleme eine ungemeine Erleichterung verspürt und beispielsweise Ekzeme oder Reizmagen verliert.

Weitere Organe des Prinzips Magen, der Magenmeridian

Ekzeme oder *Aus-schläge* können zum psychischen Magen gehören, wie wir gesehen haben. Homöopathische Erfahrungen zeigen jedoch in Übereinstimmung mit dem Denken der alten Chinesen, daß noch eine ganze Reihe weiterer Organe tatsächlich etwas mit dem hier dargelegten Magenprinzip zu tun haben und ihm entsprechen. Die Chinesen haben am Menschen verbindende Bahnen zwischen den in solcher Hinsicht zusammengehörigen Organen gefunden. In Europa nennen wir diese Bahnen Meridiane, weil die Seefahrer, welche nach Meridianen die Meere befuhren und jenes Wissen aus China mitgebracht haben, sie so bezeichnet haben. Sie existieren tatsächlich, wie Wege oder Kommunikationslinien; wir können sie heute sogar elektrisch messen. So verbindet beispielsweise der Meridian des Magens wie ein linienförmiger Kanal all jene Organe, Regionen und Punkte des Körpers, die „magenartig" sind, die folglich etwas gemein haben mit den Prinzipien und Stichworten, die wir für den Magen gefunden haben.

Dieser sogenannte Magenmeridian beginnt bei den Kieferhöhlen unter den Augen, zieht um den Mund, geht dann seitlich herunter über die Gaumenmandeln, die Schilddrüse, die weiblichen Organe Brustdrüsen und Eierstöcke, den Blinddarm und zieht dann vorne hinunter am Bein zur zweiten Zehe. Was aber mögen diese Organe mit dem Magen oder miteinander zu tun haben?

Die weibliche Brust als ein Sammelort und ein „Warteraum" für die Milch ist eng mit der Geborgenheit verknüpft. Reicht eine Mutter ihrem Kind die Brust, nimmt sie es in ihre Arme und beruhigt es, redet ihm zu. Brust und Milch symbolisieren damit wie ein Urbild die Zuwendung der Mutter, die ihr Kind liebend an ihre Brust und Haut nimmt, einfach weil es ihr Kind ist. Typischerweise findet sich bei Menschen mit Problemen in diesem Bereich oft der Hang, leidenschaftlich gerne Milch zu trinken oder aber sie extrem zu meiden, dann mehr noch die körperwarme Milch und vor allem jene mit „Haut"-bildung an der Oberfläche, als erinnerte sie durch symbolhafte Resonanz an das unbewußte Problem der Geborgenheit. Das Wort Haut ist hier nicht zu überhören; Sprache scheint überhaupt häufig unmerklich mit unbewußten Hintergründen gespickt zu sein. So ordnet sich die weibliche Brust mühelos in die Reihe der Organe des Magenmeridians oder magenartigen Prinzips ein.

Die Eierstöcke sammeln die weiblichen Eier, welche sich nach der Geburt nicht vermehren, sondern in diesem Sammelort darauf warten, daß sie zum richtigen Zeitpunkt beim Eisprung vom Eierstock abgegeben werden. Auch hier treffen wir auf einen Schutzort und Wartebereich, der für zeitlich geregeltes Abgeben sorgt, einen „Magen", der andere, also „Fremd"-Körper für den richtigen Zeitpunkt aufbewahrt und trägt.

Die Schilddrüse scheint auf den ersten Blick hier fehl am Platze zu sein. Sie produziert ein Hormon, welches die Zellen des Körpers anregt, mehr zu arbeiten; sie wirkt also ähnlich wie ein Gashebel beim Auto. Sie kann sich vergrößern und zum Kropf werden. Sie kann aber auch unabhängig davon zuviel oder zuwenig Hormon produzieren, also zuviel oder zuwenig Gas geben. Was mag dies mit dem Magenprinzip zu tun haben? Wir finden häufigst eine psychische gemeinsame Auffälligkeit bei Patienten mit Schilddrüsenüberfunktion. Sie scheinen dieses Arbeitshormon so sehr zu aktivieren, weil sie ihren psychischen

Abstellraum kontinuierlich überfüllt haben und nun das Unbewußte auf das Abbauen und Abarbeiten dessen Inhalts zu dringen scheint. Diese Patienten scheinen seelisch überaus viel zu schlucken, was noch verarbeitet werden müßte. Das warnende Augenmaß müßte sie eigentlich längst alarmieren, daß sie das nicht lange aushalten können, daß sie „ihren Kropf nicht weiter füllen" können, wie es der Volksmund so treffend formuliert. So könnte eine Selbstüberforderung hinter Schilddrüsenstörungen stehen, welche die Kranken zu solchen Überleistungen antreibt, einhergehend natürlicherweise mit einem ihnen selbst meist unbegreiflichen schlechten Gewissen und einem Schuldgefühl, weil sie diese überhohen Forderungen nicht erfüllen können. Hier wird die Verwandtschaft mit dem Magenprinzip zunehmend augenfällig.

Die Kieferhöhlen liegen als große Höhlen im Knochen über den Mundwinkeln zwischen der Augenhöhle und den Zahnwurzeln des Oberkiefers. Sie dienen „beim Sprechen als Resonanzraum... eine weitere Funktion ist nicht bekannt" [4]. Ein Mensch besitzt mehrere Nasennebenhöhlen, und es muß erstaunen, daß deren Aufgabe nur im Erhalt einer klingenden Stimme bestehen sollte. Als Nebenhöhlen der Haupthöhle in der Nase gehören sie zum Empfangsorgan für die Luft. Empfang und Aufnahme hatten wir dem Magenprinzip zugeordnet. Auffallenderweise öffnen sich die Kieferhöhlen nur an einer kleinen Stelle zur Nasenhaupthöhle hin, so daß die Luft in ihnen längere Zeit verbleibt, als speicherten sie sie tatsächlich. *Sinn-los* werden sie das nicht tun, *Sinnloses* findet man kaum im Körper. Was hier vermutlich gespeichert wird, ist unbekannt und bleibt Spekulation. Wir werden bei den anderen Nebenhöhlen im Kapitel der Lunge noch darauf eingehen.

Schließlich bleibt noch der Blinddarm, ein Stück blinden Dickdarmes, das wie ein Sack einseitig nahezu verschlossen ist bis auf die dünne, wurmartige Verlängerung des sogenannten Wurmfortsatzes. Der Blinddarm erscheint zunächst wie ein überflüssiges Anhängsel am Übergang von Dünndarm zu Dickdarm. Seine Lokalisation mag an den Magen erinnern. Wie der Magen am Anfang des Verdauungskanals, sitzt er am Anfang eines Schlauches, des Dickdarmes. Seine Aufgabe kennen wir besser als die der Kieferhöhlen, denn die Wand seines Wurmfortsatzes ist mit Abwehrorganen gespickt. Er ähnelt hier den Gaumenmandeln, welche ebenfalls eine Abwehrfunktion haben und hinten in der Mundhöhle auf dem Magenmeridian liegen und die „ma-

genartige" Funktion haben, Eindringlinge gleich an der Oberfläche aufzulösen. Wie jeder weiß, kann man im Notfall den entzündeten Blind-
darmwurmfortsatz wie auch die Mandeln herausschneiden.

Wenn wir im Verlauf des Magenmeridianes auf die scheinbar nebensächlichen Kieferhöhlen stoßen, dazu auf ein blindes Stück Darm,
dessen Sinn man längere Zeit nicht entdecken konnte und den man
zeitweise gleich vorbeugend entfernte wie auch die Gaumenmandeln,
so wird uns das nur auf den ersten Blick verwundern. Denn auch auf eine Abstellkammer wird man eher verzichten als auf ein Schlafzimmer
oder Bad. Dennoch hat sie ihren Sinn, und wer sie zu schätzen gelernt
hat, verliert sie nicht gerne. Die zuletzt besprochenen Organe scheinen
etwas zu speichern, das wir Ärzte gerade erst oder noch nicht gefunden
haben. Ihren tatsächlichen Zusammenhang im Sinne des Magenmeridianes bestätigen immer wieder Patienten, bei denen parallel oder hintereinander Erkrankungen in mehreren dieser Bereiche auftreten. Es
sei auch daran erinnert, daß die Blinddarmentzündung seltsamerwei-
se, so lernen es die Medizinstudenten, oft mit Magenbeschwerden beginnt, welche sich dann innerhalb von Stunden auf den Blinddarm hin-
überverlagern.

Hat man sich nun das Prinzip des Magens verinnerlicht, so findet
man noch weitere Organe, die Magenfunktionen ausüben und in der
Praxis durch diesen Zusammenhang das Denken der Alten Chinesen
zu bestätigen scheinen.

Der Mund und der Magen als warme, weiche und Geborgenheit vermittelnde Höhlen, vorn die Lippen, die sich wie eine Blüte öffnen, malen
ein sehr ähnliches Bild wie die Sexualorgane der Frau. Auch jene nehmen einen fremden Körper auf, sie bergen und vermitteln Geborgenheit; sie vermengen den Samen mit dem Ei, sie haben eine enge Beziehung zur Haut, und sie verbergen selbst vor ihrer Eigentümerin neun
Monate lang den fremden Körper ihres werdenden Kindes. Letzteres
steht beispielhaft für die „magenartige" Forderung, zunächst einmal zu
lieben, ohne zu erkennen, und blind zu vertrauen. Damit weisen sie auf
den tiefen Symbolgehalt unseres Körpers hin wie auch auf die nahe
Verwandtschaft nur scheinbar grundverschiedener Organe. Von diesem magenartig bergenden Prinzip, etwas an der Oberfläche aufzunehmen und anzunehmen, führt bei den Sexualorganen jedoch eine

klare Verbindung in die Tiefe des Menschen und zu dessen tiefsten Gefühlen. So werden wir bei den Organen, die die Tiefe darstellen, dieses lebende Symbol noch einmal antreffen. Wenn wir jedoch bei einer Erkrankung dieser Organe deren Hintergrund wirklich ausleuchten wollen, dürfen wir ihre äußerst enge Beziehung zum Prinzip des Magens mit all seinen oben geschilderten Facetten nicht übersehen.

Noch ein Organ wollen wir hier nicht vergessen, die Milz. Auch sie speichert etwas, nämlich das Blut. Sie bildet dabei eine Notfallreserve, auf die zurückgegriffen werden kann, wenn mehr Blut gebraucht wird, als im Moment zur Verfügung steht. Außer dieser erfüllt die Milz noch zwei weitere große Aufgaben. Zum einen baut sie überalterte und krankhaft veränderte Blutzellen ab, zum zweiten baut sie jedoch auch bestimmte Blutzellen neu auf. Der Abbau und die Auflösung in kleinere Teile paßt in das Bild des Magens. Mit dem Neuaufbau von Zellen hingegen kommt uns etwas ganz neues entgegen, weshalb wir die Milz in einem späteren Kapitel noch genauer betrachten werden. Erstaunlich mag uns hier vielleicht schon dünken, daß bei Unfällen, vor allem mit Motorrädern, die Milz leicht einen Riß bekommt und dann so ersatzlos herausoperiert wird wie der Blinddarm. Ist sie überflüssig, oder ist sie uns überflüssig? Was mag sie symbolisieren, was uns vielleicht überflüssig erscheint?

Über den Magen und dessen Prinzipien haben wir nun eine Woge von Informationen geschluckt. Damit sie uns nicht auf dem Magen liegen bleiben, wollen wir sie weiter verdauen, und daher öffnen wir anschließend an die nun folgenden Beispiele den Magenpförtner und schauen, wohin die Nahrungsstückchen weitergleiten.

Beispiele des Magenmeridianes

Wer nicht täglich Patienten auf diese Weise behandelt, dem mag vielleicht unglaublich erscheinen, daß diese Zusammenhänge existieren. Daher seien hier noch Beispiele angefügt, die dies erläutern mögen.

Patient 1:

Die Patientin berichtet über eine Lähmung im rechten Oberschenkelbereich, sie zeigt exakt auf den Magenmeridian, diese habe sich langsam gebessert durch Spritzen und Krankengymnastik, sie nehme aber auch jetzt noch etwas dafür ein. Vierzehn Tage nach deren Rückgang seien Fußschmerzen aufgetreten, man habe ihr vier Wochen lang etwas gespritzt, daraufhin seien auch sie abgeklungen. Einige Wochen danach habe sie in der zweiten Zehe des rechten Fußes Schmerzen verspürt, wieder Spritzen bekommen, nach Wochen seien diese wieder zurückgegangen. Jetzt, zehn Wochen nach der letzten Erkrankung, seien die ursprünglichen Oberschenkelschmerzen, die die Lähmung begleitet hätten, wieder an gleicher Stelle aufgetreten, auch zucke es wieder in diesem Bereich. Außerdem leide sie seit Wochen an Sodbrennen, das ihr im Hals steckenbleibe. Ihre beste Haltung am Abend sei die Haltung einer Schwangeren; man könnte denken, sie müsse so das Bild ihrer Magenfülle darstellen. Letzeres fällt bei Magenkranken hin und wieder auf.

Sämtliche Beschwerden dieser Patientin sind im Bereich des Magenmeridianes aufgetreten. Die Symptome sind von drei verschiedenen Ärzten behandelt worden, alle Beschwerden gingen offensichtlich auf die gleiche Ursache zurück, ein Problem im Magenmeridianbereich, im Prinzip des Magens. Was mag dahinterstehen?

Die verheiratete, intensiv berufstätige Patientin hat gebaut und in dieser Zeit sich wohl sehr belastet. Nun droht die vorzeitige Rente. In ihrem Urlaub ist es ihr wesentlich besser gegangen, sie hat wohl Zeit gefunden, sich zu sammeln. So scheint sie jetzt an etwas zu schlucken, das sie noch nicht verdauen will: Einerseits ist ihr die intensive Arbeit im bisherigen Umfang zuviel geworden, andererseits fürchtet sie um den neuen Hausbau und vielleicht dessen Finanzierung, wenn sie die Arbeit nicht unverändert fortführt. Beides zusammen hat sie geschluckt, doch es zu verdauen und zu integrieren, scheint ihr wohl noch nicht möglich. So liegt es ihr „auf dem Magen". Typischerweise kommt sie an ihre Problematik selbst nur schwer heran und diese bleibt ihr sehr verborgen.

Patient 2:

Die Patientin litt vor Jahrzehnten an Hautabszessen, später an einer Schilddrüsenunterfunktion, dann Mandeloperation, jahrelang wurden immer wieder Nebenhöhlenentzündungen behandelt, danach ein Schilddrüsenknoten operiert, dieser kam wieder, erneute Operation.

Ein Jahr darauf findet man einen bösartigen Eierstocktumor, Monate danach eine Metastase.

Diese Frau ist erstaunlicherweise über Jahrzehnte den Magenmeridian „entlanggefahren" und hat hier vielfältige Erkrankungen durchleiden müssen. Beschwerden schildert sie typischerweise als „drückend" und „nagend", als wollten diese aus dem Gefängnis ihres Abstellraumes heraus. Sie kommt auf Hintergründe kaum, diese sind ihr verborgen, eben „wie verschluckt".

Patient 3:

Die Patientin leidet seit Jahrzehnten an Beschwerden des Magens und chronischen Entzündungen im Hals-Nasen-Ohrenbereich. Kieferhöhlen, Eileiter, Blinddarm und Schilddrüse sind operiert. Die Schilddrüsenoperation hat eine Stimmbandlähmung nach sich gezogen, die Blinddarmoperation zu einer Bruchbildung geführt mit immer wieder auftretenden Schmerzen, das Bild eines Bruches der Oberfläche im Sinne einer dauernden Verletzung der Integrität. Möglicherweise ist die Belastung ihres Magenmeridianes in diesem Bereich so stark gewesen, daß sie die Heilungstendenz störte. Sie kratzt sich, als sie dies erzählt, immer wieder im Bereich des Magenmeridianes, eine typische Beobachtung bei Magenmeridiankranken. Sie fürchte sich, daß die Leute sie nicht mögen, also auch um ihre Geborgenheit, und das ist ihr auffallend wichtig. Sie habe einen behinderten Sohn, und seitdem „traue sie sich nicht mehr unter die Leute". Verbirgt sie Schicksalsschläge, anstatt sie zu verarbeiten? Jener Sohn sei zu Hause auf die Welt gekommen, ein Kaiserschnitt in der Klinik wäre angezeigt gewesen, meint sie. Hat sie ihr offensichtlich schlechtes Gewissen „verschluckt" und nicht verdaut und verarbeitet?

Folgende Zusammenhänge haben wir gefunden:

– Proviantmeister, Spätsommer.
– Zeitliches Augenmaß, Regelmaß statt Augenhunger.
– Die Fähigkeit, (sich) zu sammeln; Ruhe finden. Verwahren als Vorstufe von Verarbeiten; aber Aussitzen führt oft zu Nachsitzen.
– Nur vorübergehendes Sammeln ist sinnvoll, sonst *un-sinniges* Erbrechen oder *be-lastendes* Völlegefühl.

34

- Zeitliches Ordnen, Ausgleich von Schüben und Leerzeiten.
- Lösen von Bindungen, die heute nicht mehr passen; Gefahr des Nachhinkens in der Zeit, Zeitdruck; nachträgliches Ausarbeiten des Ungelösten von gestern.
- *Fremd-körper ein-ver-leiben* können, ohne bereits mit ihnen einen Leib zu bilden, sie also zunächst einmal zu tolerieren; Andersartiges und Gegensätze aushalten können, auch bei engem Kontakt, ohne Verletzung oder Reizung des Gefühls der Integrität; ertragen, auch ohne gleich in Verbindung miteinander treten zu können.
- Vertrauen, auch wenn man kaum ahnt, was auf einen zukommt (Stichwort „Praline").
- Geborgenheit, Schutz, aber auch Enge „im Walfischmagen".
- Verborgenheit, evtl. auch Schuldgefühle, der Magen als „verbotenes Zimmer", als psychischer Raum, den man vor sich selbst verschließt; eine enge Beziehung zum Unbewußten.
- Gefahr des Wegschiebens wie in eine Abstellkammer, vor allem nach Selbstüberschätzung und -überforderung; hier leicht als Lappalie mißachtet, was das Unbewußte offensichtlich sehr drückt. Dann unruhig und leicht reizbar; Gefahr des Magengeschwürs (Stichwort „Salz").

Dem an diesem Magenprinzip Erkrankten kann man raten:

Überprüfen Sie, ob Sie sich nicht gegenüber dem, was Sie privat oder beruflich verarbeiten können, zuviel aufladen.

Stoßen Ihnen vielleicht immer wieder einmal gerade solche Gedanken auf, die Sie als nebensächlich und lästig betrachten, die sich aber doch immer wiederholend aufzudrängen scheinen, vielleicht nur sekundenlang? Dann packen Sie deren Lösung zunächst an, auch wenn anderes Ihnen möglicherweise als viel schwerwiegender erscheint.

Gibt es viele Umstände, die Sie als unerträglich empfinden? Führen Sie sich vor Augen, daß Sie manches nur Schritt für Schritt lösen können, so wie der Magen nur der erste Schritt der Verdauung ist. Gönnen Sie sich Ruhe und überstürzen Sie Dinge nicht, halten Sie es mit der sprichwörtlichen Ruhe der Wiederkäuer mit ihrem großen Magen. Geduld ist gefordert!

Spüren Sie in sich eine heftige Aversion oder einen Ekel gegenüber Zersetztem? Könnte es sein, daß Sie Zerstörung und Tod unbewußt mehr fürchten als Sie sich darüber im klaren sind? Dann versuchen Sie, sich möglichst sachlich mit diesem Problem auseinanderzusetzen und es bewußt anzuschauen. Sonst würden Sie es schlucken, ohne es danach zu verdauen.

Die Erfahrung von Geborgenheit und Vertrauen können Sie dadurch stärken, daß Sie anderen Geborgenheit vermitteln. Dabei werden Sie dieses Gefühl direkt und unabweisbar auch an sich verspüren.

Gehen Sie ruhig auf Ihnen noch Unbekanntes zu, nehmen Sie es in Angriff, auch wenn es Ihnen zunächst unangenehm erscheint. Sie müssen davon nicht mehr „schlucken", als Sie wollen! Tun Sie es mit Bedacht, schrittweise, mit Augenmaß.

Essen Sie nicht mehr, als Sie verdauen können; muten Sie sich dementsprechend auch seelisch nicht mehr Probleme auf einmal zu, als Sie verarbeiten können. Sonst programmieren Sie sich selbst den Streß. Überschätzen Sie nicht Ihre Kraft, Schwierigkeiten zu lösen, es müssen nicht alle heute gelöst werden. 1 + 1 bleibt immer 2. Sonst werden Sie gezwungen, einen Teil der Realität in die psychische Abstellkammer zu drängen. Sie werden Magenbeschwerden bekommen, bis eines Tages ein heftiges psychisches Erbrechen, sei es als Wut oder Weinen oder Angstschweiß, Ihnen die Realität wieder grausam, aber heilend vor Augen führen wird. Lassen Sie sich lieber ein wenig Reserven, weil es vielleicht auch noch Dinge von gestern nachzuverdauen gibt, an die Sie im Augenblick vielleicht gar nicht denken.

Wenn Sie spüren, daß Sie aus einem für Sie kaum faßbaren Grund reizbar oder unpäßlich sind, sich einfach nicht wohlfühlen, gönnen Sie sich die Muße, sich Klarheit zu verschaffen. Gerade für den Magenkranken sind ein Stück Papier und ein Kugelschreiber oft eine wertvolle Hilfe, weil das, was man aufgeschrieben hat, einem dann vor Augen steht – anstatt in der Abstellkammer. Nicht selten werden Sie über die eigenen Gedanken überrascht sein, und deren Folgerichtigkeit wird Sie weiterbringen.

Versuchen Sie, auch scheinbare Kleinigkeiten, die Sie vielleicht wiederholt stören, in Ihr Leben, in Ihr Weltbild einzufügen und langfristig zu lösen in dem Wissen, daß Sie Geduld brauchen. Sich immer wieder einmal Muße gönnen, auch für scheinbar Nebensächliches, ist wohl das wichtigste Heilmittel für den Magen.

Zeit hat man nicht, Zeit nimmt man sich!

Der Zwölffingerdarm

Das von den Zähnen zerkleinerte und vom Speichel wie der Magensäure angedaute Speisengemisch ist vom Magenpförtner in den Zwölffingerdarm abgegeben worden. Es hat damit nach dem Empfang durch den Mund auch die Türe zum verschlossenen Teil des Verdauungsraumes durchschreiten dürfen. Das ist so, als hätte eine Arzthelferin den Patienten nunmehr aus dem Wartezimmer in den Vorbehandlungsraum gebeten, wo sie ihm zunächst hilft, die Strümpfe auszuziehen; sie legt seinen Fuß hoch auf einen Hocker und reinigt die Wunde, löst die Verschmutzung, damit der Arzt später die Glassplitter erkennen kann, die seitlich durch den Schuh gedrungen sind.

Auch im Körper läuft dies ähnlich. Im unmittelbar dem Magen folgenden Teil des Dünndarmes, dem Zwölffingerdarm, einem nur zwölf Finger breiten langen Stück Darm, wird vorbereitet, um zu lösen und zu verdauen, damit man die Einzelteile der Nahrung – wie der Arzt die Splitter – später erkennen kann. In dieses kleine Stückchen Weg münden daher Verdauungssäfte von zwei großen anderen Organen, der Bauchspeicheldrüse und der Galle. Was die Salzsäure nicht geschafft hat, tun diese beiden Säfte nun, sie verwandeln die Speise in noch kleinere Teilchen, in einen weichen Brei. Insofern ergänzt der Zwölffingerdarm den Magen und liegt nicht versehentlich in der gleichen Region. Vielleicht ragt jetzt ein verschluckter Kirschstein deutlicher aus dem Brei hervor, nachdem alles rundherum gelöst ist, genauso wie ein Glassplitter, der nach dem Lösen des ihn umgebenden Schmutzes besser sichtbar wird.

Dieser kleine Raum voll Brei und Säften toleriert wie der Magen einige Belastungen. Aber auch seiner Schleimhaut kann es zuviel werden. Dann entzündet sie sich oder bildet Geschwüre, die wie eine wunde Stelle oberflächlich aufgehen und sehr schmerzen können. Sie reagiert, als könne sie das, was sich auf ihr angesammelt hat, kaum noch *aus-halten*. Dieses Problem finden wir auch beim Magen mit Schleimhautentzündungen und Geschwüren. Es scheint, als habe dieser Kranke auch seelisch zuviel gespeichert und die Wände seines Speichers sehr strapaziert. Wer seinen Abstellraum bis zur Decke füllt, wird ihn möglicherweise renovieren müssen, nachdem er ihn schließlich geleert hat. Daher ist es gut, wenn genügend Bauchspeichel und Galle hinzukommen und der Speisebrei in den eigentlichen Dünndarm weiterfließt, so wie die Arzthelferin den Arzt ruft, sobald sie den Patienten vorbereitet hat.

Der Zwölffingerdarm ähnelt in seinem Prinzip folglich dem Magen sehr, so daß er bei den alten Chinesen kaum getrennt beachtet wurde. Es ist aber nicht zu übersehen, daß in ihm zwei andere Organe Erfüllung finden, die Galle und die Bauchspeicheldrüse. Wir werden diese Organe hier nicht weiter beachten, da sie wie die Milz eine doppelte Aufgabe erfüllen, ähnlich einer Arzthelferin, die als ein Verbindungsglied zwischen Arzt und Patient fungiert und beiden hilft. Wir werden sehen, daß dieser Vergleich bei der Bauchspeicheldrüse und den Gallenwegen ein sehr schön treffendes Bild zeichnet und sie daher erst bei Auftauchen ihrer zweiten Funktion noch einmal gründlich betrachten.

Interessant ist noch, daß der Zwölffingerdarm sich auffallend in der Form eines „S" schlängelt und windet, auf die wir am Ende des Dickdarmes noch einmal stoßen werden. Die Form des „S" oder eines sich schlängelnden Baches galt bei den alten Chinesen als die des *Tao,* des folgerichtigen und sinnvollen Weges oder *Vor-ganges;* das wird sich unten klarer darlegen lassen. Hier malt der Körper in der Symbolsprache ein Bild, als ob nach dem langen Stau im Warteraum des Magens, nach dem ersehnten Öffnen der dicken Pforte ein beschwingtes und befreiendes Gefühl ausgelöst würde. Ein solches Gefühl ist bei dem Zeitdruck der am Zwölffingerdarm Erkrankten wohl eher unterdrückt. Andererseits würde etwas, das bei ihm dieses innere Schwingen wieder hervorrufen könnte, sicherlich eine heilende Wirkung entfalten. Fluggäste, deren Flug sich wegen Nebels verzögert hat, und die nun endlich aufgerufen werden, werden dieses Gefühl nachempfinden können. Endlich, es geht weiter, ein befreites Durchatmen!

Die Bilder des Zwölffingerdarmes sind die des Magens, doch ohne Pförtner nicht so verschlossen, dafür wohl eher mit Problemen der Dynamik entsprechend seiner S-Form. Aber auch die Galle, die Bauchspeicheldrüse und das Sonnengeflecht spielen hier meist mit herein. Um seine Krankheiten zu verstehen, schaue man auch nach jenen Organen. Dieser zwölf Finger große Wicht bildet in der menschlichen Entwicklung im Mutterleib sowohl die Bauchspeicheldrüse als auch die Leber aus, unterschätzen wir ihn also nicht. Natürlich hängt er auch eng mit dem Dünndarm zusammen, dessen Anfangsstück er bildet.

Schwingen wir uns also durch das „S" des Zwölffingerdarmes in den eigentlichen Dünndarm, um zu schauen, was dieser an Hintergründen zu bieten hat.

Das Prinzip des Dünndarmes

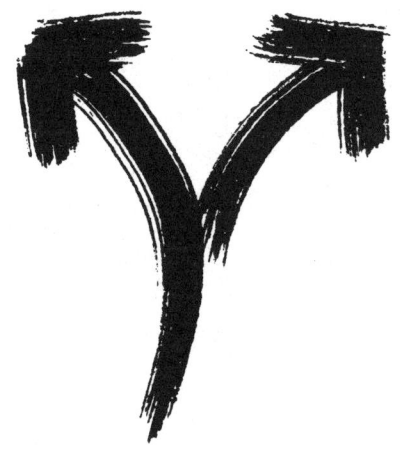

Wohl schneller als erwartet, nach den langen Betrachtungen über den Magen, sind wir nun durch den Zwölffingerdarm in den eigentlichen Dünndarm „gerutscht". Der Speisebrei hat jetzt eine Strecke von fünf Metern im Dünndarm vor sich. Dieser Weg schlängelt sich hin und her, auch hier finden wir wieder das Bild des sich windenden Bachbettes, sonst wären die fünf Meter im Bauch gar nicht unterzubringen. Seine innere Wand fältelt sich nochmals mit Einbuchtungen und Ausstülpungen, so daß der Nahrungsbrei eine noch wesentlich größere Strecke zurücklegen würde, liefe er an der Wand des Dünndarmes alle Ausstülpungen und Einbuchtungen ab.

Der Dünndarm erfüllt zwei große Funktionen. Zum einen besitzt er einen mächtigen Abwehrapparat. Sollte man nämlich das Essen vorgestern nicht ganz geschafft und den Rest erst heute gegessen haben, ohne es in dieser Zeit kühl gehalten zu haben. so haben sich in ihm möglicherweise solche Bakterien vermehrt, die man besser nicht in sein Blut hineinlassen sollte. Bakterien sind ebenso wie ein verzehrter Eierkuchen fremde Körper, doch im Gegensatz zu diesem auffallend lebendig. Auch wenn sie nur aus einer Zelle bestehen, vermehren sie sich rasch und treten dann oft in einer ungeheuren Zahl auf; sie können dem Menschen auch im Darm Probleme verursachen, indem sie ihn, also Zellen von ihm, auflösen – anstatt er sie. Damit dies nicht geschieht, wenn der Speisebrei in den Dünndarm gelangt, steht hier ein ganzes Heer von weißen Blutkörperchen bereit, welches die Bakterien für ihn unschädlich macht und auflöst, wie eine geballte Macht. Im Dünndarm arbeiten mehr spezielle weiße Abwehrkörperchen als im ganzen Blut [5]! Zu der Funktion, etwas nicht hereinzulassen, gehört auch die Schleimbildung des Dünndarmes, welche den Speisebrei besser durch ihn hindurchgleiten läßt. *„Hier nicht herein, bitte gehen Sie weiter, mühevolle Abwehr!"* scheint jetzt eine Devise zu sein. Dieser *Ameisenfleiß* ist auch manch großem Bakterienheer gewachsen.

Der Dünndarm scheint also auf seine Weise als Pförtner zu fungieren. Ein grimmiger Pförtner wird manch ungebetenen Gast abschrecken. Doch wird er oft zum hilfreichsten Mitmenschen auftauen, wenn er sich durch sein Gegenüber angesprochen fühlt. Beim Dünndarm ist dies nicht anders. Er wehrt nicht nur ab; ein Großteil seiner Arbeit besteht vielmehr in mühevoller aktiver Aufnahme. Teilchen um Teilchen der Nahrung wird aufgenommen und in die hinter ihm liegenden

Blutgefäße abgegeben. Er versucht, die meisten Teilchen wie Passagiere einzeln durch seine Wand hindurch zu geleiten, es ist mehr ein Hindurchtragen als ein Öffnen einer Schleuse. Wenn Sie einmal gesehen haben, wie Ameisen ein für ihre Verhältnisse großes Nahrungsmittel über Stunden hinweg und mit der Hilfe vieler Artgenossen stückchenweise in ihren Bau transportieren, dann haben Sie ein Bild davon, wie der Dünndarm hier arbeitet, und Sie werden verstehen, warum er so auffallend lang sein muß. *Intensives, mühevolles Hereinholen, Umwerben, Bejahen* scheinen ebenfalls typische Eigenschaften des Dünndarmprinzips zu sein.

Betrachten wir dies noch einmal im Lichte des beim Zwölffingerdarm dargelegten Beispieles. Die Arzthelferin hatte das Bein hochgelegt, die Wunde gereinigt und den Arzt gerufen. Nun stellt dieser fest, daß die Wunde übersät ist mit kleinen Glassplittern, die zum Teil bis in die Tiefe eingedrungen sind. Auch hier muß der Arzt nun sorgfältig Splitterchen für Splitterchen herausholen, und was das für eine Mühe ist, kann jeder ähnlich nachvollziehen, der einmal in einen Kaktus gefaßt hat. Gleichzeitig wird der Arzt äußerst darauf bedacht sein, das Gewebe, die Haut und alles, was darunter liegt, möglichst zu schonen, dies eben nicht herauszuholen.

Haben Sie das Prinzip erkannt? Zum einen ist es ebenfalls ein mühevolles Sammeln, insofern werden der Magen und der Dünndarm oft in einem Zusammenhang gesehen. Aber während der Magen erst einmal alles aufnehmen muß, was man ihm hereinschiebt, spaltet sich im Dünndarm der Weg des Nahrungsbreies. Hier wird eine mühevolle, intensive *Trennung* vorgenommen. Der Dünndarm trennt sorgfältig die Nährstoffe von den Ballaststoffen, von Bakterien, von all den Dingen, die seinem „Gefühl" nach nicht in die Blutgefäße gehören, welche hinter seiner Wand liegen. Das eine gehört herein, das andere gehört hinaus, diese scharfe Trennung charakterisiert den Dünndarm, nach dem Märchen-Motto „Die Guten ins Töpfchen, die Schlechten ins Kröpfchen". Das „Töpfchen" des Dünndarmes sind die Blutgefäße hinter ihm, sein „Kröpfchen", das entleert werden kann, entspricht dem Dickdarm.

Der Dünndarm kann sehr deutlich *Ja* und sehr deutlich *Nein* sagen. Gäbe er beispielsweise den Bakterien nur ein *Ja* und ließe er sie ungehemmt herein, führte dies zu einer schweren Erkrankung. Lehnte er andererseits nur ab und nähme er auch die Nahrungsmittel nicht auf, so würfe er sie allesamt ins „Kröpfchen", es führte zum dauernden Durchfall, der schließlich im Verhungern endete.

So scheint das Prinzip: „Deine Rede sei *Ja, Ja, Nein, Nein*" einem Grundsatz des Dünndarmes zu entsprechen. Es erinnert an eine Ampel, die entweder auf Rot oder auf Grün zu stehen hat und nur kurzzeitig auf Gelb. Jeder weiß, daß die gelbe Phase die gefährlichste ist. Das Gelb ist immer eine Übergangsphase zum Rot oder Grün der Ampel wie das „Jein", das weder „Ja" noch „Nein" ist. Stagniert sie als Dauerphase und kann der Mensch sich nicht zwischen dem Ja und dem Nein entscheiden, so stimmt das Dünndarmprinzip nicht. Ein ständiges Nein hingegen führte zum psychischen Durchfall, man könnte geistig nichts aufnehmen, da man alles ablehnte und „am langen Arm verhungerte", da die geistige Nahrung fehlte. Bejaht man andererseits alles, so überlastet man sich, nimmt alles auf und platzt schließlich geistig wie ein Körper, der alles behält, was er ißt. Einmal Ja oder auch zweimal Ja, aber dann auch wieder ein Nein, wie bei der Ampel, das ist wohl das richtige Vorgehen, der richtige Weg.

Der Dünndarm leidet bei der Entscheidung, ob seiner *An-sicht* nach das Ja oder das Nein, Aufnahme oder Ablehnung zu bevorzugen sei, an einer ihm eigenen Erkenntnisschwäche. Warum er etwas seiner *An-sicht* nach aufnehmen will oder nicht, hängt eben von seiner *An-sicht* ab, von seiner Leistungsfähigkeit, etwas anzusehen und zu beurteilen. Zwar wurde bei den Verdauungsvorgängen bis hierher der Eierkuchen schon so aufgelöst, daß viele einzelne Teilchen herausschwimmen.

Andererseits mangelt es dem Dünndarm aber an der Fähigkeit, diese wirklich exakt zu erkennen, sie weiter auseinanderzunehmen, aufzuschlüsseln und wirklich zu analysieren. Was genau er alles aufnimmt oder nicht, das zu *wissen* vermag er somit *nicht!* Er gibt in das Blut eine Vermengung, von der er das, was ihm negativ erscheint, abgetrennt hat; jedoch genau untersucht und analysiert, was da in den Körper eingedrungen ist, das hat er nicht und das kann er nicht. Manches ist sogar so klein, daß es einfach durch seine Wand hindurchhuscht. Er muß sich also mit einem *annähernden Begreifen* dieser Dinge begnügen.

Daher gehört auch der Dünndarm zu den Organen, welche vertrauen müssen, ohne ganz klar zu sehen, ob das, was sie aufnehmen, nicht wie ein Trojanisches Pferd einen unerkannten Feind birgt. So entspricht erfahrungsgemäß der Dünndarm recht gut dem *intuitiven Entscheiden*, sich mit etwas beschäftigen *zu wollen, ohne daß man dieses bereits genau kennt*. Sein Tun entspricht der Entscheidung, ein bestimmtes Musikinstrument spielen lernen zu wollen oder nicht. Man kennt das Musikinstrument noch nicht genau, man wird es erst kennenlernen, wenn man es spielen lernt. Aber intuitiv und eher gefühlsmäßig entscheidet man sich für das Klavier oder die Posaune und beschließt, dieses Instrument und nicht das andere kennenzulernen. Das ist die Art des „Ja" des Dünndarmes, dem das tatsächliche Kennenlernen erst durch die Leber folgt.

Dieses Bejahen des Kennenlernens, jenes *Zugehen auf eine noch unbekannte Sache oder Person,* vermindern *Schüchternheit* und *Scheu* bis hin zum Erröten, einem Störzeichen des Dünndarmprinzips, in dem das überstarke Nein das Ja beherrscht. Umstände wie eine Prüfung können zu einem noch rigoroseren Nein führen. Wer kennt nicht den Durchfall, der dem Prüfer zu signalisieren scheint, daß man ihn nicht kennenlernen möchte, da man ihn oder sein Tun als zu *be-lastend* empfindet. Man möchte ihn gerne gleich wieder hinauswerfen und *„durchfall-en lassen",* so wie man das gleiche von ihm zu fürchten scheint. Hat man den Prüfer erst kennengelernt, sieht man das Ganze meist „mit anderen Augen".

Aber – mit welchen Augen hat man denn zuvor geschaut? Tatsächlich sind die „Augen" des Dünndarmes nicht eher blind wie die des Magens, und ihm ist das, was er verarbeitet, nicht so unbewußt verborgen. Aber glasklar erkennen, das kann auch er noch nicht. Denken wir an das Beispiel des noch unbekannten Prüfers, so wagt man es, sich ihm gegenüber zu setzen und sich mit ihm auseinanderzusetzen, ähnlich wie der Dünndarm es sich getraut, ein Nahrungsteilchen hereinzulassen, ohne es bereits klar zu durchschauen. Der Magen hat „die Katze im Sack" recht blind akzeptiert, der Dünndarm *ahnt* schon, ohne es sicher zu wissen, daß beispielsweise der Prüfer kein Unmensch ist. Er vertraut ihm, *glaubt* ihm, oft aufgrund *gefühlsmäßiger Erfassung.* Man kann daher im Dünndarm ein Prinzip erkennen, Entscheidungen auf dem Boden von Daten zu fällen, die vertraut erscheinen und an die man glauben kann, aber die man noch nicht exakt analysiert hat und um deren Sicherheit man noch nicht wissen kann, ähnlich wie bei der Wahl eines Musikinstrumentes.

Erst hier wird verständlich, warum die hinterdenkenden alten Chinesen ausgerechnet im Herzen den energetischen Partner des Dünndarmes gesehen haben und wieso tatsächlich beide Meridiane am Arm dicht nebeneinanderliegen. Das Herz symbolisiert nicht nur im Volksmund die Liebe; wir werden das noch darzustellen versuchen. Die Liebe des Herzens einerseits und das Vertrauen als ahnendes und gefühlsmäßiges Erfassen des Dünndarmes mit dem Mut, etwas aufzunehmen, was er noch nicht genau kennt, sind ohne Zweifel Verwandte. Warum im Körper der Dünndarm als ahnendes Vertrauen dem Herzen als der Liebe vorausgeht, wollen wir später im Zusammenhang mit dem Herzen untersuchen.

Kehren wir noch einmal zum Beispiel des Musikinstrumentes zurück. Sollten unsere Eltern uns einfach das Klavierspielen auferlegt haben, vielleicht weil Vater und Großtante Klavier spielen oder gespielt haben, so haben wir dies vermutlich einfach geschluckt und akzeptiert. Dieses recht blinde Glauben entspräche dem Hinnehmen der Katze im Sack und dem Prinzip des Magens. Unsere Wahl war dann sehr eingeschränkt; es hätte zwar als Notfallbremse eine Totalverweigerung nach dem Motto „Dann spiele ich gar nichts!" geben können, aber dies werden wir angesichts der Erwartung der Eltern, diesem freundlichen unerbittlichen Druck, selten durchgezogen haben – so selten wie der Magen erbricht, was dem exakt entspricht.

Vielleicht haben aber die Eltern erst in späteren Jahren ein solches Angebot gemacht und um die geistige Reife und Entscheidungsfähigkeit ihrer Kinder gewußt und uns daher eine Alternative geboten, beispielsweise Posaune spielen zu lernen. In dem Augenblick, da eine Alternative im Sinne eines zweiten, gleichartigen Weges eröffnet war, fingen wir an, uns mühevoll und intensiv mehr gefühlsmäßig mit der Sache zu beschäftigen, solange wir sie nicht ganz genau durchschauen konnten. Eine solche zweite Möglichkeit bietet noch keine Vielfalt, aber eine „Zwei-falt", eine Zwie-falt, die Wahl zwischen gleichberechtigtem Ja und Nein, und sie beinhaltet den Zwei-fel, welche von beiden die richtige sei. Können wir nicht richtig zweifeln zwischen zwei Möglichkeiten, weil wir nur eine oder eine von beiden viel massiver vorgesetzt bekommen, so können wir auch nicht richtig glauben, unsere Wahl sei die richtige; denn wir hatten keine echte Wahl, keine zwischen gleichwertigen Lösungen. Die *Möglichkeit des Zweifelns* ist Voraussetzung für das *wahrhaftige Überzeugtsein* von einem Umstand oder dem *Glauben* an seine Richtigkeit.

Untersuchen wir das einmal am Dünndarm. Die intensive Arbeit und das mühevolle Trennen der Nahrungsteilchen entsteht erst dadurch, daß hier erstmalig die Möglichkeit gegeben ist, Speisebrei in zwei verschiedene und doch gleichwertige Richtungen weiterzugeben, ins Blut oder in den Dickdarm. Hier spaltet sich der Lauf der Teilchen erstmalig, und beide Richtungen sind gleichwertig. Die dritte Richtung, zurück in den Magen, das Erbrechen, das auch vom Dünndarm ausgehen kann, was angenehmerweise eine äußerste Seltenheit ist, entspräche als völlige Umkehr des Schluckens dem Zumauern des gesamten Flußlaufes im Sinne einer extrem radikalen Richtungsänderung.

Die beiden anderen Möglichkeiten werden jedoch immer *gleichzeitig* bei jedem Essen verwirklicht, der Weg zum Dickdarm wie der in die Pfortader zur Leber. Andererseits kann das einzelne Nahrungsteilchen aber *nicht gleichzeitig* beide, sondern immer nur einen von beiden, den einen oder den anderen Weg begehen. Obwohl beide die Richtung der Speise vom Mund zum Magen fortsetzen, und beide Richtungen keine radikalen Gegner wie Schlucken und Erbrechen sind, wird dem einzelnen Nahrungsteilchen auch hier immer nur einer von beiden Wegen ermöglicht. Es entsteht das Bild eines sich aufspaltenden Flusses. Wie vor einer Insel im Flußbett entstehen gleichzeitig zwei Flußläufe, bei der die einzelnen Wasserteilchen niemals gleichzeitig in beide Flußläufe hineinschwimmen können. Hier findet eine *Ent-scheidung* oder *Ausscheidung* statt. Die gleichzeitige Entstehung zweier solcher gleichwertiger Flußläufe, die aus einem gemeinsamen hervorgegangen sind, kann man *räumliche Polarisation* nennen; es entstehen 2 Pole, die sich ergänzen wie die Pole einer Batterie.

Ich meine sogar, daß sie sich nicht nur ergänzen, sondern einander sogar brauchen. Denn wenn man nicht verneinen darf, weil keine Alternative geboten wird, so ist das Ja auch kein wirkliches Ja. Nur wer richtig verneint, kann auch richtig bejahen. Als Beispiel diene ein Arzt, dem die innere Kraft des Neinsagens fehlt. Er wird versuchen, alle zu ihm kommenden Patienten zu behandeln, auch wenn seine Praxis schon völlig überlaufen ist. Er wird vielleicht tatsächlich jeden behandeln, er sagt ihm „Ja", aber er wird ihn nicht wirklich gut behandeln können, der Behandlungserfolg wird eher ausbleiben. Der Erfolg aber ist der Sinn der Behandlung. So hat er zwar ja gesagt, aber ein nur scheinbares und sinnloses Ja. Dieses scheinbare Ja ist also ein *Jein*, ein „Ja, ich behandle Sie", aber auch ein „Nein, ich behandle Sie nicht richtig." Er kann eben wie das Flußteilchen vor der Insel nicht beide Wege gleichzeitig wählen, er muß sich *ent-scheiden* und eine der beiden Möglichkeiten *aus-scheiden,* ablehnen und dadurch die andere richtig bejahen. Sonst kommt er typischerweise in Versuchung, sich innerlich zu teilen, um beide Möglichkeiten zu verwirklichen. Dies aber ist ihm als einem unteilbaren In-dividuum unmöglich, und er wird *ver-zwei-feln*. So mühevoll sein Tun wäre, er hätte vergessen, daß er verneinen können muß, um bejahen zu können. Es ist, als nähme der Dünndarm alles, auch den Kirschstein, in die hinter ihm liegenden Blutgefäße auf. Es käme zu einer extrem mühevollen, aber völlig sinnlosen Tätigkeit; der Dünndarm hätte seinen *Sinn, ahnend* bereits Wesentliches *herauszutrennen,* verfehlt.

Nur Bejahen ist folglich ein nur scheinbares Jasagen, es ist eigentlich ein *Jein,* denn dieses übermäßige Ja enthält ein verborgenes Nein. Ein Mensch mit dieser Schwäche des Dünndarmprinzips braucht Kraft und *Mut,* ein „mutiges Herz", um klar und ehrlich nein zu sagen – wieder die Partnerschaft des Dünndarmprinzips mit dem des Herzens. Denn ein *Jein* liegt zwischen Ja und Nein, und damit zerschellt er an den Klippen der Insel, die den Flußlauf trennt, oder er bleibt hier im wahrsten Sinn des Wortes auf dem Trockenen sitzen. Wer auf zwei *gleichzeitigen* Hochzeiten tanzen will, tanzt auf keiner richtig. Man muß räumlich klar trennen, entscheiden im Sinne des *zeitgleich sich ausschließenden Hier oder Dort.*

Im Dünndarm verwirklicht sich also im gesunden Zustand der Mut, sich klar für Ja oder Nein zu entscheiden, und vieles von dem, was ihm an die Schleimhaut kommt, seinen Möglichkeiten entsprechend zweifelnd zu überprüfen und es gegebenenfalls mühevoll und hinwendungsreich aufzunehmen und weiterzuleiten. Das ihm jetzt nicht gut Dünkende kann er zum Teil mit einer großen Schar von Abwehrwaffen mit einem klaren Nein *be-scheiden* und zum Dickdarm *aus-scheiden.*

Er ist das erste Organ, auf das wir hier treffen, welches einen solchen *Scheide-weg* bildet.

Der Dünndarmkranke ist nun schon recht plastisch vor unseren Augen entstanden. Ihn belasten nicht so sehr die ganz fremden Dinge, wie wir das beim Magen mit seiner notwendigen Toleranz kennengelernt haben. Er scheint vielmehr das ihm bereits etwas Vertraute, aber eben noch nicht ganz Durchschaute zu fürchten. Ach, wüßte er doch, was exakt dahintersteckt, und müßte nicht auf Annahmen bauen, solange ihm das Wissen fehlt! Das kranke Dünndarmprinzip ist nicht imstande, auf seine intuitive Erfassung der Umstände zu vertrauen, es meint, nur bis ins Detail Gesichtetes und Durchschautes sei „wahr", sei tragfähig, und eben diese Leistung vermag es nicht zu erbringen. Der Kranke hat so selbstverständlich wie jeder andere Mensch viele Dinge nicht durchschauen können. Er hat beispielsweise einen Partner zur Seite, dessen *Vertrauen* er sucht, hat vielleicht Kinder, denen er vertrauen möchte, aber – kann er es? Diese geringere Vertrauensfähigkeit, dieses Denken, alles Nichtwissen sei nicht tragfähig, führt für diesen Patienten zu einem Gefühl, kaum etwas trage ihn, und so wird er leicht wenig aufnahmebereit sein – wie ein Dünndarm bei Durchfall. Damit besteht die Tendenz zu Nährstoffmangel, körperlich wie seelisch, bis zum Verhungern. Er würde gerne auch das noch nicht ganz so Durchschaute aufnehmen, könnte er dem nur trauen, traute er es sich nur. Er sieht an dem großen Satz: „Vertrauen ist gut, Kontrolle ist besser" nur den zweiten Teil, er übersieht leicht, daß Vertrauen gut ist.

Wer sich nicht traut, zu vertrauen, dessen Selbstvertrauen leidet. Verständlicherweise kommt er, der auch im Vertrauens- und Gefühlsbereich nicht zwischen Ja und Nein unterscheiden kann, leicht auf unerträgliche Weise ins Schwimmen. Das freundliche: „Gehen Sie bitte weiter, hier ist nicht Ihr Platz" kann eben manche Situation hilfreicher klären als ein langes unsicheres Hinhalten, ebenso wie ein hoffnungsvolles, mutiges und vertrauensvolles „Ja" nach Wertung der bekannten Umstände, auch in Anbetracht der vielleicht viel zahlreicheren unbekannten Faktoren, zu einer lebenslangen frohen Beziehung führen kann. Frohsinn und *Freude* heilen in der altchinesischen Auffassung den Dünndarm, der in seiner schlängelnden Form den schwingenden Bach als Symbol der Lebensfreude abzubilden scheint. Bekanntlich läßt das Empfinden wahrer Freude das Vertrauen wachsen. *Schillers*

„Ode an die Freude" in *Beethovens* neunter Symphonie kann ein Lied davon singen.

Deshalb sollte dieser Kranke sich nicht seine Lebensfreude selbst wegnehmen. Er darf sich nicht zum Tyrannen werden, der von ihm das Unmögliche verlangt, alles sofort, vielleicht gar von vornherein gänzlich intellektuell zu durchschauen und zu wissen. Er schnitte sich damit seine Nahrungsaufnahme ab, als stellte er den Dünndarm ab. Er erinnert an einen Handwerker, der das läutende Telefon niemals abnimmt, da er nicht weiß, wer am Apparat sein wird. Da er den vertrauensvollen Glauben nicht aufbringt, es könne diesmal nicht der nörgelnde Kunde, sondern ein neuer freundlicher Auftraggeber anrufen, kommt er zwar um den Streit mit dem Unzufriedenen herum. Aber er bringt sich auch um das Gute und unterbricht den Auftragsfluß, von dem er lebt. Er *„nabelt sich ab"*, und dies geht nur gegenüber Leuten oder Problemen, von denen er nicht abhängt, so wie das Kind erst abgenabelt wird, wenn es alleine leben kann. Von der Nahrung können wir uns jedoch nicht sehr lange „abnabeln", sei sie körperlich oder geistig, sei es eine Speise oder die Zuwendung unseres Partners. Wir müssen sie in unser Selbst aufnehmen wie fremde Gedanken und ertragen, daß wir sie zunächst nur gefühlsmäßig ahnend einteilen können, wenn wir nicht körperlich oder geistig verhungern wollen.

Der Dünndarmkranke wird typischerweise mit der Antwort reagieren, er fürchte sich vor diesem mehr gefühlsmäßigen Erfassen, da es ihm zu unsicher sei; er wolle genau wissen, was auf ihn zukomme. Denn er sei aus bösen Erfahrungen ein gebranntes Kind; daher habe sich ein unstillbarer Wissens- und Sicherheitsdrang in ihm entwickelt, und auf sicheres Wissen könne man so ruhig bauen.

Auch da kann ihm geholfen werden. Denn die Nahrungsteilchen, die der Dünndarm in die Blutgefäße hinter sich abgegeben hat, gelangen keineswegs nun, da man ihnen vertraut hat, alle in den großen Blutkreislauf und überall hin in den Körper. Sie kommen vielmehr in ein großes spezielles Blutgefäß, die Pfortader, eine weitere Pforte, durch die sie in die Leber schwimmen. Diese ist das Organ des genauen Analysierens und des mühevoll erworbenen Wissens. So wird typischerweise nach dem Glauben das Wissen befriedigt. Denn wer nicht glaubt, daß es möglich ist, daß die Erde rund sei, wird dies nie untersuchen und sich daher auch nie dieses Wissen erwerben können.

Das „Prinzip Dünndarm" arbeitet daher wie eine Vorschaltstufe. Da wir nicht alles selbst prüfen können, halten wir uns zunächst an das, was „man" für richtig hält wie an vorgegebene Tabus und Überzeugungen. Wir können danach, mit mehr Zeit, vieles nach und nach prüfen; was aber vom Gefühl her schon nicht dieser Mühe wert ist, das werden wir in der Regel gar nicht erst einer aufwendigen Überprüfung unterziehen. Jeder Wissenschaftler vertraut zunächst einer aus seiner Sicht *glaub-würdigen* Vorstellung, einem Denkmodell, und verfolgt dies möglicherweise über Jahre hinweg intuitiv vertrauend wie der Dünndarm, bis er es schließlich wie die Leber genau analysiert hat, um es nach der Wahrnehmung der Realität, dem Prinzip des Herzens, der Prüfung auf Beständigkeit durch das Nierenprinzip zu unterziehen. Der Dünndarm lehrt uns, daß *Erkenntnis* das *Glauben voraussetzt* und Erkennen nur durch Glauben und nach dem Glauben möglich wird, andererseits aber beim Menschen *Glauben* eben immer nur eine Voraussetzung für Erkenntnis ist, *niemals dauerhaft Selbstzweck.*

Glauben und Neues wohlmeinend aufnehmen, denn es könnte etwas daran sein, aber danach in Ruhe überprüfen, ob es wirklich so gut ist wie geglaubt, und dadurch zum Wissenden reifen, ohne das Wissen nunmehr für einen Selbstzweck zu halten, wie uns die Leber zeigen wird – das scheint wohl der *sinn-volle* Weg zu sein. Gehen wir diesen Weg weiter, lassen wir die Speiseteilchen, welche der Dünndarm aufgenommen hat, ihren Weg weiter ziehen.

Beispiel

Patient 4:

Die junge Frau leidet an einer unheilbaren chronischen Dünndarmentzündung. Sie ist wiederholt daran operiert worden, eine Heilung ist nicht in Sicht. Mehrere Fehlgeburten hat sie hinter sich, ebenso wiederholte Magenbeschwerden. Eigenartigerweise wurden alle Beschwerden, auch die heftigen Darmkrämpfe, immer in den Zeiten der Schwangerschaften schlimmer. Sie erzählt, sie habe als Kind viel zu schlucken gehabt, sei von den Geschwistern gedrückt worden und habe sich zurückgezogen. Auch leide sie heute noch deutlich daran, daß sie einmal ungerechtfertigt eines Diebstahls bezichtigt worden sei.

Wer sich im Vertrauensbereich so deutlich und langfristig verletzt fühlt, wird leicht mit dem zum Vertrauen gehörenden Organ überempfindlich reagieren, möchte es mit all seinen Lasten vielleicht gar nicht mehr haben, mit all der Unsicherheit, die sie so deutlich fürchtet. Ist es da nicht verständlicher, daß sie den Dünndarm selbst angreift, wie es bei einer solchen Autoimmunerkrankung der Fall ist, ihn, der das Entscheiden auf Vertrauensbasis symbolisiert? Wird da eine Schwangerschaft, ein Kind, das man nicht kennt, dem man sogar seinen Körper blind vertrauend übergeben soll, nicht natürlicherweise das Dünndarmprinzip des nur Ahnenden und das Magenprinzip des blinden Vertrauens so irritieren, daß eine Fehlgeburt aus der bergenden Gebärmutter naheliegt? Werden nicht natürlicherweise gleichzeitig Schuldgefühle auftauchen, welche sie hin und her reißen werden zwischen dem Kinderwunsch und der Furcht vor der Zukunft des Kindes, also einem typischen *Jein* des Dünndarmes, so daß die Vertrauensfähigkeit auch von daher nicht *trag-fähig* ist?

Wir finden folgende Leitsätze des Dünndarmes:

- Mühevolle Abwehr, entschiedenes Verneinen.
- Intensives, mühevolles Hereinholen, Umwerben, Bejahen.
- Ameisenfleiß.
- Klare Aus- und Entscheidung zwischen Ja und Nein. Zwei gleichzeitige und gleichwertige Wege bilden einen *Scheide-weg*. Nur einer ist zu verwirklichen, nicht gleichzeitig beide; räumliche Polarisation, *Aus-scheidung* zwischen sich zeitgleich ausschließendem Hier und Dort. Sonst *Ver-zweiflung,* weil Sinn des Trennens nicht erkannt.
- Deine Rede sei Ja, Ja, Nein, Nein; nur Ja ist „Jein", nur Nein ist „Jein".
- Intuitives Entscheiden zum Kennenlernen von Erahntem ohne exaktes Wissen; gefühlsmäßige Erfassung, Glauben. Eingeschränkt durch Schüchternheit, auch „Prüfungsangst".
- Möglichkeit des *Zwei-felns* ist Voraussetzung für das wahrhaftige Überzeugtsein, Vertrauen und Selbstvertrauen.
- Vertrauen ist gut! Auch Selbstvertrauen. Freude stärkt das Vertrauen.
- Kein Mensch kann von vornherein alles durchschauen. Mangel an Vertrauensfähigkeit führt zur Abnabelung von Belastendem, aber

auch von Helfendem, Notwendigem, letztlich von den lebensfördernden Faktoren.

– Vertrauen oder Glauben ist Voraussetzung für Erkennen und Wissen. Glauben ist aber niemals Selbstzweck, sowenig wie Wissen.

Dem am Dünndarmprinzip Kranken könnte man raten:

Gehen Sie es langsam an. Fordern Sie nicht von sich Taten, zu denen Sie im Moment nicht imstande sind. Wenn Sie etwas noch nicht klar durchschauen können, gehen Sie schrittweise und mit Gefühl vor. Mit der Zeit werden Sie dann jenes klare Wissen erwerben können, das Sie vermutlich ersehnen.

Zahllose Entscheidungen, solch lebenswichtige wie die Wahl des Lebenspartners, aber auch die über den Kauf eines Autos oder eines Hauses, fällt ein jeder, ohne die wirklich letzten Hintergründe, geschweige denn seine wirklichen eigenen Beweggründe voll durchschaut zu haben. Haben Sie den Mut, sich so sicher nach gefühlsmäßiger Klärung zu entscheiden wie vor dem Standesamt, wo Sie auch nicht alles durchschauen können.

In dieser Zwischenwelt zwischen nahezu völligem Unwissen und klarem Durchschauen, zwischen Magen und Leber, bewegen sich zunächst einmal alle Entscheidungen. Es ist nicht möglich, alle Hintergründe bis zur Klarheit zu durchdringen. Vielmehr bleiben immer Restbestände an „Dunkelheit". Fürchten Sie diese nicht, sie sind unbewußt, und Ihr Unbewußtsein ist ein Teil von Ihnen und eines Ihrer besten Freunde.

Überbewerten Sie aber diese gefühlsmäßige Intuition nicht. Sie liegt auf dem Weg zum Erwerben des Wissens, aber sie wird es nicht ersetzen, sondern ihm vorangehen und es begleiten.

Stärken Sie Ihr gesundes Vertrauen durch Freude, suchen Sie, was Sie erfreut. So wird der Zweifel an der Richtigkeit Ihres Tuns Sie nur ermuntern, in Ruhe weiter darüber nachzudenken und die Hintergründe vielleicht noch aktiver aufzurollen. Dann wird ein Gefühl der Unsicherheit dabei nicht auftreten, weil Sie sich auch ohne das Wissen um die letzten Dinge in der Realität sicher und geborgen fühlen werden.

Das Prinzip der Leber

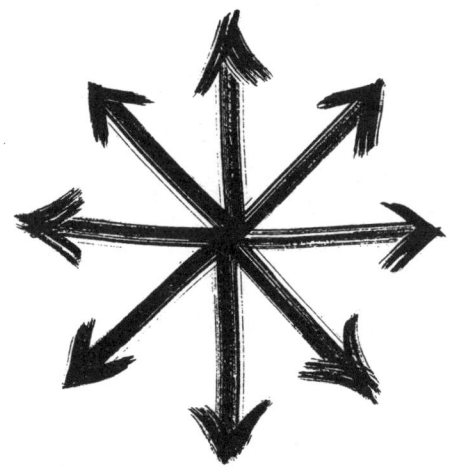

Die Nahrungsteilchen, die der Dünndarm mühsam aus dem Speisebrei heraus aufgenommen und ins Blut transportiert hat, schwimmen ebenso wie das Blut des Magens, des Dickdarms, der Milz und der Bauchspeicheldrüse in ein einziges großes, breites Blutgefäß. Beachtet man, daß das Gefäß von all diesen Organen das Blut führt, dünkt es einen wie eine breite Prachtstraße, von der man annehmen darf, daß sie zu einem Schloß oder doch zu einem sehr wichtigen Gebäude führen mag. Tatsächlich schwimmen die Nahrungsteilchen schnurstracks auf ein riesiges Organ zu, die Leber. Dieses beim Erwachsenen immerhin $1^{1}/_{2}$ kg schwere Organ reicht im Oberbauch von der rechten Flanke hinüber fast bis handbreit unter die linke Brustwarze.

So mächtig wie ihr Aussehen sind auch ihre Möglichkeiten. So wie all jene Oberbauchorgane ihr Blut der Leber wie einen Tribut zuzuführen scheinen, so scheinen sie auch ihre ganze Arbeit für die Leber geleistet zu haben, und sie haben ganze Arbeit geleistet. Die Leber empfängt eine von den Augen besehene, von Geruch und Geschmack akzeptierte, von den Zähnen zerkleinerte, vom Speichel angedaute, vom Magen, vom Bauchspeicheldrüsensaft, von der Galle und von den Darmsekreten gelöste und vorbereitete, vom Dünndarm glaubhaft für gut befundene und zumindest teilweise mühselig hereintransportierte Mischung. Diese Mischung aus allerlei Nahrungsmitteln, die hier als kleinste Teilchen im Blut schwimmen, würden Mediziner eine Nährlösung nennen und Industrielle wahrscheinlich eine Rohstofflösung. Jeder, der einen Garten betreut und einen Komposthaufen hat, dem er allerlei feine, für ihn jedoch nicht genießbare Nährmittel zuführt, würde es als eine Art Kompost erkennen, eine fruchtbare Erde. Was mag dieser Riese von Leber mit der ihm zugeführten Erde anfangen, warum führen ihm die andern diese offenkundig freiwillig zu und mühen sich dafür so ab?

Wenn wir stichwortartig in den alten symbolreichen Schriften nachschauen, finden wir bei Moses: „Und Gott nennete das trockene Erde... Und Gott sprach: Es lasse die Erde aufgehen Gras und Kraut, das sich besame; und fruchtbare Bäume, da ein jeglicher nach seiner Art Frucht trage, und habe seinen eigenen Saamen bey ihm selbst auf Erden" [6]. Der Gelbe Kaiser aus dem alten China meinte zur Leber: „Der Frühlingspuls ist der Leberpuls. Er entspricht... dem Holz" [7]. *Erde – Holz – Frühling – Samen – Aufgehen,* hier ist offensichtlich etwas Neues geplant und bricht etwas hervor, hier finden wir einen Neuanfang, es wird begonnen, aufzubauen und zu wachsen.

Die bisher besprochenen Organe speicherten und bauten vor allem ab, nun geschieht etwas Neues. Die Nahrungsteilchen gehen von der Abbauphase in die Aufbauphase über, ein Wechsel findet statt, und nicht grundlos bezeichnen Mediziner die Leber als das größte *Stoff-wechsel-organ* des Körpers. Auch der vom Gelben Kaiser der Leber zugeordnete Frühling ist eine Zeit großen Wechsels. Dessen Lieder besingen das Ende des Winters, die Bäume schlagen aus, die Natur bricht aus dem Winterschlaf hervor, ein Geschehen, das mit ungeheurer *Macht* das Aussehen der Erde in *kurzer Zeit* verändert. Es sprießt an allen Ecken und überall verschieden. Diese enorme *Vielfalt,* das Hervorbringen neuen Lebens aus Stämmen und Stoffen, die man für tot hätte halten können, aus einer Erde, die karg erschien, malt ein treffendes Bild der Leber.

Aus der aufgelösten Speise, von der man nicht mehr erwartete als vom Komposthaufen, wird Neues gestaltet, ein neuer Morgen ermöglicht. Als „Quelle der Arbeitskraft" [8] sah sie der Gelbe Kaiser, nun werden die Ärmel hochgekrempelt. So wie der Frühling das Gefühl der *Freiheit,* der *Möglichkeiten* des neu erwachten Lebens symbolisiert, den Beginn des Neuen und die Sehnsucht nach ihm, die *Neu-gier,* so auch die Leber. Sie erinnert an den modernen Menschen; wie er scheint sie die *Freiheit* der vielen Möglichkeiten zu lieben. Sie redet frei weg von der Leber, sie hält sich nicht nur zwei Wege offen, sie symbolisiert geradezu die *Vielfalt.* Nach dem Magen, der nur die Alternative des Vor- und Rückschreitens kannte, und dem Dünndarm, der uns immerhin zwei gleichwertige Vorwärtswege vorführte, explodiert dieses Prinzip der zunehmenden Möglichkeiten nunmehr fast in der Leber.

Eine Übersicht über die Leistungen der Leber ist kaum möglich, ihre Stoffwechsel-Wege füllen wandgroße Aufzeichnungen, und über ihre Leistungen ließen sich romanhafte Wälzer schreiben. Brauchen wir ein Vitamin, die Leber bastelt es uns zusammen. Ist die Haut verletzt und brauchen wir hierfür Eiweißteilchen, die Leber hält sie schon parat. Besteht die Gefahr, daß unser Blut zu dünnflüssig wird? Die Leber produziert eifrig einen Gegenstoff. Kommt ein Zuckermolekül aus dem Dessert angeschwommen, für welches vielleicht im Moment kein Bedarf besteht, so baut die Leber es um in ein besser speicherbares Teilchen, so wie man etwas tiefgefriert oder einkocht, um es lange aufheben zu können. Wie hier bei dem Zuckermolekül kann die Leber zahlreiche Moleküle umbauen in andere, beispielsweise wenn diese im Augenblick nötiger sind.

Die Leber sorgt also nicht nur vor, indem sie beispielsweise Zucker stapelbar macht und dann auch stapelt, sondern sie kann auch Reparaturen vornehmen, wenn etwas angeschwommen kommt, das dem Teilchen ähnlich ist, das eigentlich gebraucht wird, ihm aber ein Stückchen fehlt. Hier kann die Leber das mangelnde Stückchen anbauen. Sie kann auch ein Stückchen wegnehmen, wenn es ihr überflüssig oder gar störend erscheint, ganz nach Bedarf. Und sollten Giftstoffe in die Nahrung geraten sein, dann haben sie sich vielleicht durch alle bisherigen Pforten schleichen können. Kaum so bei der gesunden Leber; sie wirkt wie ein Bollwerk, das genaueste und mächtigste in der Burganlage, aber auch das letzte vor dem allgemeinen Blutkreislauf. Versagt dieses Bollwerk, ist der Mensch vergiftet. Da ist es nicht verwunderlich, daß sie so genau arbeitet.

Die Leber bietet das Bild eines *Platzanweisers* oder *räumlichen Ordners,* der jedem seinen richtigen Platz zuteilt. Sie gibt unbrauchbare Moleküle ab in die Galle, die jene aufnimmt wie eine Abwasseranlage und in Gallenkanälchen und Gallenblase fließt. Jeder Industriebetrieb hat sein Abwasser, warum dann nicht die Leber? Wir werden über die Abfallbeseitigung noch im Kapitel Galle nachdenken und feststellen, daß sie wie in der heutigen Politik auch beim Menschen körperlich und seelisch einen ganz erstaunlich hohen Rang einnimmt.

Die Leber kann somit ihr Tun vielfältig variieren, und dies noch bei all den variierenden Nahrungsteilchen, die ihr durch die Pfortader geboten werden. Sie hat sehr wechselnde Aufgaben, und sie wechselt, tauscht, ändert viele Stoffe um. Der *Wechsel* scheint ein Prinzip dieses Organes zu sein, wie wir es beim Frühling schon sahen, wie es auch dem Wechsel von Abbau zu Aufbau entspricht. Sie ähnelt darin wiederum dem Denken des modernen Menschen mit seiner schnell wechselnden Art, als Schwäche wie als Fähigkeit. Wie ein modernes Labor untersucht sie alles, was sie zugeliefert bekommt, genau auf seine Bestandteile und *prüft es exakt;* sie endlich erfüllt damit die Träume des Magen- und des Dünndarmkranken. Sie erkennt nicht intuitiv gefühlsmäßig, sondern sie prüft präzise, indem sie etwas auseinandernimmt und Stück für Stück begutachtet. Sie verwirklicht das Prinzip: „Vertrauen ist gut, *Kontrolle* ist besser", und zwar diesmal mit Betonung auf dem zweiten Teil des Satzes.

Dieser Satz stammt von einem Revolutionär. Revolutionen ähneln als Wechsel und Umwälzungen den Vorgängen in der Leber. Meist führen sie nur dann zum Erfolg, wenn sie *zuvor* intensiv durchdacht worden sind, wenn die Vielfalt der Möglichkeiten erwogen und durchplant und die Vorbereitungen bis ins Detail getroffen sind. Die Umwälzung wird am ehesten in einer sinnvollen Veränderung münden, wenn deren *Voraussetzungen* geschaffen sind. Die *Folgen* der Umwälzung, die Verwirklichung der Veränderung in der geplanten Form, liegen allerdings nicht in der Hand des Revolutionärs und daher auch nicht immer in seinem Sinne. So manche Revolution führt dahin, wo sie der Revolutionär nicht hinführen will. Daher wird er versuchen, alles vorher geschickt zu planen, durch eine gute *Strategie aus einem Zustand von gestern in einen Zustand von morgen gezielt zu wechseln.* Dieses Leitmotiv der Leber beschrieb schon *Hoang Ti,* der Gelbe Kaiser: Die Leber hat die Funktion eines Generals, sie ist verantwortlich für Fragen der Strategie [2].

Der General ist wie der Revolutionär ein Stratege, nur wird er eher versuchen, Umwälzungen von außen zu verhindern und die *Kontinuität* des gesamten Gemeinwesens wie seiner Entwicklung mit Voraussicht und Bedacht zu planen. Auch die Leber ist ein General; sie versucht, die Struktur des Gemeinwesens, das als unser Körper existiert und das durch Millionen von Zellen gemeinsam gebildet wird, durch vorbereitende Maßnahmen zu entwerfen und seine *Verwirklichung durch Bereitstellung seiner Voraussetzungen zu ermöglichen.*

Dabei erinnert sie an einen Schachspieler bei der *Eröffnung* der Partie, der sich auf alle Eventualitäten einrichtet. Er überlegt präzise und *klar,* verläßt sich nicht blind auf Vermutungen, sondern nur auf das, was er wirklich exakt durchdacht hat. Dieses Stützen auf von ihm *abgesicherte Daten* und auf – aus seiner Sicht wirklich sicher erscheinende – Überlegungen gibt ihm das Gefühl der Sicherheit, die er wünscht und aus seiner Sicht braucht, um zu siegen. Nichts ist ihm unangenehmer als mangelnde Klarheit und fehlender *Durchblick;* er stellt sich fürwahr keine leichte Aufgabe, denn seine Probleme und Aufgaben sind vielfältig. Der Leber wie dem Schachspieler bieten sich derart viele Kombinationsmöglichkeiten, daß selbst Computer damit überfordert werden können, obwohl sie unglaublich schnell arbeiten. Alles zu analysieren bedarf eines ungeheuren Zeitaufwandes. Daher sieht der Schachspieler seinen schärfsten Gegner oft in der Zeit, in der Uhr, die das Schachspiel nach einer bestimmten Zeit beendet.

Schachspieler wie Leber bedürfen der Zeit. Ihr größtes Leiden scheint der Zeitmangel zu sein, in erneuter Analogie zum heutigen Menschen. Deshalb ist es für die Leber unerläßlich, daß sie nicht tatsächlich alles untersuchen muß, was gegessen wird, sondern daß der Dünndarm ihr zuvor schon mit seinem einfachen Trennungsschema und seinen *Vor-urteilen* einen Teil abgenommen und abgeführt hat. Dennoch sind die durch den Dünndarm vorgeprüften Nahrungsmittel nicht immer das Gelbe vom Ei, so wenig wie ein Vorurteil immer der Wahrheit entspricht. So braucht die Leber *viel Zeit und Geduld,* um ihre Arbeit regelrecht und ihren *hohen Ansprüchen* genügend durchzuführen. Nicht umsonst hatte sich der Dünndarm darauf berufen, er könne später, mit der Zeit, vieles nach und nach prüfen. Hier ergibt sich eine Konstellation wie in der Wissenschaft; eine Hypothese ist leicht aufgestellt, sie glaubhaft darzulegen ist schon schwerer, sie jedoch exakt auf dem Boden der herrschenden Glaubensregeln der Wissenschaft zu fundieren und dafür zu variieren und umzubauen, ist in der Regel eine jahrelange, die Geduld bis an ihre Grenzen belastende Arbeit.

Dabei kommt der Leber eine besondere Fähigkeit zugute. Sie kann nämlich nicht nur entscheiden zwischen Ja und Nein, sondern in gewisser Weise das „Jein" verwirklichen, durch ein „So nicht, aber...". Sie nimmt ein Molekül auf, auch wenn sie es in der Form, in der es vorliegt, nicht gebrauchen kann, denn sie kann es verändern und umbauen, bis es ihr gefällt und in ihre Planung paßt. Sie entspricht dem Bild des Autokäufers, der ein bestimmtes Auto erwerben möchte, welches in der ihm zusagenden sportlichen Aufmachung jedoch nicht erhältlich ist. Dann wird er die Normalausführung zum Lackierer bringen, es knallrot umspritzen und vielleicht noch breite Felgen und ein Lederlenkrad montieren lassen, und schon besitzt er das Auto seiner Träume und Vorstellungen. Die Möglichkeiten der Leber sind dabei nicht zu unterschätzen, sie baut schier grenzenlos Moleküle um und an. Sie scheint dem Molekül ein *Nein* sagen zu können, ein *So nicht,* aber auch ein *Ja, trotzdem,* denn sie kann es *ändern* und dann doch in ihrem Entwurf gebrauchen und verwenden. Sie setzt damit neue Konturen, *neue Grenzen,* und löst alte auf.

Sie tut dies ähnlich wie der denkende Mensch, wenn er eine bestimmte Vorstellung wie ein *Denk-modell* zusammenzimmert, dabei aber manche Voraussetzung nicht so antrifft, wie er sie sich vorgestellt und gewünscht hat. Auch er läßt sich nicht gleich verunsichern, sondern nimmt gedanklich die problematische Voraussetzung auseinander und überlegt, ob er sie nicht verändern und dann doch in seine ihm liebgewordene Vorstellung eingliedern kann, ohne seinen Gesamtplan oder sein Denkmodell von Grund auf ändern zu müssen.

Hier stoßen wir auf eine Schwäche der Leber. Wenn der Planer alles mühevoll und eingehend vorbereitet, wenn er die große Revolution, beispielsweise den Sturz eines Diktators, bis ins letzte Detail durchdacht hat und dann doch wider Erwarten plötzlich jener Diktator von einem anderen Gewaltherrscher gestürzt wird, der nun wiederum ein ganz eigenes und anderes System aufbaut und daher auch nur ganz anders angreifbar sein wird, dann leidet dieses Leberprinzip. Die unerwartete, ungeplante Veränderung wirkt wie ein Alptraum auf die Leber und bedeutet ihr Leid. Hier verändert ihr Gegenüber im Schach unerwartet durch einen Zug die Voraussetzungen derart, daß er ihrer ganzen Planung die Grundlage entzieht.

Diese Schwäche der Leber scheint aus ihrer Stärke hervorzugehen; das läßt sich bei der genaueren Betrachtung verdeutlichen. Da es nun einmal anders gelaufen ist, als sie es erwartet hat, hat sie vermutlich einfach ihre Möglichkeiten, Dinge *vorauszuberechnen,* überschätzt, vielleicht sich *zu viel vorgenommen;* nun ist sie enttäuscht. *Ent-täuscht* heißt nichts anderes als aus einer Täuschung herausgenommen. Folglich hat die Realität sie schlichtweg eines Besseren belehrt und ihr aufgezeigt, wo ihre Strategie nicht den Tatsächlichkeiten entsprach. Eigentlich sollte sie sich freuen, diese Täuschung durch eine *Ent-täuschung* überwunden zu haben.

Aber die Stärke wie die Schwäche der Leber ist ihre *ins Morgen gerichtete* Haltung, ihr *zielgerichtet sein.* Erwartende Hoffnung ist eine Stärke, wenn sie nicht fixiert ist; ein Ziel vor Augen scheint eine Lebensnotwendigkeit zu sein. Kann man sich aber von der Erwartung nicht lösen und von einem bestimmten Ziel nicht lassen, auch wenn es der kommenden Wirklichkeit widerspricht, so wird die Erwartung zu einem Kreuz. So schnurstracks, wie alles in die Leber marschiert, so schnurstracks geht es danach nicht unbedingt weiter. Das scheint die Leber manchmal nicht zu wissen oder zu berücksichtigen. Daher tut der Leberkranke leicht das, was sich anzubieten scheint, wenn man sich in einer großen Erwartung enttäuscht sieht und sie sich als Täuschung offenbart hat, man andererseits die unerwartete *Offenbarung der Realität* nicht *wahr-nehmen* will – er versucht dann einfach die Realität zur Maus zu machen und herunterzuputzen.

Die enttäuschte Erwartung, die als Täuschung herausgestellte Erwartung, wird dann zum Bumerang für die Leber, wenn sie sie nicht loslassen kann und sie daher die unerwarteten Tatsachen ignoriert. Das Lösen von dem mühsam entwickelten Entwurf fällt der Leber, beziehungsweise dem an diesem Prinzip Erkrankten, freilich oft sehr schwer. Doch hält sie an der Erwartung fest, so wird die ganze Sache viel schlimmer und ärger. Auf das *Ärger-machen,* das Ärgern, werden wir beim engsten Partner der Leber, der Galle, noch näher eingehen. Wir sehen aber schon hier, daß das Ärgern oft durch einen Leberfehler, einen Planungsfehler zustande kommt; meist besteht der Planungsfehler in dem Irrtum, überhaupt zu erwarten, irgend etwas *müsse* exakt und *felsenfest einer im voraus erfolgten Planung gehorchen.* Schon eine geringste unerwartete Störung kann dann – klein aber wirkungsvoll wie eine Laus – „über die Leber laufen" und die ganze Planung wie ein Kartenhaus zusammenfallen lassen.

Betrachten wir dies an einem Beispiel: Ein Großvater hat seinem Enkel versprochen, daß er ihm zu Weihnachten einen Papagei schenken werde. Kurz vor Weihnachten erfährt er, daß man im Moment keine Papageien erwerben könne, da eine Seuche ausgebrochen sei. In der Realität hat sich hier die Erwartung von Großvater und Enkel als Täuschung herausgestellt. Der Großvater mag außerordentlich *verärgert* und *zornig* auf diesen Umstand reagieren und den ganzen Abend auf Behörden und Vogelzüchter, und was ihm noch so einfallen mag, schimpfen. Alle anderen seien schlecht, wird er typischerweise äußern, alle anderen daran schuld, das habe er schon immer gewußt. Er scheint sich von allen angegriffen zu fühlen, und er greift alle an. Da ist offensichtlich der General der Leber unversehens in den Krieg hineingeraten. Die der Leber folgenden Organprinzipien könnten ihn mit ihrem Realitätssinn vor jenem Irrweg bewahren. Kriege scheinen enttäuschten Erwartungen, also Unbeweglichkeiten des Leberprinzips, leicht zu folgen.

Auch im Körper bewacht der gerade durch seine Stärke somit auch Schwachpunkte aufweisende General Leber die Grenzen. Seine Armee kontrolliert alle, die die letzte Grenze ins Blut hinein übertreten wollen. Mit seiner Fähigkeit, Gifte in Nichtgifte umzuwandeln, steht er da wie eine zwar letzte, aber mächtige, schützende Bastion vor dem eigentlichen, gehüteten Inneren, dem Blutkreislauf. Dafür ist er bereit, jede erdenkliche Strategie zu entwickeln. Dies gilt auch im seelischen Bereich. In der Sprache der alten Chinesen hört sich das so an: „Die Leber ist ein Offizier, der die Außenschicht unterstützt" [9]. Die Leber leidet daran, wenn sie das Gefühl hat, von außen angegriffen zu werden, wie der Großvater in unserem Beispiel, wenn das *Machtgefühl* im Sinne von Ansehen und Einfluß getrübt und eingegrenzt wird und damit der Eindruck entstehen kann, ein anderer habe mehr, sei es an Besitz oder Ansehen. Sie leidet aber auch im umgekehrten Fall, wenn ein Mensch seine Grenzen aufbläht und meint, er sei größer als andere, er habe mehr oder müsse mehr haben und sei etwas besonderes. Auch der letztere Fall trifft auf den Großvater zu. Sein typischer Ausspruch, er habe schon immer gewußt, daß die anderen zu nichts taugen, verdeutlicht, daß sich beide Möglichkeiten wohl nicht selten treffen dürften, das übermächtige Gefühl und das der Ohnmacht, auch wenn dies zunächst paradox klingen mag.

Der Arzt, der meint, die allergrößte Praxis haben zu müssen, der Diktator, der unbedingt auch das Nachbarland beherrschen muß, das Kind, das die elektrische Eisenbahn erst zu schätzen weiß, wenn mindestens zwanzig Züge fahren, und die Frau, die die Preisschilder an ihren überteuerten Kirschbaummöbeln kleben läßt, damit jeder sie am Preis ihrer Möbel messen möge, all dies sind lebergefährdete Menschen. Die Leber als Organ des Empfindens der Macht hält ein Auge auf das *Selbstwertgefühl.* Sie muß aufpassen, daß sie die Orden, die sie sammelt, nicht mit der Realität verwechselt. Sie neigt dazu, Symbole, die zur Schau getragen und *an-gesehen* werden können und das *An-sehen* verkörpern, das man mit dem äußerlichen Sein und Schein erwirbt, nicht exakt genug von der Realität zu unterscheiden, die ihre Nachfolgeorgane ihr nahebringen. Die Leber, welche wie das Auge versucht, klar und scharf zu erkennen, sollte wie das Auge bedenken, daß manches, sei es das Gefühl eines anderen Menschen oder beispielsweise grundsätzlich irgendetwas Künftiges, mit dem Auge nicht wahrnehmbar ist und daher im Laufe der Zeit fortlaufend an den Daten aus der Wirklichkeit korrigiert werden will.

Daher sollten gerade Leberkranke, um ihre Planungen wirklich auf die Realität beziehen und diese regelmäßig der Realität anpassen zu können, mit offenen Augen durch die Welt laufen, so wie die Leber sich bemüht, alles, was die anderen Organe ihr wiederholt über den Blutkreislauf zuliefern, anzuschauen und zu erkennen. Auch etwas Unvorhergesehenes kann einmal dazwischenkommen; dann gilt es, die Strategie rasch ändern zu können oder besser noch die Existenz jener unabwägbaren Möglichkeiten von vornherein in Betracht zu ziehen.

Strategie heißt immer *Langzeitplanung,* und Langzeit ist eben nicht etwas Kurzes und Rasches. Aus diesem Grunde schwankt die Leber immer zwischen den beiden Polen der Langzeitstrategie der Erwartung und der raschen, unvorhersehbaren Änderung der Realität. „Das, was Weg genannt wird, ist unfaßbar und unvorstellbar...

Sein Geist ist die Wirklichkeit..." [10], warnt prägnant formuliert der Philosoph *Laotse* das Prinzip der Leber. Wird das bedacht, dann verringert sich die Gefahr, daß sich die Leber beim Planen verläuft und den falschen Weg geht, sich *ver-geht*. Denkt sie jedoch, es müsse immer alles schnurstracks geradeaus nach ihrem Plan laufen, wird sie jedes Abweichen als ein *Ver-gehen,* als einen Fehler betrachten, und auch sie wird sich leicht in *Schuldgefühlen* verstricken, allerdings in konkreteren und nicht so *un-faßbaren* wie der Magen.

Ist die Leber in diese Situation geraten, gilt es zu bedenken, daß Strategien eben nur Strategien sind, Entwürfe nur Entwürfe, und wenn sie später merkt, daß das, was sie gestern gedacht und geplant hat, heute über den Haufen geworfen wird, so ist dies *nicht als Vergehen* zu werten, sondern bedarf nur der *Korrektur.*

Kor-rigieren heißt wörtlich soviel wie „auf das gemeinsame Ziel und den gemeinsamen Sinn ausrichten". Die gesunde Leber verliert nicht den Sinn aus den Augen, jenen dahinterstehenden und übergeordneten Sinn des ganzen Gemeinwesens Körper oder Mensch, zu dem noch andere Organe außer ihr mit ganz *anderen* seelischen Eigenschaften gehören. Sonst geht es ihr wie dem Großvater, der den Gesamtsinn eines Geschenkes, nämlich den des gemeinsamen Freuens, vergessen zu haben scheint. Die Leber sollte sich die stete Fähigkeit zur Korrektur bewahren, diese *Freiheit von der eigenen Planung und Erwartung.*

„Erwarte nichts, dann wirst Du nicht enttäuscht", hat der Friedensnobelpreisträger 1989, der *Dalai Lama,* dies trefflich beschrieben. Doch existiert das sich in der Leber verkörpernde Prinzip intensiv gerade in allen Erwartungen, Strategien und Abstimmungen auf das, was kommen könnte; hierin lebt sein Sinnen und Trachten. Wenn dann grundsätzlich aus jeder Erwartung eine *Ent-täuschung* erwachsen sollte, so müßte die Erwartung grundsätzlich eine Täuschung beinhalten, aus der die *Ent-täuschung* wieder befreit. Sollte wirklich alles, was die Leber an Strategie vorbereitet, eine Täuschung sein? Sollte ihre geballte Macht auf solch tönernen Füßen stehen?

Bei genauer Betrachtung wird sich dieses Problem vermutlich nur stellen, wenn das Prinzip der Leber meint, es allein bestimme den Weg des Körpers und der anderen Organe, weil es so hervorragend Möglichkeiten ausloten und äußerst klare und präzise Vorstellungen entwickeln könne. Aus dieser Sicht wäre die Leber das Ziel und der Sinn des körperlichen Lebens, der General des Heeres wäre das Staatsoberhaupt. Sie vergäße damit zum einen, daß sie so exakt nur arbeiten kann, weil ihr zunächst überhaupt etwas zugeführt wird, und weil dieses bereits von anderen Organen vorbereitet und vorgeprüft worden ist. Aber selbst das zeigt nur die eine Seite ihrer Abhängigkeit. Wie durch ihre Vorgänger wird ihrer Souveränität von ihren Nachfolgern Grenzen gesetzt.

Denn die Leber, der große General in unserem Körper, bereitet alle Strategien bis ins einzelne vor. Doch was hilft eine perfekte Strategie, wenn sie nicht zur Anwendung kommt? Was nützt der Titel eines Generals oder Ministers, wenn die anderen Kabinettsmitglieder nicht mitziehen? Dann werden all die theoretischen Möglichkeiten, die die Leber sich überlegt hat, zu Papiertigern wie Pflänzchen im Frühling, die den Sommer nicht erleben, und es geht ihnen wie dem Schachspieler, der „fast" gewonnen hätte, wenn nicht der Gegner... Fast gewonnen ist aber doch verloren. So braucht die Leber ihre Vorgänger wie ihre Nachfolger in der Reihe der Organe, so wie jene von ihr abhängen. Nur ein offenes Wechselspiel mit allen Organprinzipien bewahrt das Leberprinzip als Meister des Morgen und der Zukunft vor einer Unterschätzung der Wirklichkeit als Meisterin des Heute. Sonst plant die große und mächtige Erwartung der Leber eine leere Illusion, der eine Enttäuschung statt der Verwirklichung der Träume folgt!

Eine Enttäuschung kann *lähmen.* Man hat sich ein so schönes Bild ausgemalt und nun funktioniert die Sache nicht. Man kommt sich plötzlich ungemein klein und schwach vor, wird furchtsam und verfällt der irrigen Vorstellung des zu kleinen Ichs, der Machtlosigkeit oder *Ohn-macht,* wie ein körperlich schwer Leberkranker *ohnmächtig* im Leberkoma liegt. Eine Schwächung jenes Aspektes des Leberprinzips, des eigenen Ansehens, bewirkt ein Gefühl der Furcht [11], eine überproportionale Stärkung der Leber hingegen Zorngefühle wie die des zitierten Großvaters. Hier folgt der Zorn offensichtlich der Furcht, die übermäßige Stärkung und das über-starke Auftreten des Großvaters seinem Gefühl der Schwächung seines Ichs.

Dieser Vorgang zeigt eine typische Ausgleichsreaktion des seeli-schen Leberprinzips. Kann es aber nicht ausgleichen oder er-schöpft es sich hierbei im übermäßigen Selbstdarstellen, so wird ein Mensch chronisch müde und *antriebslos.* Er hat zu nichts mehr Lust, alles ist ihm *ver-gällt* und die Zukunft scheint ihm ohne Hoff-nung und bedeutungslos zu sein. Er hat seinen Sinn verloren und sein Streben nach dem Morgen, sein Frühlingsprinzip. Auch die grundsätzlich positive Neugier der Leber kann lähmend *erschöpfen.* Sie motiviert den Menschen zu einer Mondlandung, aber auch zur *Neu-gier* nach einem neuen Auto, wenn das eigene noch kein hal-bes Jahr alt ist. „New is beautiful", könnte man ihr Motto umschrei-ben. Wird dies zur Sucht, so verbraucht sie im Übermaß bis zur Er-schöpfung.

Diese Symptome sind oft die ersten einer körperlichen Leberer-krankung. Sie können erfahrungsgemäß zeitlich vor der Erhöhung der chemischen Leberwerte auftreten. Auch hier heißt die Lösung: Die Wirklichkeit anschauen, die *Augen öffnen,* so wie das Augenöff-nen dem Morgen und dem Frühling entspricht; dann wird die Rea-lität die falschen Illusionen korrigieren, man sei „sowieso nichts wert", sei viel geringer als die anderen, aber auch das oft damit ver-wandte Gegenteil, man sei der Größte, Stärkste, Beste. Dann wird nicht nur meist die Sucht nach Selbstdarstellung oder das Gefühl der Lähmung verschwinden. Vielmehr legt sich dann auch regel-mäßig die typische Furcht des Planers, also des Leberprinzips, vor der Unberechenbarkeit der Zukunft und deren unvorhersehbaren Ereignissen, den sogenannten *„Zu-fällen",* die die ganze schöne Planung über den Haufen werfen könnten, weshalb es sich von ihnen leicht überfordert fühlen kann.

Der Leberkranke sollte nicht übersehen, daß die unerwartete Be-gebenheit, also der *Zu-fall,* nicht – wie er leicht annimmt – immer gleich ein *Un-fall* sein muß, wie es beispielsweise die spanische oder die englische Sprache nahelegt. Eine solche unerwartet be-gegnende Realität kann vielmehr gerade jene Erwartung Lügen strafen, die eine heftige Furcht vor ihr beinhaltet hat. In diesem Fall wirkt die Realität oft wie ein Erlöser. Hier fürchtet sich die Leber (genauer der an diesem Prinzip Erkrankte) vor der Wirklichkeit als einem vermeintlichen Scharfrichter, von dem sie für die geringste Kleinigkeit eine Strafe erwartet, oder auch oft mehr oder weniger unbewußt vor einem schlagenden Schicksal, das sie mit heftigen Schicksalsschlägen züchtigen wird. Sie gibt sich dabei in der Regel den Namen Realist und vergißt, daß Vorstellungen aus Prinzip nicht mit der Realität selbst gleichzusetzen sind, sondern eben nur mit Vorstellungen von der Realität. Sie ist dann äußerst verwundert, wenn der Verlauf einer gefürchteten Angelegenheit nicht ganz so entgleist wie erwartet, und neigt dazu, auf einen neuen, anderen Fehlschlag zu warten.

Jene Kranken fühlen sich oft von Unruhesymptomen regelrecht überfallen, welche sie als „aus dem heiteren Himmel" kommend, folglich als unerwartet bezeichnen; wir werden dies im Kapitel über die Galle noch eingehender untersuchen. Sie spüren diese ausgerechnet dann mehr, wenn sie sich entspannen. Diese Unruhesymptome können mehr seelischer, aber auch körperlicher Natur sein, bis hin zu Herzrhythmusstörungen, Verkrampfungen und Koliken. Einerseits wandern die Beschwerden oft von einer Stelle zur anderen, was nicht selten dazu führt, daß die Patienten sich vom Arzt nicht ernst genommen fühlen, da es sie heute hier, morgen dort schmerzt, in unvorhersehbarer und unberechenbarer Weise. Andererseits finden sie Erleichterung typischerweise oft durch eigenes Umherwandern, sie geistern nachts herum, und kaum liegen sie wieder, gehen die Beschwerden wieder los. Es ist also mehr das Wie als das Was, welches diese Patienten verbindet.

Hört man diesen Kranken genau zu, stellt man unschwer fest, daß ihre körperlichen Symptome dem Bild ihres Seelenzustandes ähneln. So *unberechenbar* wie ihre Krankheit erscheinen ihnen nämlich auch die Zukunft oder ihr Chef, ihr Partner oder ihre Kinder, unfaßbar in deren Reaktion. Sie scheinen das auf sie Zukommende, nenne man es Zukunft oder Schicksal, als einen *Zeus* zu betrachten, der aus einer Laune heraus bösartig vom Olymp herunter wütet wie ein nicht abwägbares Unwetter. Die Zukunft bringt in ihren Augen von allein nie wirklich Gutes mit sich, höchstens gemischt mit

Übeln, so wie die alten Griechen ihren Göttervater *Zeus* sahen. „Irgend etwas muß immer schieflaufen", scheint ihr Motto zu sein. „Die Symptome einer Lebererkrankung", umschreibt der weise Gelbe Kaiser dies trefflich [12], „sind... Furchtgefühl, als warte man auf eine bevorstehende Inhaftierung".

Dieses verunsichernde Gefühl einer künftigen Bedrohung muß wohl zu der häufigst anzutreffenden Meinung des kranken übermächtigen Strategen Leber führen, man *müsse* aus Sicherheitsgründen *selbst* die Situation immer und überall *beherrschen* und müsse folglich hundertprozentig perfekt agieren. Der Perfektionsdrang, der diesen Patienten gemein ist, läßt sich hieraus gut verstehen; denn schon ein geringer Fehler könnte sich unbeherrschbar rächen. Diesem Zwang, uneingeschränkt gut sein zu *müssen,* mit seiner Angst vor jeglichem Fehler oder Versagen, gesellt sich zuweilen das innere Bild eines strafenden Gottes hinzu, welches den psychischen Druck weiter nährt. „Erst die Angst macht aus den Worten Gottes ‚Gebote'" [13], schreibt treffend der Tiefenpsychologe *Eugen Drewermann.* Das Wort „*muß*" fällt denn auch auffallend oft im Gespräch mit diesen Menschen. *Goethes* Worte: „Alles Sollen ist despotisch" [14] scheinen diesen Patienten auf den Leib geschrieben zu sein. Dieser innere Despot scheint von der Furcht vor dem Unberechenbaren der Zukunft zu leben.

Verständlicherweise taucht bei diesen Kranken häufig ein Aufopferungsbedürfnis auf, als müßten sie sich für jemanden oder etwas aufopfern und so das unberechenbare Schicksal gnädig stimmen, als müßten sie eine Gegenleistung für ihr Leben erbringen; als kämen sie nicht nackt auf die Welt mit der Sehnsucht des Säuglings, nur um seinetwillen geliebt, umhegt und genährt zu werden. Das Muß bestimmt diese Patienten und fordert sie, ihr Pflichtbewußtsein erfüllt sie, überfordert sie schließlich, als wäre es ein kleiner tyrannisierender Teil ihrer Psyche, wie ein Virus, das eine ganze Zelle unterjocht. Durchhalten, eine Vorstellung „durchbeißen" wollen sie, kämpfen gegen das Schicksal: „Jetzt muß etwas passieren, und wenn ich dabei draufgehe." Aber auch gezwungen fühlen sie sich von einer unbekannten Macht: „Ich kann nicht ruhig liegen, muß mich immer drehen, und gerade das tut mir so weh". Sie haben in der Regel eine genaue Vorstellung von sich und der Welt und zumindest in bestimmten Bereichen ihres Lebens ein festes Bild, das sie durchbringen und verwirklichen wollen, koste es sie, was es wolle. Muß das Schicksal so nicht zum Muß, zum drohenden, hinterhältigen Tyrannen werden?

Heilen kann dies die *Erfahrung der Realität.* Dies entspricht den Organen, die auf die Leber folgen; wir werden die Konsequenzen aus diesen Krankheiten bei der Galle noch einmal aufrollen. Das Orientieren an der Realität korrigiert jene Vorstellung, daß man stets *perfekt* sein *müsse* und sich dadurch gegen alles Unberechenbare absichern und versichern müsse. Die nüchterne Erfahrung, daß die Realität tatsächlich nicht so penetrant fordert und überfordert, wie dieser Kranke es erwartet, ist für ihn ein Augenmerk, das heilend wirken kann. Das offene und nüchterne Richten der Augen auf die Realitäten nimmt dem Kranken am ehesten die Angst und den Zwang. Wenn er anfängt, die Realität *wahr-zu-nehmen,* anstatt in seiner überperfektionierten oder *überfordernden Alp-traumwelt* zu verweilen, kann er seine Vorstellung an ihr korrigieren und dadurch sein *An-sehen*, seine Vorstellungswelt auf Wirklichkeitsnähe abstimmen. Das *Scheinen* und das *Sein* nähern sich dann einander. Dazu bedarf es des Mutes zur Freiheit von der eigenen Planung und des Mutes zur nüchternen und integren Beobachtung. Mut läßt sich vor allem, wie wir noch darlegen wollen, der Galle und dem Herzen zuordnen; diese sind nicht grundlos die Nachfolger der Leber.

Nun läßt sich auch verstehen, warum *Viren* in den weiten Kreis des Leberprinzips gehören. Sie symbolisieren ähnliches; dies läßt sich leicht erklären. Viren sind grundsätzlich so tote Stoffe wie die Speiseteilchen, die die Pfortader in die Leber trägt. Wenn eine Zelle sie aber aufnimmt, dann wirken sie wie ein Befehlsgeber, wie ein *Zwang* auf die Zelle, wie eine Diskette, die bei einem Computer die Festplatte entmachtet. Auf diesen Befehl hin produziert die Zelle nun Unmengen solcher Viren, anstatt etwas Vernünftiges für sich selbst herzustellen. Schließlich, und dies kann sehr rasch geschehen, geht die Zelle daran zugrunde.

Ohne Zellen wären Viren also ganz harmlos und tot; nur die Zelle reagiert auf sie wie ein Sklave auf einen Tyrannen. In anderen Bereichen kennen wir solche toten Tyrannen ebenso, man denke nur an die Versklavung von Menschen durch tote Spielautomaten. Auch hier springt der Spielautomat wie ein Virus in die Schwachstelle des Menschen, oder, genauer, der Mensch holt sich den genau zu seiner Schwachstelle passenden Diktator. Auch ein Computer reagiert auf „tote" Programme; genau zu ihm passende tote Disketten befehlen ihm möglicherweise, ein Auto zusammenzubauen oder eine Banküberweisung vorzunehmen. Wird dabei ein den Computer oder sein Programm zerstörender Befehl wirksam, sprechen wir typischerweise auch hier von einem „Virus". Auch dieses Virus stört nur und macht nur „krank", wenn ein Computer da ist, der sich von ihm stören läßt; sonst bliebe es eine unerfüllte Vorstellung und so tot wie diese. Medizinische Viren stellen demnach *biologische Vorstellungen* oder Programme oder Planungen für eine mögliche Verwirklichung dar, zum Beispiel für die eines Maserninfektes; aber diese Masernkrankheit leben und erleben, das können sie nur, wenn Zellen sie für sie verwirklichen. Zur Krankheit gehört folglich *nicht nur* das *Virus*, sondern *auch* die genau auf dieses Virus reagierende *Zelle*, die erst dessen Programm oder Vorstellung Wirklichkeit werden läßt. Eine nicht vollständige, aber überstarke Information oder Vorstellung verwirklicht sich hier tyrannisierend auf Kosten des Gesamten – ein prägnantes Modell eines übermächtigen Leberprinzips.

Unsere Kultur scheint diesem hochentwickelten Prinzip der Leber besonders nahe zu stehen, mit seinen Stärken, aber auch seinen Schwächen. Wir erliegen leicht der Versuchung, zu meinen, daß das exakt messende und vor sich hin in die Zukunft schauende, also auch *vor-sichtige* Prinzip der Leber alleine zu herrschen habe und die anderen überwältigen könne oder vielleicht sogar müsse. Diese Überschätzung ihrer Fähigkeiten bringt eine enorme Überlastung für die Leber mit sich, da man dann grundsätzlich nicht vertrauen will, sondern ausschließlich exakt prüfen. Körperlich entspräche das einer Leber, die *ohne Magen und Dünndarm* auskommen wollte; da müßte sie scheitern! Es entsteht ein Stau von Problemen, die sie noch nicht verarbeitet hat, weil ihr die *Zeit,* die dieses genau *bis ins Detail* prüfende Prinzip hierzu einfach braucht, nicht für alle Probleme zur Verfügung steht. Will sie nicht von der natürlichen Möglichkeit Gebrauch machen, diese wenigstens vorübergehend entsprechend dem Dünndarm gefühlsmäßig zu regeln, weil aus ihrer Sicht darauf kein sicherer Verlaß ist, so führt der daraus entstehende *Stau von unerkannten Problemen* die Leber in die verzweifelte Lähmung, ins Koma, denn gerade diese unerkannten Problembereiche sind ihr doch andererseits ein Grauen.

Die Folgen werden im seelischen und geistigen, aber auch im körperlichen Bereich spürbar. Zunehmend müssen wir unverarbeitete Dinge an falscher Stelle stapeln, von giftigen Abfällen bis zu ungelebten Vorstellungen auf Video. Dieser überstarke Frühling produziert schneller Vorstellungen, als wir die Folgen für die Realität zeitlich abwägen können. Wenn uns aber die nach der Vorstellung notwendige Zeit für deren Erfahrung fehlt, springt der Zug der Vorstellungen aus dem Gleis der Realität. Dann wird der aus seiner Sicht so exakte und alle Zukunft mit einberechnende Planer von der Realität überrascht, die er mit der Planung verwechselte. Das kann sich positiv auswirken wie die von den Diktatoren völlig ignorierte Unruhe ganzer Völker Osteuropas, weil sie nach Art der kranken Leber wähnten, daß nicht sein konnte, was nicht sein durfte. Aber auch ein Kernkraftunfall gehört hierher; dessen Möglichkeit war berechnet worden, aber da er unwahrscheinlich erschien, war von dieser infernalischen Vorstellung ganz einfach weggesehen worden, sie war von der inneren „Vorstellungsrealität", einer Scheinwelt, *verdrängt* worden. Planung bedeute, Zufall durch Irrtum zu ersetzen [15], hat ein witziger Kopf geschrieben. Überzogen formuliert zeigt dies exakt die Schwäche eines überzogenen Leberprinzips. In die Planung am grünen Tisch bricht die tatsächliche Wirklichkeit, die sich nicht daran störte, daß sie in der Vorstellung verdrängt war, wie ein Blitz aus heiterem Himmel herein, wie Sodom und Gomorrha.

Die Leber hat ein *Ziel,* sie schaut in die Zukunft und versucht, heute etwas vorzubereiten, damit es morgen Wirklichkeit werden kann. Sie bereitet die Realität von morgen gemäß einer Vorstellung vor, die sie aus der Realität von heute schöpft. Daher wird sie versuchen, die Realität von heute möglichst genau zu erfassen, wie der Schachspieler das Spiel seines Gegners. Sie wird damit jedoch, und dies ist der springende Punkt, die *tatsächliche, reelle Zukunft,* die ihrer nur *vorgestellten Zukunft* wie ein Schachspieler dem anderen gegenübersitzt, nie erfassen oder vollständig berechnen können. Ihre *Angst* und ihre Unruhe entstehen durch das Spüren des *Unterschiedes* zwischen ihrer *Vorstellung von der Wirklichkeit* und der tatsächlichen heutigen *Wirklichkeit selbst,* und zum anderen dem Wissen, daß selbst bei annäherndem Erfassen der heutigen Wirklichkeit diese der morgigen nicht gleichen muß, die morgige vielmehr *sprunghaft anders* sein kann. Das Verinnerlichen dieser klaren Trennungen beugt wesentlich den Krankheiten des Leberprinzips vor.

Versuchte ein krankhaft übersteigertes Leberprinzip, außer dem ihm wie einem Frühling zustehenden Erarbeiten der Planung auch noch deren *Verwirklichung* selbst durchzuführen, und überließe es diese nicht einem Nachfolger und einer anderen Zeit, nämlich dem Sommer, dem Herbst und dem Winter, dann geriete es unweigerlich in arge Probleme. Es entspräche hier einem Frühling, der zusammen mit den Blüten bereits die Früchte hervorbringen wollte, weil er dem Sommer als des Frühlings Zukunft mißtraute und ihm daher seine Vorstellungen, was dieser aus den Frühlingsblüten machen solle, nicht nur anbieten, sondern aufzwingen wollte. Das erlaubt die Natur nicht, auch seelisch nicht. Dieser Leberkranke sieht nicht die Notwendigkeit der Zeitenfolge, er versteht nicht den Zeitenfluß, das Bild des fließenden Bachlaufes und der Jahreszeiten und erkennt nicht die *Not-wendigkeit* der *Geduld,* des Abwartens der *richtigen Folge* der Dinge, deren „*Folge-richtigkeit*". Wer *Not-wendigkeiten* übersieht, kann die Not nicht (ab-)wenden, und so erwächst aus diesem Irrtum die *Zeit-not.*

Klares Trennen liegt der Leber grundsätzlich, doch diesmal geht es um die Trennung ihrer eigenen klaren Berechnung von dem für sie immer *un-berechenbar* und unbegreiflich bleibenden Faktor, der Zukunft. Erst durch den Versuch, die Zukunft in die geplante Bahn zu zwingen, entsteht der Zeitdruck und das *Leid unter der Zeit-not.* Leid wird immer dann geboren, wenn wir eine Veränderung nicht wünschen, weil sie unseren Vorstellungen und Erwartungen nicht entspricht. Deswegen sind wir Abendländer, die wir so intensiv auf das Prinzip der Leber geeicht sind und die wir soviel planen und fast zwingend erwarten, auch so empfindlich gegenüber dem Leiden und dem Schmerz. Es wird dann verständlicher, daß unsere biochemische Medizin mehr zu versuchen scheint, den Schmerz zu beseitigen als dessen Ursache, und daß unsere Versicherungen so gut leben können von unserer Furcht vor *ungewollter Veränderung, dem Leiden.*

Könnten wir unsere Erwartungshaltung, unsere Vorstellung von der Zukunft, ein wenig lockern, ein bißchen mehr vertrauen auf die *Zu-kunft* und den *Zu-fall,* daß er nicht gar so *un-fall*-artig über uns herfallen werde, dann empfänden wir vielleicht manchmal das Leid gar nicht als solches oder als unerwünschte Veränderung, sondern nur als bloße Veränderung, da unsere Wünsche dann nicht so unabänderlich fixiert gewesen wären. Wir hätten dann verstanden, daß einerseits aus dem Denken, unsere Zukunft *zwingen* zu können, eine Not auslösende irrtümliche Vorstellung erwächst; daß andererseits *Hoffnung* in die Zukunft sehr sinnvoll ist, da wir uns damit auf eine *mögliche* Zukunft vorbereiten können. Daraus die Erwartung herzuleiten, Zukunft *müsse* wie geplant eintreffen, dieser Irrtum des Leberprinzips erschafft Leid. Das gesunde Leberprinzip hingegen zieht das ganze Spektrum *auch der nicht erwarteten Möglichkeiten* in Betracht und erspart sich damit manches Leid der Enttäuschung.

Ist das Leid vorüber, nennen wir es die Erfahrung, hat es uns Erkenntnis gebracht; wir werden bei der Niere noch darauf zurückkommen. Diese Erfahrung ist dem Frühling noch fremd, sie wird erst im Laufe des Jahres gewonnen. So ist auch die Leber, so hochentwickelt ihr Wissen ist, nicht das letzte Ziel. Die Erfahrung der Wirklichkeit erhält die Leber von ihren Nachfolgern. Sie wirkt mit ihren Entwürfen und Vorstellungen wie ein Frühlingstraum, ihr erscheint noch nahezu alles möglich und machbar. Sie lebt noch im *Traumland des Morgen* und kennt kaum das Heute, geschweige denn ein Gestern. Das Heute aber kennt der Sommer, der den vom Frühling erhofften Traum in der Realität erlebt, und der nicht wie die Leber vor allem auf das Morgen gerichtet ist. Das Jahresende, der Winter, bringt dann noch etwas ein, was der Frühling ersehnt, nämlich die Sicherheit des Erfahrenen. Gerade sie gäbe der Hoffnung des Frühlings Halt und nähme ihr die Zukunftsangst; welch eine *Aus-sicht* für die *vor-sichtige* Leber!

Aber damit sind wir schon *ungeduldig* vorangestürmt wie die Leber und der Frühling. Zuerst folgt der Sommer, die Realisierung jener Träume, die den Drang mit sich bringen, endlich verwirklicht zu werden, einmal nicht nur im Morgen zu planen und zu leben, sondern im Heute aktiv zu gestalten und dabei den zuvor mühsam erdachten und erträumten Plan tatsächlich als wirkliche und lebendige Gestalt zu spüren. Dies hofft der Frühling wie ein junger Mensch in der Pubertät. Des Frühlings Träume verwirklichen im Körper die Nachfolger der Leber, das Herz, zunächst aber auch die Galle, bei der wir den hier gefundenen Leberprinzipien noch näher kommen werden.

Beispiele

Patient 5:

Der Patient leidet an einer angeborenen Abwehrschwäche, die sich gut behandeln läßt; er bekommt die fehlenden Stoffe ersetzt, seit man die Diagnose gestellt hat. Er wirkt ungemein logisch, kritisch prüfend, aufgeweckt, *ziel-strebig.* Er ist von Beruf Versicherungsmakler; er sichert die Zukunft ab! Dieser Beruf erfüllt ihn sehr – und füllt ihn zeitlich sehr aus. Er wird leberkrank, bekommt eine schwere Leberverhärtung; Alkohol ist nicht im Spiel. Er bleibt sich treu; auch in der Klinik telefoniert er rege beruflich, wie auch zu Hause das Telefon selten stillsteht. Er fordert sich sehr, man merkt deutlich, wie er ein Bild, eine Vorstellung, eine Erwartung von sich hat, die er unbedingt, also ohne Bedingung erfüllen will, obwohl ihm seine Krankheit zunehmend Probleme verursacht. Mit aller Kraft versucht er, die alte Vorstellung von sich und seinem *An-sehen* aufrechtzuerhalten, auch wenn die gegenwärtige Realität sie ihm wie ein Lehrmeister sanft, aber doch unwiderruflich entzieht. In diesem immer neuen Sich-erschöpfen treten immer wieder neue Schübe seiner Erkrankung auf, aber die Vorstellung, gegebenenfalls sogar vorzeitig in Rente zu gehen, ist für ihn unerträglich. Seine Vorstellung von sich, die von seiner Realität, ist für ihn seine Realität und sein Ich geworden, er kann Vorstellung und Realität, Morgen und Heute, zur Zeit nicht trennen; er lebt in seiner Scheinwelt der Vorstellungsrealität.

Patient 6:

Der junge Mann zeigt einen seit Tagen vor allem außen an den Unterarmen auftretenden juckenden, pickelartigen Ausschlag. Heute klinge er wohl ab, gestern abend sei der Höhepunkt gewesen. Immer zum Sommeranfang habe er es so erlebt in den letzten Jahren, danach sei der *Aus-schlag* wieder zurückgegangen, aber diesmal nicht.

Auf näheres Nachfragen, ob ihm hierzu noch etwas einfalle, meint er, er habe in Wasser hineingelangt, welches einen deutlichen Leichengestank aufgewiesen habe; er habe gedacht, daß in dieses sicher eine Maus hineingefallen und dort ertrunken sei und habe sich danach bewußt intensiv Arme und Hände gewaschen. Er müsse sich immer sehr waschen nach Kontakt mit „toten Viechern". Die Vorstellung „macht" hier die Realität!

Auf Befragen, ob er schon einmal einen toten Menschen gesehen habe, sagt er, der erste Tote, den er gesehen habe, sei sein Großvater gewesen. Er selbst sei damals drei Jahre alt und danach tagelang krank gewesen. Er habe wohl ein schlechtes Gewissen gehabt, denn er habe ihn vorher nicht besucht trotz Drängens der Eltern, und diese hätten ihn dann auch nach dessen Tod deutlich auf sein Versagen hingewiesen.

Es scheint, daß der Hautausschlag, der zunächst wohl einfach eine Sonnenallergie darstellt, ersichtlich durch das „Mäusewasser" aktiv geworden ist. Die Vorstellung, mit etwas Totem Kontakt gehabt zu haben, dürfte bei ihm das nicht ganz verarbeitete Problem des Todes des Großvaters mit der Furcht vor Strafe aktiviert haben. Hier war offensichtlich seine Vorstellungswelt, also sein Leberprinzip zunächst überstark, vielleicht in Verbindung mit dem unverarbeiteten elterlichen Zwang. Auch die übergründlichen Waschungen passen zu diesen Gedanken. Zunächst scheint er nicht die Kraft besessen zu haben, diese sicher teils unbewußten Vorstellungen anhand der Realität zu korrigieren und mit ihr in Einklang zu bringen. So scheint die verdrängte und nunmehr unbewußt zwingende Vorstellung die Realität überlagert zu haben, und es kam zu einer Abwehr der vermeintlichen Realität, einem wirklichen *Haut-aus-schlag*.

Weitere Beispiele finden Sie am Ende des Kapitels über die Galle. Deren Probleme sind sehr eng mit denen der Leber verwoben, man könnte die Galle auch als Teil einer gesunden Leberfunktion betrachten.

Stichworte für die Leber:

- Frühling, *Neu-gier,* Hoffnung, Durchbruch, *Stoff-wechsel.*
- Machtgefühl, *An-sehen,* hohe Ansprüche.
- Vielfalt, Freiheit, viele Möglichkeiten (Ja; Nein; So nicht, aber verändert).
- Exaktes prüfen, Kontrolle ist besser. Klarheit. Absichern.
- Verwirklichung von Neuem, planen, berechnen und ermöglichen durch Bereitstellung von Voraussetzungen. Vorstellung vom „Morgen" entwickeln. Zielgerichtet, auch zielfixiert sein.
- Gefahr der *Ent-täuschung,* durch fixe Vorstellungen und eventuelle Täuschungen an der Realität vorbeizuleben oder an ihr zu scheitern, z.B. Selbstbild, Bild des Partners über Realität zu setzen, „Vorstellungsrealität" verdrängt dann Realität, dadurch Gefahr der Verwechslung von Denkmodell oder Vorstellung mit der Realität! Realität muß Denkmodell nicht gehorchen!
- Hoher Zeitbedarf, *Zeit-not;* Geduld ist gefordert.
- *Vor-sicht,* Furcht vor der Zukunft, vor Zufall als Unfall, vor trügerischer, täuschender Sicherheit, vor Leid durch ungewollte Veränderung.
- Leberschwäche: Lähmende Enttäuschung, *Ohn-machtsgefühl,* Furchtsamkeit, kleines Ich, Antriebslosigkeit.
- Überstarke Leber: Zorn, übergroßes Ich, Tyrann; Zwang, Perfektion, *Fehl-tritte* sind *Ver-gehen.* Ungeduld. Überplanung. Das Schicksal wird zum Gegner.

Dem am Leberprinzip Erkrankten könnte man raten:

Stehen Sie zu der Kraft Ihres Wissens und Ihrer Intelligenz. Aber durchschauen Sie mit dieser Kraft auch, daß Ihr Wissen nicht einmal ein Prozent aller Fakten, die Menschen wissen, umfaßt. Rechnen Sie daher auch damit, daß Tatsachen auftreten könnten, die Ihren Berechnungen und Ihren Vorstellungen widersprechen.

Übersehen Sie nicht, daß vor dem Wissen der Leber 5 Meter Dünndarm liegen, also *5 Meter Annahmen,* etwas könne stimmen, *ohne* daß es *schon Wissen* sein könnte. Vor das Wissen hat die Natur die Annahme gesetzt!

Wissen, auch Wissenschaft, ist nur ein Bild von der Realität. So wenig wie ein Film von Ihnen mehr als nur ein paar Ansichten Ihres Äußeren bietet, so wenig wird Wissen die Realität wirklich durchschauen. Wissenschaft verbessert durch möglichst breite Übereinkunft über die gemeinsame Auffassung, d.h. den gemeinsamen Glauben, die Chance, der Realität nahe zu kommen, ist aber nicht Realität und bleibt gewissermaßen eine Glaubenschaft. Heutiges Wissen fußt auf der heutigen gemeinsamen Vorstellung oft zahlloser Menschen, doch keiner kennt die morgige.

Seien Sie nicht zu fordernd in Ihrem Drang, alles gut und perfekt zu machen. Überprüfen Sie und sichern Sie ab, aber ertrinken Sie nicht in übermäßigen Kontrollen.

Achten Sie täglich darauf, daß Sie nicht Vorstellung über Realität setzen. Die einzige Realität ist die Realität! Machen Sie sie nicht zur Maus oder gar zur Laus, ignorieren Sie sie nicht.

Achten Sie auf Ihr Ansehen, aber auch dieses ist nur eine Eintagsfliege. Versuchen Sie, sich selber nicht nur anzusehen, sondern zu erfahren, durch Kontakte und Kommunikation, um Ihrer eigenen Wirklichkeit näher zu kommen.

Setzen Sie sich Termine nicht so knapp, daß Sie sie nur dann verwirklichen können, wenn alles exakt so klappt, wie Sie es sich vorgestellt haben. Sonst produzieren Sie sich Streß und Zeitnot.

Zukunft ist nicht berechenbar. Das war sie aber auch gestern nicht; dennoch leben Sie und es ging Ihnen gut. Warum sollte die Zukunft von heute übler sein als die von gestern, die Sie heute erleben? Es gibt keinen logischen Grund, die Zukunft zu fürchten, auch nicht deren Zufall; führen Sie sich vor Augen, wieviel Zufälle Ihnen schon geholfen haben und gelegen kamen. Ganze Lottogesellschaften leben davon.

Das Gefühl von Furcht, Ohnmacht und Enttäuschung läßt sich durch sorgfältiges Planen, schrittweises Durchschauen und exakte Analyse wieder zu einem gesunden Selbstwertgefühl aufbauen. Beziehen Sie die schlimmste mögliche Realität und bestmögliche Realität exakt und nüchtern in Ihr Konzept mit ein, auch wenn sie Sie unwahrscheinlich dünkt, verdrängen Sie sie nicht! Planen Sie auf dem Boden beider (!) extremen Möglichkeiten das Morgen. So gewinnen Sie wieder Sicherheitsgefühl, da nun das gesamte Spektrum in Betracht gezogen wird, nicht nur Ihre Erwartung. Dann sprießt die Lust, die Ärmel doch wieder hochzukrempeln, so unerwartet wie der erste Krokus nach dem Winter. Lassen Sie ihn wachsen, ohne daß er sie tyrannisiert und Sie sich für Ihre wieder neugeborene Vorstellung von sich und Ihrem Leben aufopfern und erneut an der Realität vorbeigehen.

Das Prinzip der Galle

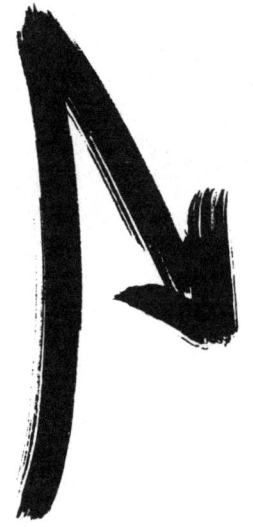

Die Speiseteilchen haben nun schon einen langen Weg hinter sich. Mühsam zerkleinert und aufgelöst bis zur Leber, von dieser weiter auseinandergenommen und begutachtet, schaffen einige diese letzte Barriere der Leber nicht. Sie sind wie Fluggäste, die den Wartesaal und den Checkup passiert haben, die mit dem Bus ans Flugzeug gerollt worden und eingestiegen sind und die jetzt doch noch rasch vor dem Start aus dem Flugzeug wieder herausgeholt werden.

Wenn Sie hier vornehmlich an Terroristen oder Bomben denken mögen, so muß dies keinesfalls der Fall sein. Es kann sich beispielsweise um eine Herzchirurgin handeln, die am Ort des Startes dringend und *unbedingt sofort* gebraucht wird, da nur sie eine bestimmte Notoperation durchführen kann. Es kann aber auch ein Mann herausgeholt werden, dessen Vater es *unerwartet* schlecht geht und der deshalb so *jäh und plötzlich zur Änderung seiner Pläne gezwungen* wird.

Im Körper läuft dies ähnlich. Hier mag beispielsweise ein Hormon aus einem Steak erfahren, daß sein Platz nicht im Blut des Menschen ist, und es wird kurz vor dem Start ins Blut, ins Leben des Menschen noch herausgeholt und in die Galle ausgeschieden. Auch das Hormon ist damit nichts Schlechtes; es wird ihm lediglich bedeutet, daß sein richtiger Platz jetzt an anderer Stelle sei. Dort mag es dann durchaus erwünscht sein.

Offensichtlich handelt hier ein *korrigierendes Prinzip,* damit der Schaden gering bleibt, der Herzpatient überlebt, der Mann seinen Vater noch einmal sehen kann, aber auch konkret körperlich, damit das Hormon nicht an falscher Stelle seine Wirkung ausübt, ohne der Gesamtheit damit zu helfen, sondern ihr damit zu schaden. Es würde sonst *Unsinn* angerichtet, der *Gesamt-sinn* aller Zellen, der Sinn des Menschen, würde gestört. Diesen Gesamtsinn hat im Körper die gesunde Leber geplant, den für die *Gesamtheit* der Zellen besten Weg. Sie hat mit der Gallenflüssigkeit die unerbetenen Gäste, die die Gesamtplanung und das Konzept gestört hätten, abgewiesen. Die Leber entspräche somit auch der Stewardeß, die dem Fluggast höflich mitteilt, daß es seinem Vater nicht gutgehe.

Für den *einzelnen* Fluggast widerspricht dieser Anspruch aber ganz und gar seiner Planung, *seinem* Leberprinzip. Er wird ganz plötzlich mit einer Forderung nach Änderung seiner Planung konfrontiert, es kommt etwas Neues und Umwälzendes auf ihn zu. Seine individuelle Planung wird mit der Forderung des Gesamtsystems konfrontiert, einem möglicherweise höheren Interesse, hier dem seiner Familie. In dieser Situation trifft die Planung, Vorstellung und Erwartung des einzelnen auf die Wünsche des ihm übergeordneten Gesamtsystems. Welchem Interesse soll er folgen?

Das Leberprinzip hat die Vorstellungen exakt geformt und formuliert. Zum Teil widersprechen sie sich allerdings und sind *nicht zu gleicher Zeit gemeinsam zu verwirklichen.* Der Fluggast kann in diesem Moment nur aussteigen oder mitfliegen, *beides gleichzeitig* geht *nicht* und *schließt sich aus.* Es gilt, das als jetzt nicht richtig erkannte herauszusortieren, einen der Wege durch Ausschluß der anderen ihn ausschließenden zu realisieren, als einzigen gangbaren Weg zur Realität.

Eben dies verwirklicht die Galle im Körper. Die Gallenblase sammelt die Gallenflüssigkeit, die die Leber tröpfchenweise abgibt. Dem Verdauungssaft Galle hat die Leber zahlreiche Teilchen zugefügt, die sie als nicht in den Körper gehörig erkannt hat. Diese entsprechen jenen Zügen des Schachspielers, von denen er nun entsprechend seiner Erkenntnis annimmt, daß er verlieren wird, wenn er sie durchführt, und die er daher innerlich loslassen sollte, wenn er nicht verlieren will. Er hat die Lage und ihre Konsequenzen durchdacht, doch der eigentliche Schachzug, die wirkliche Entscheidung, steht wie der Urteilsspruch des Richters am Ende langer Erwägungen noch aus. So schreibt *Hoang Ti,* der Gelbe Kaiser: „Die Gallenblase hat die Funktion eines *Richters;* sie ist dazu bestimmt, Entscheidungen zu treffen" [2]. Treffender läßt sich dies nicht beschreiben. Hier muß in einem Konflikt von Interessen, beispielsweise zwischen dem Ferienwunsch des Fluggastes und dem Bedürfnis seines kranken Vaters, entschieden werden. Hier ist ein Richter gefordert, der entscheidet, *welches Interesse Vorrang* hat.

Ein Richter ist an Gesetze gebunden; auch die Galle ist gebunden an das, was ihr die Leber vorgibt. Von der Leber kommt die Erkenntnis, aber die Galle führt sie aus. Die Leber hat bereits alles vorgetragen, was es abzuwägen gibt, wie dies beispielsweise in einer Gerichtsverhandlung geschieht. Abschließend wird alles als richtig Erkannte wie auf eine *Waage* gelegt und für (ge)wichtiger oder weniger (ge)wichtig befunden.

Die Konsequenz aus diesem *Wägen* ist die Sache des Gallenprinzips. Es braucht *nicht* mehr mühselig zu *erkennen,* denn alles ist bereits von der Leber weitmöglichst durchschaut und durchforstet; sein Werk ist das *klärende, endgültige, abschließende Urteil,* es ist ein *Handeln* und *Aus-führen.* So können wir sie auch mit dem Polizisten vergleichen, der nicht wie der Richter in weißem Hemd und schwarzer Robe Urteile verkündet, sondern seine Ärmel hochkrempelt und sich die Hände schmutzig macht, um den Schrott weisungsgemäß von der Straße zu räumen. Die Galle erfüllt dabei Vorstellungen und Träume der Leber, wie die Leber die Träume des Dünndarms erfüllte.

Doch gibt es auch langwierig aufgebaute Vorstellungen, die damit beendet werden, wie zum Beispiel der Traum des Fluggastes vom Urlaub oder in analoger Weise die mühselig vom Mund bis zur Leber vorbereiteten Teilchen, die nunmehr doch ausgeschieden werden. Die Vielfalt der Leber ermöglichte ein Nebeneinander von Vorstellungen, die sich beim Abwägen in der *Realität* als unvereinbar erwiesen. Daß die einzelne Vorstellung sich nunmehr durch die Realität, den Richter Galle, als Täuschung entlarvt sieht, wird schmerzen wie jede *Ent-täuschung.*

Bei diesem *Wettkampf,* dieser *Ausscheidung* zwischen verschiedenen Vorstellungen, wird natürlicherweise eine Vorstellung der Verlierer sein. So wird das Gallenprinzip dem, den es ausscheidet, leicht als Gegner erscheinen, wie ein Richter dem, gegen den er entscheidet. Jener wird enttäuscht reagieren. Er wird kaum einen (persönlichen) Sinn in dieser Korrektur erkennen können. Dieses Urteil gegen sein bisheriges Trachten und Sinnen wird ihm leicht als sinnlos und *Un-sinn* erscheinen. Vielleicht hat er in unserem Beispiel Jahre auf diesen Flug gespart und es verfällt ihm durch den ihn unerwartet treffenden Vorfall jene Möglichkeit. Das Prinzip der Galle ist aus dessen Sicht daher ein *tragisches.* Denn das Individuum kann auf direktem Weg den Sinn des ihm übergeordneten Systems, in das es eingebettet zu sein scheint und den man in unserem Beispiel als Außenstehender zu erkennen vermag, nicht durchschauen. Es fühlt sich von diesem Schicksal geschädigt, gedemütigt, brüskiert und übel zugerichtet.

Wird der Fluggast nun der Aufforderung, seine Reise abzubrechen, auch folgen, wird er *jetzt* auch aussteigen? Oder wird er aus der *Ge-*

wohnheit und *Trägheit* heraus, daß es bisher ohne wesentliche Änderung gut lief, die Botschaft vernachlässigen, um seine eigene Planung nicht stören zu lassen und nicht korrigieren zu müssen? Wird er imstande sein, die möglicherweise wochenlangen Vorbereitungen auf die Flugreise innerhalb von Minuten, *in kürzester Zeit* über Bord zu werfen?

Das *Aufgeben von Gewohntem* und *Liebgewordenem* gehört zur Funktion der Galle. Hierzu bedarf es einer *Kraft,* die die *natürliche Trägheit überwindet.* Wer wie die Leber die Zukunft plant, geht natürlicherweise davon aus, daß diese berechenbar sei. Wer lange Vorbereitungen wie die Teilchen bis zur und in der Leber durchlaufen hat, der hat sich daran gewöhnt, daß alles in dieser Richtung weiterläuft. Doch tritt nun ein nicht einberechnetes und wohl auch nicht einberechenbares Element auf, die jäh und unerwartet vermittelte Botschaft, daß der Weg zu korrigieren sei und ein Gutteil der Planung vergebens war. In diesem Moment bedarf es der Kraft, klar zu richten, klar zu entscheiden, welche Idee, beispielsweise die der Urlaubsreise oder die der Pflege des Vaters, den höheren Stellenwert habe. Je weitgehender die vorherige Planung, also die Leber, auch diese Eventualität der Unterbrechung der Reise mit einbezogen hat, um so weniger überraschend wird dieser Vorfall erscheinen und um so weniger Kraft wird das Einsehen in die Notwendigkeit der Korrektur kosten. Die Leber, das Organ des *Ansehens,* kann also auch die *Ein-sicht* erleichtern. Die Einsicht wiederum nimmt dem Schwert der Galle seine Schärfe, nimmt der Tragik ihre Härte.

Die Leber, die so gerne *vor-sorgt* und Reserven schafft, so *vor-sichtig* ist und auf Nummer Sicher gehen möchte, überläßt den entscheidenden Vorgang der Ausscheidung einem anderen, der Galle. Die Leber hat in aller Ruhe versucht, alles zu erwägen und zu bedenken, bis sie das sichere Gefühl hatte, dieses oder jenes Teilchen gehöre nicht in den Körper. Aber es ist ein großer *Schritt zwischen Erkenntnis und endgültiger Entscheidung.* Hat sie alles richtig durchschaut? Will sie es nicht doch lieber noch einmal überdenken, und könnte diese Entscheidung nicht eine Fehlentscheidung sein, die Ausscheidung dieses Teilchens nicht eine Fehlausscheidung? Da braucht der General Leber einen konsequenten und mutigen Ritter zur Seite, der das Schwert zückt und mit einem Schlag all das Belastende und Überflüssige vom Sinnvollen trennt. Diese Ritter sind die Gallenwege und vor allem die Gallenblase.

Wenn der Richter seinen Spruch fällt, der Polizist beherzt den Bankräuber stellt, der starke Ritter mit dem Schwert den Drachen erschlägt, das Flugzeug ohne die Herzchirurgin abhebt, so entsteht ein Gefühl der *Unabänderlichkeit,* auch der *Befreiung* von vielleicht jahrelang *drückendem Ballast, ein Aufatmen ist zu spüren.* „Jetzt aber" und „Na endlich" mag hier zu hören sein. Dieses Jetzt, dieses *entschlossene Zupacken,* das ist die Stärke der Galle, eine klare *Verwirklichung.* Allerdings besteht diese Verwirklichung im Abschied von einem Zustand, von einer Sache, im *Verneinen.*

Bereits der Dünndarm hat gezeigt, warum das Nein so wichtig ist, und warum es kein Ja ohne ein Nein zu geben scheint. Ihm gegenüber hatte die Leber mehr Möglichkeiten. Sie konnte außer dem Ja auch noch das „So nicht, aber abgeändert doch" aussprechen. Schließlich gab es aber auch bei ihr noch ein Nein, ein Abgeben der in jeder Hinsicht unerwünschten Besucher an die Gallenflüssigkeit. Diese Besucher waren schon fast bis ins Zentrum, ins Herz des Körpers vorgedrungen, da wurden sie *in letzter Minute* gestoppt. Je länger eine Vorbereitung, um so heftiger und jäher muß ihr Abbruch erscheinen. Das plötzliche, *gerade noch abwendende* Element kennzeichnet wesentlich das Prinzip der Galle. Ihr entspricht der Notarzt, der in letzter Minute rettet. Daß hier mit Blaulicht gefahren wird, erscheint jedem selbstverständlich. Die Galle ist in einer *hektischen, unruhigen* Stimmung, sie agiert heftig, und überschießende Reaktionen sind leicht möglich; dann „läuft die Galle über". In solcher Situation hat die Geduld ein Ende, es muß rasch eingegriffen werden. Hier rettet ein plötzlicher Geistesblitz die Situation.

Der Blitz symbolisiert wohl am treffendsten das Prinzip der Gallenwege, das wir hier einfach kurz „die Galle" nennen. Die Galle wirkt wie ein Blitzableiter, wie eine Sicherung, die die übermäßige Aufladung verhindert, die unterbindet, daß sich das Blut mit Dingen belädt, die es nicht aushalten kann. Sie nimmt eine *notfallmäßige Korrektur* vor. Damit kommt es zu einem plötzlichen Wechsel, einer *plötzlichen* Wendung, einer *Spitzkehre* des Verlaufs. Mühsam und langwierig wie eine Schweizer Bergbahn haben die Teilchen fast den Gipfel erreicht, dann geht es auf einer Notrutsche rasch wieder hinunter. Auch insoweit bietet der *Blitz aus dem heiteren Himmel* ein gutes Bild für das plötzliche und unerwartete Abbrechen der Galle, als der Blitz typischerweise in Spitzkehren verläuft und nicht etwa weich vom Himmel nach unten schwingt, sondern immer ein Stückchen geradeaus, dann kommt eine plötzliche Wendung, wieder ein Stückchen geradeaus, wieder eine plötzliche Wendung. Die Gerade als das Bild der berechenbaren Erwartung erfährt hier immer wieder eine Korrektur durch die Wirklichkeit.

In diesem Zusammenhang fällt es sehr ins Auge, daß selbst die Bahn des Gallenmeridians an der Seite des Körpers in der Form eines Blitzes verläuft; kein anderer Meridian ist derartig geformt. Diese Form des Blitzes ahmt zunächst das täuschend ruhige Bild der Geraden nach und des geraden Weges der Erwartung, es werde schon immer so weitergehen – da bricht er in einer Spitzkehre plötzlich ab und verläuft unerwartet ganz anders weiter, als es die Gerade zu *versprechen schien,* die also zu einer täuschenden Erwartung verleitete.

Das Entdecken der Möglichkeit, daß es ganz anders kommen kann als erwartet, kann zu einer Angst führen, zu einer Angst vor plötzlicher Änderung, wie man sie bei jenen Menschen findet, die zusammenzucken, wenn nur irgend jemand das Zimmer betritt. Der Blitz symbolisiert das *Ausbrechen aus dem Gewohnten,* aus dem Erwarteten, das *Ab-brechen des Weges,* wenn die Erwartung oder Forderung zu hoch geworden und zu einer *Über-forderung* entartet ist. „Allzu straff gespannt zerspringt der Bogen" [16]. Dieser nun nicht mehr runde und gewundene Bachlauf, sondern jäh und plötzlich wie in einem Jähzornanfall abgebrochene Weg, dieser durch einen Blitz abgespaltene Baumteil entspricht dem Gallenprinzip. Hier kämpfen Ideen um die Oberhand. Es ist unübersehbar, daß die Galle der *Auseinander-setzung* und *Aggression* sehr nahe steht, wie auch das Retten in letzter Minute, beispielsweise die ärztliche Wiederbelebung, meist ein heftiges, fast aggressives Aussehen bietet.

Diese Bilder lassen auch die *Kraft* spüren, die hinter dem Prinzip der Galle steht, die Kraft zu verneinen, und zwar mit voller Konsequenz, nachdem die Leber so schrittweise die Vorabklärung geleistet hat. Das „Ausschlagen" der Bäume im Frühling, dem Symbol von Leber und Galle, zeigt die fast aggressive Kraft, die hier waltet, und „die Erde bricht auf". Hier nimmt der in die Enge Getriebene angesichts der Ausweglosigkeit seinen ganzen Mut zu einem *Ausbruch* zusammen, den *Mut der Verzwei-flung* angesichts der Auf- und Abspaltung des bisherigen Weges so kurz vor dem vermeintlichen Ziel. Er will nicht zwischen beiden Wegen liegenbleiben, jetzt, wo nach dem langen Planen alles nach Aktivität und Taten, nach Verwirklichung ruft.

Ist es unmöglich, den bisherigen Weg wie eine Gerade der Erwartung fortzusetzen, wird er in den sauren Apfel der Einsicht beißen und die *Konsequenz* ziehen, die bittere, wie der Volksmund sagt, bitter wie die Galle. „Wenn nicht angespornt, kein Erwachen; wenn nicht in die Enge getrieben, kein Durchbruch", sagt ein altes buddhistisches Wort [17]. Welch ein Durchbruch, wenn nach langem Zaudern und Abwägen der *Geduldsfaden* reißt und in einem energischen Frühlingsputz der Keller oder die vom Magen bekannte Abstellkammer entrümpelt werden und vielleicht die neuwertige, aber heute nicht mehr notwendige und daher überflüssige Schubkarre verschenkt und die irreparabel defekte Kaffeemaschine verabschiedet wird. Dann hat das Prinzip des Dünndarms gehofft, daß es noch gut gehen möge, aber die eingehende Prüfung der Leber hat ergeben, daß dieser Zustand nicht aufrecht zu erhalten war. Die Galle *beendet die gerade Bahn, die überalterte Erwartung.*

Die Galle kämpft nur gegen jene Teilchen, die entgegen der Erkenntnis der Leber, daß ihre Aufnahme den Gesamtorganismus belasten würde, an ihrer eigenen vorgefaßten, gestrigen Erwartung festhalten und versuchen, dennoch in das Ziel ihrer bisherigen Vorstellungen und Träume zu gelangen. Sie ist nur demjenigen ein Gegner, der nicht imstande ist, seine Richtung und seinen Sinn zu korrigieren und mit dem fließenden *Gesamt-sinn in Ein-klang* zu bringen, und dem, der nicht erkennt, daß *sinn-armes* Verweilen in der alten Vorstellung ihn vom Gesamtorganismus und dem Gesamtsinn isolieren würde und ihm die Lebensfreude und wohl auch Lebenskraft nähme. Interessanterweise kommt hier also ein Prinzip im Körper zu Geltung, welches als Richter wertet, der den Sinn oder das Wollen des Einzelnen einem Gesamtsinn unterwirft, letzteren also als höherwertig qualifiziert.

Dieses als höher Bewerten beinhaltet automatisch, daß etwas anderes als niedriger bewertet wird. Diese Freiheit, etwas anderes als weniger wert zu betrachten, *grenzt ab und aus,* sie bestimmt, was zum Ich gehört und was nicht. Dadurch erst *entsteht die Kontur des Ich,* das was zu mir gehört und was ich bin. Wenn dabei eine Vorstellung oder Planung entgegen einer anderen durchgesetzt wird, entstehen automatisch auch Gegenmeinungen, die ausgeschlossen und abgewehrt wurden. Das Ich muß sich ab jetzt auch stetig dieser erwehren, um sein Ich zu bewahren, solange es sie nicht aufnehmen will. Daher muß das Gallenprinzip wach bleiben, wenn das Ich- und Selbstwertgefühl erhalten werden soll. Dabei muß es keineswegs unfreundlich zugehen; das Hormon wird auf *sinn-volle* Möglichkeiten an anderer Stelle verwiesen, ebenso wie dem Gift Benzin mitgeteilt wird, daß es an anderer Stelle außerhalb des Körpers durchaus sehr erwünscht ist. Hier wird also durch das Ausscheiden *auf Paradiese an anderer Stelle* hingewiesen statt des irrtümlich hier erwarteten Paradieses.

Nur wer das Fließen der Zeit nicht verstehen kann, leidet unter diesem Prinzip. Diesem erscheint es dann wie ein strafender Unhold; er kann nicht erkennen, daß die plötzliche, unerwartete *Wendung* nur die *Folge* und *Folgerung* aus der allzu langen Gerade von vorher, der langen und starren *Erwartung* ist. Aus seiner Sicht ist die Korrektur einer überlangen Erwartungshaltung und des Festhaltens an einer fixen Vorstellung eine „Strafe". Er wird, wie schon bei der Leber zitiert, beispielsweise berichten, er bekomme immer wieder „eine ins Genick, wie der Blitz aus heiterem Himmel". Ihm muß die plötzliche Wende und Spitzkehre wie das Werk eines fanatischen Tyrannen erscheinen. Er sollte vielleicht über die Gedanken des alten Chinesen *Lao Tse* nachdenken, der auf die Realität des Lebens hinwies, welches offensichtlich grundsätzlich anders als die Erwartung gerade in ständiger Änderung besteht, ähnlich wie der Lauf eines Baches. Hält er an der Illusion aber fest, das Leben sei eine lange Weile lang eine langweilige Gerade, muß er wohl das typische Bild eines unberechenbar drohenden Schicksales entwickeln oder, in religiöser Sicht, das eines furchtbaren Gottes. Wegen der Verbreitung und medizinischen Bedeutung dieses oft versteckten Problemes und seiner anschaulichen, geradezu eine Kulturzwangsneurose entschlüsselnden Darstellung, wollen wir hier das bekannte Beispiel von *Adam* und *Eva* bezüglich des Zusammenspieles von Leber und Galle einmal näher betrachten.

In jenem archaischen Beispiel bereitet Gott sieben Tage lang alles für den Menschen vor [18], er erschafft die Erde und das Wasser, läßt

Pflanzen und Tiere wachsen, trifft also geduldige und intensive Vorbereitungen, wie wir das beim Magen und Dünndarm gesehen haben. Dann setzt er hier Menschen hinein, gibt ihnen die Pflanzen zur Speise, macht sie sogar zu Herrschern über die Tiere; offensichtlich vertraut er ihnen. Hier läßt sich das Dünndarmprinzip erkennen, welches vertrauend aufnimmt. Danach „sah Gott alles an, was er gemacht hatte; und siehe da, es war sehr gut" [19]. Das Ansehen, das nach sehendem Prüfen Aufnehmen, entspricht der Leber, wie wir gesehen haben. Damit ist auch der frischgebackene Mensch ins Paradies aufgenommen, ganz analog den Nahrungsteilchen, welche in den Blutkreislauf gelangen dürfen.

„Du sollst essen von allerlei Bäumen; aber von dem Baum des Erkenntnisses Gutes und Böses sollst du nicht essen" [20], wird den Menschlein – vermutlich als Ratschlag – mitgegeben. Ein Muß kann beides wohl nicht sein, sonst müßten sie ja auch zwingend von den allerlei Bäumen essen, angesichts der Überfülle wohl ein Unding. Die Art dieser Hinweise wird uns eher an die an unsere Kinder gerichteten Ermahnungen erinnern, nicht auf die Straße zu rennen, nicht selbständig den Herd zu bedienen oder später, nicht unüberlegt mit der Freundin zu schlafen, weil wir meinen, sie könnten die *negativen Konsequenzen noch nicht abschätzen,* jenes Prinzip der Galle.

Nach einiger Zeit sind die Menschlein *älter und reifer* geworden, vielleicht sind sie in die Pubertät gelangt. Nach einem Disput mit dem listigsten aller Tiere, der Schlange, „schauete das Weib an, daß von dem Baum gut zu essen wäre, und lieblich anzusehen, daß es ein lustiger Baum wäre, weil er klug machte..." [21]. Es war nur zu natürlich, daß *Eva* an diesem Baum nicht vorbeiging. Und offensichtlich fand auch *Adam* ihn „lustig", denn auch er aß mit. Möglicherweise haben beide die Lust(igkeit) der Sexualität entdeckt, sie haben sich *weiterentwickelt,* sie sind, wie von der Schlange versprochen, „klüger geworden". Sie sehen sich jetzt auch mit *anderen Augen,* sind sich ihres Körpers und seiner Möglichkeiten bewußt geworden. Sind sie aber auch weiser geworden?

Die Antwort zeigt sich bei der Kontrollüberprüfung, auch dies geschieht bei den Menschen im Paradies ähnlich wie bei den Teilchen im Blut. Erinnern wir uns: Die mächtige Pfortader führt aus den Organen des Oberbauchs das kreisende Blut mit all seinen Teilchen der Leber zu, so daß diese periodisch immer wieder dort antreten. Die Leber, dieser vorsichtige Kontrolleur, prüft gerne noch einmal nach, ob sich vielleicht bei den Teilchen etwas *geändert* habe, so wie wir den TÜV, die Überprüfung der Tauglichkeit unserer Fahrzeuge, in regelmäßigen Abständen vornehmen. So geschieht es auch den Menschen im 1. Buch Mose.

Als sie folglich erneut von Gott gerufen werden und eine erneute Prüfung ansteht, entsprechend den Nahrungsteilchen, welche wieder einmal von der Leber überprüft werden, fürchten sie sich, denn sie merken, daß sie *anders* sind als beim letzten Mal. Nicht nur, daß sich ihr Körperbau verändert hat, vielmehr *sehen* sie *jetzt* auch ihren Körper ganz anders, als sie ihn als Kleinkinder gesehen haben. Sie wissen nun, daß sie mit ihrem Körper allerhand Lustiges anfangen können; das lustige Spiel hat sie *verändert*. Sie fürchten, daß ihnen auch die Leber dies *an-sehen* kann und daß diese Änderung nicht gut sei, da sie ja die Folge des Genusses des *früher* verbotenen Baumes ist. So versuchen sie sich vor dem Angesehenwerden durch die Leber zu verstecken. Da ruft eine Stimme, wörtlich ein Echo, den jungen Mann: „Adam!", und danach spricht sie mit ihm, so daß er schließlich wohl doch dem Aufruf Gottes gefolgt ist, sich vorzustellen, wie ein Nahrungsteilchen, daß sich nun doch zur Prüfung in die Leber begibt, sicherlich mit bangem Herzen, und angesichts der ungewohnten Änderung unsicher und linkisch.

Wer kennt nicht die Krimis, in denen der Täter sich nur deshalb verrät, weil er eine auffällige Handlung allzu schnell verteidigen und erläutern will. Auch Adam erläutert vorschnell und unaufgefordert: „Ich hörete eine Stimme im Garten, und fürchte mich, den ich bin nacket, darum versteckte ich mich" [22]. Man mag sich vorstellen, wie verkrampft und ängstlich Adam dies hervorbringt, denn er geht ja davon aus, daß Gott nicht erfreut ist, daß er vom verbotenen Baum gegessen hat.

Tatsächlich tritt das, was Adam offensichtlich eigentlich *erwartet* hat, nun aber gar nicht ein; seine *äußerliche Änderung*, die vom Genuß des verbotenen Baumes zeugt, irritiert den Prüfer zu seinem Erstaunen in keiner Weise! Gott zürnt nicht: „Wie hast du dich verändert, Adam! So solltest du dich nicht entwickeln! Natürlich versteckt man sich in diesem Zustand!" Nein, keinerlei Anstoß an dieser Veränderung ist zu merken. Gott sagt vielmehr: „Wer hat dir's gesagt, daß du nacket bist?" Die

Übersetzung könnte auch lauten: „... daß du nacket seist?" [23]. Sicher zu Adams Erstaunen stört sich der Prüfer an einer ganz anderen Änderung, der seiner *Einstellung* oder *Vorstellung*; ihn irritiert nämlich, daß Adam sich in seiner neuen Form als nackt empfindet im Sinne eines Zustandes, den er linkisch verbergen müsse, und daß er sich somit jetzt *un-ansehnlich* und *defekt* fühlt.

Wenn Gott andererseits über die äußerliche Änderung Adams nicht in Erstaunen oder Schreckensrufe ausbricht, dann hat er im Gegensatz zu Adam wohl mit ihr gerechnet. Wie können wir das verstehen?

Erinnern wir uns an den Ratschlag bezüglich des zu meidenden Baumes, der den Hinweisen im Alltag der Erziehung ähnelte. Stellen wir hierzu ein Gedankenexperiment an. Angenommen, wir rieten unserem Sohn mit fünf Jahren, nicht alleine auf die Straße zu gehen oder der zwölfjährigen Tochter, mit ihrem Freund nicht zu schlafen. Zehn Jahre später würden wir beide „kontrollieren". Fänden wir es nun nicht „normal", daß der Sohn täglich mehrfach die Straße überquerte? Und die liebe Tochter, die mit nunmehr gut zwanzig Jahren ein Kind erwartete, würden wir von Herzen beglückwünschen.

Dies beträfe unsere Denkweise, unsere zeitlich fließende Vorstellung. Wären die beiden aber nun Adam und Eva, stießen wir auf eine überraschende Reaktion, eine fixierte Vorstellung. Der fünfzehnjährige Adam druckste gehemmt herum, weil jemand ihn allein über die Straße gehen gesehen habe, ganz entgegen unserem Rat von vor zehn Jahren. Er schämte sich wie die Tochter Eva, die sich errötend dafür entschuldigte, daß ihr Kind keine Jungfrauengeburt werde! Würden nicht auch wir irritiert fragen: „Wer hat dir gesagt, du seist so nicht in Ordnung? Wer hat dir diesen Floh ins Ohr gesetzt? Was soll an dir schlecht und defekt sein, daß du meinst, dich deswegen genieren zu müssen?" Würden nicht auch wir bald an einen Psychiater denken und uns fragen, was da wohl in der *Entwicklung* falsch gelaufen sei?

Nun, was ist hier schiefgelaufen? Mit Adams: „...denn ich bin nacket" scheint das Problem seinen Anfang genommen zu haben. Adams Gefühl, er sei jetzt nicht mehr so in Ordnung wie bei der letzten Überprüfung, dieses Defizit- oder Schuldgefühl, hat Adam verkrampft und linkisch verbergend agieren lassen. Das ist dem wie die Leber analysierenden Gott gleich aufgefallen, denn er folgert: „Hast du nicht gessen

von dem Baume, davon ich dir gebot, du solltest nicht davon essen?"
[24]. Was aber Adam und Eva in ihrer angespannten und unsicheren
Lage wie ein aufziehendes Donnerwetter erschienen sein mag, kann
ein ruhiger und nüchterner Beobachter eigentlich nur als eine ganz
natürliche Nachfrage verstehen in der Art der Leber, die es genau
durchschauen und wissen möchte, die analysiert wie der von uns not-
falls zu Rate gezogene Psychoanalytiker. Unsere schwangere Tochter
Eva würden wir wohl ebenfalls bei ihrem sonderbaren Gehabe fragen,
ob ihre Schüchternheit damit zusammenhängen mag, daß sie *jetzt* Dinge getan habe, die man ihr *einstmals* untersagt habe. Auch der Analytiker wird unseren fünfzehnjährigen Sohn angesichts seines *nicht zu seinem* Alter und *Entwicklungsstand* passenden Problemes der unbeglei-
teten Straßenüberquerung fragen, ob es vielleicht mit einem *früheren*
Verbot oder *Tabu* zusammenhängen könnte.

Weiter würde das gesunde Leberprinzip, der nüchterne Analytiker
wie Sie und ich, solange wir nicht selbst betroffen sind, nach der Ursache des Auseinanderklaffens der Vorstellung der Kinder und der unseren forschen. Dabei wird deutlich, daß Adam und Eva sich vor der Kontrolle durch das Prinzip Leber offensichtlich selbst prüfend betrachtet
haben als eine Folge des veränderten Bewußtseins, das ihnen aus der
Erfahrung des lustigen Baumes der Erkenntnis erwuchs. Dabei haben
sie Veränderungen an sich festgestellt, sich in einem anderen Licht als
früher gesehen. Dieses neue Bild ihrer Realität haben sie mit den früher
geäußerten Vorstellungen der Kontrollinstanz verglichen. Sie haben also deren *gestrige Vorstellung* mit ihrer *heutigen verglichen,* haben das
Heute an einer Meßlatte von gestern gemessen. Bestürzt mußten sie
feststellen, daß beide nicht übereinstimmten. Im Unwissen um die
Natürlichkeit der Entwicklung im Zeitenfluß haben sie prompt bei der erneuten Vorstellung vor der Kontrollinstanz *erwartet,* daß dieser *Unterschied* sie *aus-scheiden* würde und daß sie bei der Prüfung durchfallen
würden. Ihr Irrtum war aber nicht, wie sie annahmen, der, sich weiter zu
entwickeln, denn daran nahm keiner Anstoß. Ihr Problem lag vielmehr
darin, daß sie die Aussage von gestern heute noch buchstabengetreu
für gültig hielten, wie der Fünfzehnjährige, der sich nicht alleine über die
Straße traute. Sie hielten eine einmal geäußerte Vorstellung für *Wahrheit,* eine Momentaufnahme für unveränderlich sich *be-wahr-ende*
Realität.

Beobachten wir einmal Alltägliches. Von wievielen Dingen versuchen wir unsere Kinder abzubringen, weil wir denken, sie könnten deren mögliche negative Konsequenz noch nicht absehen. Der Kleine soll nicht auf den Stuhl steigen, damit er nicht herunterfällt, er soll nicht am Radio spielen, da es schon dreimal repariert worden ist, er soll später mit dem Roller nicht ganz so verwegen fahren, da wir einen Unfall fürchten. Wir reden noch später eindringlich mit ihm, weil wir fürchten, er könne aus seiner Lebenserfahrung heraus noch nicht ahnen, wie sein Leben durch zu frühen Nachwuchs nachhaltig verändert werden könne. Aber irgendwann, wenn die *Zeit weitergeflossen* ist, sind diese Aussagen *überholt,* und wie dem Gott des Alten Testamentes gelingt es uns oft nicht, alle überalterten Aussagen auch wirklich aufzuheben, beziehungsweise deren vorübergehenden Charakter zu verdeutlichen. Wenn der Nachwuchs dann Motocross-Weltmeister wird, werden wir vielleicht stolz erzählen, wie er als Junge schon mit dem Roller der schnellste von allen war, aber haben wir einmal das Gebot, nicht zu rasen, aufgehoben? Oder wer spricht schon konkret aus, nun werde die Aussage, das Schlafen mit der Freundin sei eine gefährliche Sache, aufgehoben und lapidar festgestellt, ab heute freue man sich, wenn daraus etwas werde, und man werde gerne die Enkelkinder betreuen. Es ist erstaunlich, daß wir Verbote und Gebote exakt setzen, aber deren Aufhebung nicht so exakt aussprechen. Die jungen Menschen merken wie Adam und Eva, daß sich ihr Körper und ihre Seele, deren Struktur oder räumliche Ordnung ändert. Aber daß sich auch ihre wie unsere Vorstellungen der Zeit unterwerfen und genauso allmählich ändern, das hat ihnen niemand mitgeteilt, das sagen wir selten unseren Kindern. Das *Aufheben* der Verbote *in der Zeit und durch die Zeit* erfährt in der Regel jedes Individuum auch heute für sich alleine, oft mit den gleichen Schuldgefühlen wie Adam und Eva. Woran mag das liegen? Warum handeln wir offensichtlich wie Gott bei Mose?

Man könnte meinen, wir gingen davon aus, daß Kinder um diese Tatbestände wüßten. Wahrscheinlicher ist wohl die Tatsache, daß wir selbst nicht wirklich darum wissen, denn allmählich verändert sich der Körper, und allmählich fließt die Sicht der Wahrheit. Es gibt *kein* allgemeines *Maß* dieses Flusses. Da fürchten wir wohl, zu rasch zu handeln, und daß wir dem Kind den Halt nehmen, es mit dem Bade ausschütten könnten durch vorschnelles Ändern der Vorstellung gegenüber dem

Zeitenfluß. Daher warten wir wie der Gott des Alten Testamentes auf den merklichen Durchbruch unserer Kinder, auf die Kraft von Leber und Galle, doch diese wissen es nicht. Ohne jene Weisheit, die dem Frühling der Leber und Galle wie den Kindern in der Pubertät noch fehlt und die Ältere ihnen oft nicht deutlich zu machen vermögen, daß auch Verbote in der Zeit fließen, werden sie sich defekt und schuldig fühlen müssen.

Es ergeht ihnen wie Adam und Eva, die sich noch *mit den Augen und An-sichten von gestern,* die sie von uns übernommen haben, angeschaut und nicht erwartet haben, daß *auch diese Ansichten sich mit der Zeit ändern* könnten. Sie haben zwar das *Wissen* um ihre eigene Änderung voll Erstaunen erworben. Sie haben aber nicht die *Weisheit* mitbekommen, daß sich nicht nur ihr Zustand, sondern der *Zustand aller* ändert, sogar jener der formulierbaren, für sie faßbaren *Wahr-heit* einer höchsten Instanz, von der sie *erwarteten,* daß sie *ewig be-wahrt* bliebe! An dieser Leberschwäche des fixierten Denkens krankten sie, an sonst nichts; nicht an ihrer fortbestehenden Nacktheit oder ihrer Entwicklung wurde Anstoß genommen, sondern an ihrem neu aufgetretenen eigenen Anstoß an dieser Nacktheit, als sei sie verbergungswürdig und heute defekter als gestern, weil verändert.

Adam hatte somit die Prüfinstanz selbst gespielt, er hatte die Funktion der Leber selbst übernommen; sehr schön wird hier die „Stimme Gottes" als „ein Echo" oder Widerhall beschrieben, also etwas, das von Adam ausging und das er auf Gott projizierte. So sind die Wutanfälle, die Adam danach, wie viele Menschen auch heute, im Unbewußten von seinem Gott zu vernehmen vermeinte, die irrigen, weil überholten Vorstellungen von früher. Wir werden den Ausdruck „Widerhall" bei der Niere wiederfinden und dann diesen Vorgang noch besser verstehen.

Adam hatte offenbar nicht verstanden, daß „es gut so" sei, wo doch seine mögliche Entwicklung wie bei jedem Lebewesen bereits damals vorauszusehen war und damit gleichfalls gutgeheißen wurde. Seine Einstellung scheint typisch für die der Vorpubertät zu sein, der beginnenden Leber- und Gallenphase, in der das Leben ewig erscheint und es kaum ein Gestern gibt, sondern nur ein Morgen, „wenn ich einmal groß bin". Die frühlingshafte Leber schaut nach vorn und ins Morgen, und ein Gestern und damit ein Fließen der Zeit, ein Vergehen von Dingen und scheinbar dauerhaften Wahrheiten liegt außerhalb ihres Vorstellungsbereiches. Eine nicht fließende, festgehaltene Vorstellung, die nicht mehr zum Heute paßt, bleibt daher eine Gefährdung der Leber, aus der die Galle sie zunächst schmerzlich korrigierend *befreit* wie ein *Ausbruch* aus dem Gefängnis einer fixierten Vorstellung. Doch der vor dieser Enge tatsächlich *bewahrende* Überblick über die Gesamtheit bedarf der *Zeit,* dazu reicht der Frühling nicht. In diesem verkrampften und unruhigen Angstzustand *ohne den Gesamtüberblick der Weisheit* des winterlichen Nierenprinzips, das weiß, daß der Zeitenlauf für die Erfahrung und damit die Entwicklung *not-wendig* ist, müssen fixierte überstarke Leberprinzipien leiden.

Die Weisheit wird die Leber lehren, allen und auch den von Adam und Eva unerwarteten Aspekten die Möglichkeit einer Realisierung in ihrem Gedankengebäude einzuräumen. Nur wer so frei und *un-vor-eingenommen* prüft, der kann auch sicher sein, daß die Grenzen und Vorstellungen, die er sich setzt, nicht solche von gestern sind, die ihn dann unweigerlich aus dem Paradies drängen werden. Das Festhalten an der zeitlich überholten und nicht mehr zur Realität passenden, nun illusionären Vorstellung im „guten Glauben" an die vermeintliche Wahrheit von gestern würde das Paradies der Realität von heute zerstören. In jenes stetig fließende Paradies der Liebe, auf das wir beim Herzen stoßen werden, passen die sich wegen des Gefühles eines Mangels verbergen Wollenden nicht; ihnen mangelt es an Selbstliebe. Sie würden vielmehr bei der dort immer *rascher fortschreitenden Entwicklung noch mehr leiden,* solange sie nicht gelernt hätten, ihre innere Erwartungsstruktur der tatsächlichen heutigen äußeren Struktur regelmäßig anzupassen, also den Zeitfluß zu verstehen.

Daher ist eine *frühe Konsequenz* aus der durch den Fluß der Zeit veränderten Realität ärmer an Leiden, und ein lebendiges und dynamisches Gallenprinzip also heilend, um nicht noch ein weiteres unrealistisches Wuchern der irrtümlichen Illusion mit späterer entsprechend massiverer Korrektur zu fördern. Je höher die Struktur der fixen Vorstellung entwickelt war, um so mehr wird deren Abbau Zerstörung werden. Ein Verbleiben im ursprünglichen Paradies wäre daher Adam und Eva gegenüber wohl unfair gewesen. Deren neues Paradies, der Dickdarm, wird uns diesbezüglich noch etwas zu erzählen haben.

In diesem ausführlichen uralten Beispiel von Adam und Eva finden wir die Leber und die Galle außerordentlich prägnant und treffend repräsentiert. Denn wie Adam und Eva ergeht es den Teilchen, die an ihrer überkommenen Struktur festhalten, beispielsweise Hormonen, wenn sie sich nicht weiter auflösen lassen, so daß die *Leber sie nicht derart umbauen kann, daß sie ins Heute passen.* Jene Teilchen überrascht wie Adam und Eva der Erzengel Michael alias das Gallenprinzip. Jene vor allem schlecht wasserlöslichen und sehr großen Moleküle ähneln Adam und Eva in deren *Vorstellungsträgheit,* in deren Unfähigkeit, zuvor sinnvolle, doch jetzt überholte Strukturen lösen zu können. Im Körper wie in der alten Schrift werden Adam und Eva nicht gewaltsam gezwungen, sich an das veränderte Paradies anzupassen und die überholte Vorstellungsstruktur aufzugeben und zu lösen. Sie erhalten vielmehr Felle zum Verdecken dessen, was sie für einen Defekt halten; niemand versucht sie zu der Realität zu zwingen, ihre Nacktheit, also die Tatsache, daß sie so sind, wie sie sind, nicht für eine Blöße oder einen Defekt zu halten. Wahrheit läßt sich wohl nicht erzwingen, eher erfahren. Auch in der heutigen Medizin lassen sich Zwänge nicht durch Zwang heilen. Das Herz wird uns zeigen, warum ein Zwang der zentralen und das Ganze heilenden Kraft nicht möglich ist. Im Körper weist die Galle diesen Teilchen den Weg eines zu ihnen passenden Reviers auf, des Dickdarmes.

So hilft die Galle dem Blutkreislauf, daß er nicht mit Teilchen belastet wird, welche er nicht ertragen könnte und die ihn zerstören würden; sie bewahrt das Paradies vor Zerstörung. Für die nicht wasserlöslichen Teilchen alias Adam und Eva andererseits wäre dies auch kein Paradies gewesen; denn nicht nur der Blutkreislauf hätte sie nicht vertragen, sondern sie ihn auch nicht. So wie Fett und Wasser sich nicht verbinden, sondern sich gegenseitig abscheiden, so hätte einer den anderen zerstört. Der Mensch ohne dieses Gallensystem würde sterben wie das Paradies mit Adam und Eva. So ist dieses in allen Varianten in der lebendigen Natur auftretende trennende Prinzip ein für beide Seiten *notwendiges,* die *Not abwendendes Prinzip* und keine Strafe, wie jahrtausendelang Generationen glaubten; sie wußten es so wenig wie die Teilchen, die aus dem Blut heraus in die Galle müssen und somit nicht erfahren können und werden, daß sie im Blutkreislauf, welchen sie irrtümlich *erwartungs-voll* für ihr Paradies hielten, eine zerstörende Katastrophe erwartet hätte.

Ihr Paradies ist ein anderes, und die Galle scheidet sie in den Zwölffingerdarm aus, in die Richtung des zu ihnen passenden Dickdarmes.

Sie erinnert an die Probleme des *Abfalles,* dem wir erst in neuerer Zeit wieder einen sinnvollen Weg bieten wollen, indem wir ihm die Chance geben, nach entsprechender Auflösung und Anpassung an den neuen Bedarf wiederverwendet zu werden und „zurückzukehren ins Paradies". Es fügt sich trefflich ins Bild einer leberkranken Gesellschaft, daß sie nahezu alles, was sie zuvor paradiesisch geliebt oder liebgehabt hat, nun, da es sich mit der Zeit verändert hat, lieblos und sinnlos vor ihren Augen verbirgt, indem sie es an einer möglichst versteckten Stelle wegwirft und vergräbt, um dessen „Nacketheit" beziehungsweise neu aufgetretenen Defekt der Veränderung schamvoll zu kaschieren, anstatt ihn durch Wiederaufbereitung der Realität von heute sinnvoll und liebevoll anzupassen. Damit aber wird unsere Umwelt erst defekt, der Defekt entsteht durch die mißliche Vorstellung und die daraus folgende mißliche Konsequenz. Erst dadurch verschlimmern wir die Angelegenheit, wir machen sie ärger.

Erinnern wir uns an den Großvater, dem es bitter aufgestoßen war, daß er seinem Enkelkind nicht das erwartete Geschenk überbringen konnte. Die Aufrechterhaltung der überalterten Erwartung führte auch bei ihm zu Leid, solange er sie nicht korrigiert hatte. Auch bei ihm stoßen wir auf das Element des Unerwarteten, das der Volksmund so umschreibt: „Denn erstens läuft es anders (Galle), und zweitens als man denkt (Leber)". Wenn er sich *ärgerte* und alle rundherum mit seinen Bemerkungen vergrätzte, so hat dieses über alle Maßen Ärgern die Sache nur noch *ärger* gemacht. Der Duden weiß: ärgern „bedeutet eigentlich: schlimmer, böser, schlechter machen" [25]. Der sich Ärgernde nimmt eine Kleinigkeit, eine „Laus", zum Anlaß, sich zu ärgern, und macht damit die Sache auch für sich nur noch ärger und schlimmer. So läuft ihm die volle Galle heftig über, statt daß sie ihn zuvor stetig ablaufend korrigiert hätte. Korrigieren setzt das Wissen voraus, daß Gesundbleiben eines kontinuierlichen *Werdegangs* bedarf. Dann wird die *übermächtige Leber* mit ihrem zornigen und fanatischen Versuch, das einmal in den Kopf gesetzte auch *un-bedingt* durchzusetzen, *von der Galle* durch die plötzliche Kehre korrigiert und gelöst, aus ihrem Wahn erlöst und *geheilt.*

Die plötzlich ändernd eingreifende Bewegung trägt daher auch etwas ungemein Befreiendes in sich wie ein hervorbrechendes befreiendes Weinen, ein jäher Gefühlsausbruch oder eine heftige *Emotion,* die in wörtlicher Übersetzung aus dem Lateinischen „*Heraus-bewegung*" heißt. Sie löst die zuvor durch das einseitige, nur auf den Plan gerichtete Schauen verdeckten Möglichkeiten aus den Scheuklappen der festgefahrenen Erwartung. Die alten Chinesen scheinen dies verstanden zu haben. Ihnen war die plötzliche Wendung und die spitze Kehre nichts Erschreckendes. Sie bauten sogar ihre Brücken in Zickzack-Form, da sie meinten, daß böse Geister ihnen dann nicht folgen könnten, da jene nur geradeauslaufen könnten, als seien sie eine Verkörperung einer zwanghaft festgehaltenen Erwartung.

Dieses Gefühl der frühlingshaften Befreiung zu Neuanfang und Lösung wird in verschiedensten Gattungen der Literatur immer wieder beschrieben; denken wir nur an den vor dem Gallenprinzip schauernden *Faust* von *Goethe* mit seiner übermächtigen Erwartung der Leber, dem ausgerechnet *Michael* im Prolog das „wütende" und „blitzende" Prinzip vorführt, das ihn aus seinem Wahn befreien könnte [26]. Aber wir finden auch den Zustand, der noch nicht ganz soweit ist und nach der befreienden Lösung des Gallenprinzips geradezu ruft: „Es begann damit, daß eine Unruhe in mir war, aber ich wußte nicht, was sie bedeutete, oder was „man" von mir wollte. Es war eine seltsam geladene Atmosphäre um mich herum, und ich hatte das Gefühl, als sei die Luft erfüllt von gespenstischen Entitäten" [27]. Hier wird mit Symbolen, die immer wieder zum Gallenprinzip passen, das Neue, das plötzlich Hervorbrechende ausgemalt.

Wenn sich dies in befreiender Kreativität entladen kann, zeigt die gesunde Galle ihren Sinn und ihre *Not-wendigkeit.* Doch es kann auch in einem Tobsuchtsanfall enden, wenn man „außer sich gerät", also seine Zentrale verläßt und offensichtlich die Kontrolle über sich verliert. Dann stört ein übermächtiges Gallenprinzip sein Schwesterprinzip der Leber, und die Kontrollinstanz Leber versagt. Körperlich entspräche das einem Gallenverschluß, der durch Rückstau der Gallenflüssigkeit in die Leber deren Tätigkeit massiv stört. Dann wünscht sich die Leber eine rasche Entleerung der Gallenwege wie einen entladenden Blitz, eine rasche Kehre, damit alles wieder an den rechten Ort zurückkehren kann, *zu-recht*gerückt werden kann, was vorher *ver-rückt* war und nicht an der richtigen Stelle stand.

Interessanterweise nennt der Volksmund auch einen Geisteskranken *ver-rückt.* Mit bestimmten geistigen Krankheiten, den Zwängen, hat die Kontrolle der Leber und Galle natürlicherweise zu tun, wie wir schon sahen. Solche Menschen sehen sich inneren Zwängen ausgesetzt und müssen sich daher beispielsweise vielfach am Tage waschen oder meinen, auf dem Gehweg nur auf bestimmten Steinen laufen zu dürfen, scheinen sich „unverständlich, verwirrt zu verhalten", wie der Gelbe Kaiser meinte [28]. Dies erinnert an den Sohn aus dem Denkmodell, der sich nicht allein über die Straße traute. Hier zwingt eine überalterte oder eine übermächtig das andere Denken überwuchernde Vorstellung, die der Realität nicht entspricht, zu un-sinnigen Taten. Das Gallenprinzip, das jener übermächtigen Leber Paroli bieten könnte, reagiert nicht ausreichend und rückt jene Vorstellung nicht zu-recht; dies kann daran liegen, daß es gehemmt wird, da der Kranke dessen Aggressivität für unmoralisch und schlecht hält. Ihm kann man helfen, wenn man ihm das Befreiende einer solchen Re-aktion vor Augen führt, man denke nur an die zitierten Notsituationen am Anfang dieses Kapitels, aber auch an einen Grafen von Stauffenberg. Wie gerne hätte man dieser Verkörperung des gesunden Gallenprinzips den jähen und durchgreifenden Erfolg gegen Hitler gewünscht.

Eine klare Trennung von Leber und Galle, von Erkenntnis und Ausführung, von Legislative und Exekutive in Psyche wie Körper, erleichtert das Funktionieren des Gesamtwesens. Beide Prinzipien arbeiten im gesunden Körper Hand in Hand, ohne sich ins Gehege zu kommen. Die Leber einerseits versucht, alles mühsam zu durchschauen und zu erkennen und jene Teilchen, welche nicht zum Blutkreislauf passen, der Gallenblase abzugeben. Diese braucht also nicht mehr zu überlegen, zu durchschauen und abzuwägen, das könnte sie auch nicht. Sie kann lediglich handeln, entsprechend der Weisung der Leber. Hört sie auf deren Weisung nicht, dann wird leicht ein verringerter Gallenfluß entstehen oder gar ein Gallenstein. Dieser zeigt an, daß das, was die Leber ausgeschieden haben möchte, von der Galle nicht ganz so ausgeführt wird. Übertragen ins Psychische bedeutete dies eine gefundene Erkenntnis, zu deren Konsequenz, Vollzug und Folgerung man sich noch nicht durchringen konnte. Vielleicht ertrinkt dieser Kranke in einem Müllberg von unzeitgemäßen Verpflichtungen, da sich seine zeitgemäße Vorstellung bei ihm nicht durchsetzen kann, und seine frühlingshafte Vitalität wird blockiert und erdrückt, als läge sie unter einem riesigen Gallenstein.

Weitere Organe des Gallenprinzips

Aber nicht alle Menschen, die sich schwer durchringen können zu der Konsequenz, für sie Unzeitgemäßes zu lösen und diesem nein zu sagen, leiden an einer Gallenflußstörung oder einem Gallenstein; so viele Gallensteine gibt es nun auch wieder nicht. Tatsächlich äußert sich dieses Prinzip körperlich in vielfältigster Weise, und die Gallenblase selbst ist vielleicht nicht einmal der Hauptvertreter des Gallenmeridians, der Verbindungsbahn der zum Gallenprinzip gehörenden Organe. Er verläuft wie die meisten der hier besprochenen Meridiane paarig, spiegelbildlich auf jeder Körperhälfte. Er beginnt jeweils hinter dem Auge, zieht über das Ohr in den seitlichen Nacken, dann gleich wieder nach vorne an die Stirn, erneut in den Nacken, dann seitlich über die Schulter in Zacken jeweils an der Außenseite des Körpers herunter, wobei er Gallenblase und Nieren berührt, gelangt schließlich zum Hüftgelenk, zieht dann nach hinten ins Gesäß, um seitlich am Fuß herunterzulaufen bis zur Außenseite der vierten Zehe. Er berührt in seinem Verlauf einige Organe, an die man zunächst bei der Galle gewiß nicht dächte. Doch zeigt die tägliche Praxis einen intensiven Zusammenhang, der sich aus den bisherigen Darlegungen einfach nachvollziehen läßt.

Der erste Punkt des Gallenmeridians liegt am Augenhintergrund; der Chinese denkt hier beispielsweise an Netzhautstörungen, erhöhten Augendruck, Glaskörpertrübung und Sehnervenentzündungen. Wie die Leber kontrollieren die Augen, und beide wollen erkennen. Beide sehen nicht hinter oder durch die Dinge und erfassen somit exakt den Vorder-, aber nicht den Hintergrund. Beider Information hängt sehr vom Standpunkt des Betrachters ab, von dem, was gerade vor Augen kommt und vor dem Betrachter steht, wie in der Welt der Vorstellungen. Besonders typisch fallen hier Schmerzen beim Wechsel der Blickrichtung auf. Statt Blickrichtung könnte man auch hier Standpunkt sagen; damit symbolisieren diese Beschwerden Schwierigkeiten, die bisherige Blickrichtung, den vorgefaßten Standpunkt oder die überalterte Vorstellung rasch der Realität anzupassen und zu ändern, wenn die in der Zeit weitergeflossene Realität es verlangt. So gehört das Symptom zum Gallenprinzip, auch wenn dies auf den ersten Blick vielleicht fernzuliegen scheint.

Auch eine Nackensteife, bei der die Drehung des Kopfes schmerzhaft eingeschränkt wird, entspricht der fixen Blickrichtung oder dem zu starren Richtungssinn, der seine Vorstellung unbedingt durchziehen möchte, „komme was wolle". Nackensteife kann als Folge von Zug oder Wind auftreten. Den Wind haben die Alten Chinesen logischerweise dem Gallenmeridian grundsätzlich zugeordnet. Denn auch der Wind ist etwas, was mit den modernsten Meßmethoden nicht vorausberechnet werden kann, so daß er für den Beobachter unerwartet auftritt und unerwartet abflaut. Die Schwierigkeiten der Berechnung des Wetterwechsels führen uns die bemitleidenswerten Wetterfrösche des Fernsehens täglich vor. Die moderne Physik hat gerade erst aufgedeckt, daß wir ganz grundsätzlich Wetter nicht vorhersagen können [29]. So verwundert es nicht mehr, daß *Wetterfühligkeit,* jene Störbarkeit durch den unabwägbaren Faktor Wetter, deutlich auf eine Störung des Gallenprinzips hinweist. Die Launen des Wetters machen diesen Kranken so zu schaffen wie die eigenen oder die der Nachbarn, wie jedes *unstete* unberechenbare Element, wie der Berufswechsel, der Umzug und die Hektik.

Aber auch extreme Ruhe verträgt dieses verneinende und widersprechende Prinzip auffallend schlecht. Dies zeigt sich oft bei *Herzrhythmusstörungen,* bei denen aus der Sicht dieser Prinzipien das Herz, der „Jasager", wegen einer Schwäche des neinsagenden Prinzips der Galle einerseits und andererseits der Überstärke fixer und oft überfordernder Vorstellungen, des erwartenden Prinzips der Leber, ja zu sagen, aus dem Tritt zu kommen scheint. Dann rast es und stolpert, als erzwinge die Leber übermäßig viele „Jas", da der ausgleichende Neinsager weggefallen ist. Zwar treten diese Beschwerden vor allem nach hektischen, unruhigen und angespannten Tagen auf, aber ganz typischerweise selten während dieses Stresses, sondern danach, wenn die Ruhe eintritt. Kaum ist der Kranke erschöpft ins Haus getreten, hat sich die Pantoffeln angezogen und die Füße hochgelegt, schon spielt sein Herz *ver-rückt.* So steht er auf, läuft unruhig im Zimmer auf und ab, und das Herz beruhigt sich wieder. Endlich! denkt er und setzt sich wieder hin. Zehn Minuten später beginnt das gleiche Theater von neuem.

Dieses Prinzip der „*Unruhe in der Ruhe*" tritt auch bei den anderen Gallenmeridianerkrankungen auffällig hervor. So läßt sich bei *Migrä-*

nepatienten immer wieder feststellen, daß sie ganz bevorzugt an ruhigen Wochenenden ärztlicher Hilfe bedürfen, denn gerade dann „überfällt sie unerwartet" die Migräneattacke. Die Migräne als klassische Krankheit des Gallenprinzips mit ihrem oft klopfenden Schmerz auf der Seite des Kopfes oder vorn über der Stirn, auch mit Sehstörungen und dem typischen Druck hinter dem Auge malt ein Bild, als wollte die fixierte Vorstellung mit Gewalt herausbrechen und das Auge, das nun einmal etwas ganz anderes in der Realität sieht als die Vorstellung es *wahr-haben* will, außer Gefecht setzen. Hier spürt man deutlich, daß dieser Meridian ein durchaus aggressiver Kämpfer ist. Typischerweise will der Migränekranke im Dunkeln liegen, damit er nichts sehen muß, möglichst noch in einem vom Lärm isolierten Zimmer, um keine neuen Impulse der Realität wahrzunehmen. Vielleicht hat er unbewußt eine festgefahrene Vorstellung, wie die Realität zu sein habe, noch nicht loswerden, lösen können? Dies zeichnet ihn wie seine häufig sehr hohen Anforderungen auch an sich selbst als Zeichen eines überstarken Leberprinzips, das der Gallenmeridian zu korrigieren versucht.

Bei den der Migräne oft verwandten Drehschwindelattacken bringt jede jähe Drehbewegung des Kopfes den Patienten regelrecht ins Schleudern, zwingt ihn zu Boden; und doch erschrecken Schwindelanfälle ihn überfallartig gerade in Ruhe als „Unruhe in der Ruhe". Kann er den Drehungen des Laufes des Lebens, den Windungen des Baches nicht folgen, erwartet er schnurgerade Autobahnen, und legt er dadurch die Grundlagen für jäh wendende Kehren?

Drehbewegungen des Rumpfes, die plötzlich mitten in der Drehung durch einen „*Hexen-schuß*" festgenagelt werden, zwingen zu einer extremen Schiefhaltung, als habe der Blitz seitlich eingeschlagen. Der Gallenmeridian scheint den Kranken zu zwingen, auch einmal zur Seite zu schauen oder zu gehen und nicht so strikt und starr, „*eigen-sinnig*" den vom Bewußtsein einmal vorgefaßten Weg zu verfolgen, als erkämpfe das leidende Unbewußtsein sich so Beachtung.

Wo der Gallenmeridian seitlich in Serpentinen am Rumpf hinunterzieht, überquert er auch Gallenblase und Nieren. Keineswegs ist damit bei jeder Nierenerkrankung das Gallenprinzip gestört. Bei der plötzlichen und überfallartigen, also „gallenartigen" Nierenkolik jedoch, bei der sich der Patient wirklich schlagartig einer Tortur ausgesetzt sieht, ist wie bei der Gallenkolik ein Stau in der Niere entstanden mit einem unerwarteten Überdruck, zum Beispiel durch einen Stein, der den Abfluß heftig verwehrt, so daß der Kranke zumindest körperlich ganz plötzlich nicht ausscheiden kann. Dieser Patient scheint halten zu wollen, was nicht zu halten ist. Dieser plötzlich vollständig gestaute Bach führt zu einer Situation, von der jeder weiß, daß sie nicht beliebig lange aufrechtzuerhalten ist, da der Bach sonst überfließt oder den Damm bricht. Die Gallenblase kann sich dann massiv entzünden und schließlich platzen, die Niere unerträgliche Schmerzen bereiten und langfristig zerstört werden. Auch wenn sie keine Beschwerden auslösen, entsprechen Steine tiefgefrorenen statt ausgeführten Konsequenzen. Vielleicht hilft es, sich vor Augen zu führen, daß mit dem Tiefgefrieren von Problemen auch das Leben selbst in seiner wichtigsten Eigenschaft, der Bewegung des Fließens, tiefgefroren wird. Das Tiefgefrieren gehört zum Nierenprinzip, ein Umstand, der erneut die Verflechtung der Prinzipien verdeutlicht als Hinweis darauf, daß es gefährlich sein kann, ein Organ nur völlig isoliert zu betrachten, da jedes Organ mit jedem anderen in einem eng vernetzten Kontakt zu stehen scheint.

Nicht selten steckt auch hinter einer Verstopfung oder hinter hartnäckigen Magenbeschwerden eine Schwäche des Gallenflusses. Dies entspricht einer Galle, die vergißt, daß ihre Stärke im Ausführen dessen liegt, was die Leber ihr zuweist, nicht mehr im Abwägen; das hat die Leber zuvor schon für sie getan. Sonst wird die Produktivität der Galle verringert und der Gallenfluß verlangsamt werden. Dies ähnelt einem Menschen, der nichts wegwerfen kann, aber auch dem, der den Sperrmüll an die Straße bringt, um danach noch mehrfach hinauszugehen und fast zwanghaft zu kontrollieren, ob er nicht doch noch etwas in irgendeiner Form davon verwerten könnte. Er wird zumindest in unserer Gesellschaft sein Haus mit fraglich sinnvollen Dingen füllen wie die Gallenblase mit einem Stein.

Über die Hüfte zieht der Gallenmeridian weiter, und tatsächlich stößt man auf ihn regelmäßig bei einer Hüftgelenkserkrankung. Typischerweise kann der Patient dann nur mühsam das Bein zur Seite setzen; auch hier wieder das Prinzip, daß die erwartende Gerade überbetont ist, daß der Patient zwar geradeauslaufen kann, doch zur Seite nicht, als fürchtete er den plötzlichen Schritt zur Seite, *„vom geraden Weg ab"*. Ein archaisches Beispiel findet sich im Alten Testament. Hier ringt

Jakob mit einem Engel, vermutlich also jemandem, der ihm etwas Gutes tun und einen Tip zu einer Korrektur geben will. Er aber bleibt kompromißlos und ringt jenen Ratgeber nieder. Da er starr an seiner fixen Erwartung festhält und seinen ihn davor bewahren wollenden Ratgeber alias Galle niederringt, resultiert eine Gallenmeridiankrankheit: „... und des Gelenck seiner Hüffte wart über dem Ringen mit ihm verencket" [30]. Nach den dargelegten Gedanken ist es nicht mehr belanglos, daß er ausgerechnet eine Erkrankung des Gallenprinzips davonträgt, sondern eher unumgänglich. Jakob will den für ihn sinnvollen Schritt zur Seite nicht tun, diese Kehre paßt nicht in sein Konzept, er will seine wohl überholte Vorstellung *un-bedingt* durchsetzen. Von da ab „hinckete er an seiner Hüffte" [31], man kann sich seinen schrägen Gang mit zur Seite geneigtem Oberkörper gut vorstellen. Seine Krankheit zeigte ihm unentwegt, nicht allzu starr am Geradeauslaufen festzuhalten. Es wäre wohl besser für ihn gewesen, er hätte die zur Änderung ratende Galle nicht für einen Widersacher gehalten, sondern nüchtern einen Mittelweg zwischen seiner Meinung von gestern und der in die reelle Zukunft weisenden des wohl unbewußten Ratgebers gesucht, ohne sich ihm deshalb zu unterwerfen.

Das Festhalten an einer überholten Vorstellung entsprechend einem überstarken, von einer zu schwachen Galle nicht korrigierten Leberprinzip paßt auch zu Allergien; als Beispiel mag die Mehlallergie dienen. Korn symbolisiert den Ertrag und das Produkt, man denke nur an das Erntedankfest in ländlichen Bereichen. Mehl als gemahlenes Korn scheint somit die Vorstellung eines weiterverarbeiteten, also hochveredelten Produktes zu beinhalten wie eines aufwendigen und perfekten materiellen Ertrages. Übersetzt entspräche dieses Bild einem Menschen, der mühevoll einen ganz besonderen Ertrag erbringen will. Krankhaft bedeutete es, daß er alles vollkommen machen wollte und auch an kleinen Fehlern erheblich leiden würde. Ein von einem solchen Zwang zur Perfektion geleiteter Mensch würde leicht irritiert auf das Mehl reagieren, da es ihm quasi einen Spiegel seines eigenen Zustandes vorzuhalten und in seinem Unbewußten eine Art Erinnerung oder Resonanz hervorzurufen schiene. Um diese unangenehme und irritierende Reaktion zu vermeiden, würde der Patient – natürlich unbewußt – zu einer Mehlallergie neigen und damit auf das Mehl einschlagen, als wäre es sein Feind. Dabei wehrte er es als Symbol, das ihn an seinen

Perfektionswahn erinnert, ab, um an der ihm liebgewordenen Vorstellungswelt festhalten zu können und sie nicht lösen zu müssen. Diese Unterdrückung seines Gallenprinzips durch überstarke Anteile seines Leberprinzips gelänge ihm allerdings nur im Tausch gegen die bittere Pille einer zunehmenden chronischen Krankheit, einer Allergie.

Hierzu gehören auch Probleme mit chlorhaltigen Giften. Chlor ist ein höchst perfekter Reiniger, doch so stark, daß er Löcher in das zu reinigende Kleidungsstück fressen kann, anscheinend nach dem Motto, rein und perfekt sein zu müssen, „und wenn man dabei draufgehe", wie der Patient es nicht selten formuliert. Diese Kranken empfinden sich oft als unvollkommen und defekt, „nackt". Sie schämen sich, daß sie so sind, wie sie sind, und wollen deshalb gut sein „auf Teufel komm raus". Der so hervorgelockte vermeintliche „Teufel" aber ist das eigene Unbewußte, das über den Gallenmeridian in Form einer Allergie oder einer anderen Gallenmeridianerkrankung diese einseitige Übertreibung korrigieren will.

Allergien können sich auch in plötzlichen Ausschlägen bis hin zum Schock auswirken, einem jähen, überfallartigen Galle-Element, bei dem ein Patient mit dem *Aus-schlag* „nach außen auf etwas schlägt", etwas abwehrt, das typischerweise einen Hintergrund symbolisiert, der ihn irgendwie, meist unbewußt, beunruhigt. Doch nicht nur plötzliche *Aus-schläge*, auch das nervöse Schlagen beispielsweise des Kopfes gehört zum Kreis der Störungen jenes *aktiv ändernd handelnden* Prinzips. Auch hinter plötzlich stechenden Schmerzen steht nicht selten jene Furcht vor den „Spitzen" des Lebens, den Spitzkehren des Gallenprinzips, so wie hinter allen Formen von Attacken, seien es epileptische oder Asthma-Anfälle. Diese wollen wir bei der Lunge unter die Lupe nehmen.

Letztlich verbirgt sich der Gallenmeridian zumindest als Mitbeteiligter hinter Erkrankungen, bei denen man ihn nicht erwartet. Da hat beispielsweise ein Mädchen Masern gehabt, der Ausschlag ist längst abgeklungen, die miterkrankten Geschwisterchen tollen alle schon wieder lustig und frech herum, das Mädchen aber sitzt teilnahmslos bei der Mutter, appetitlos und mit nachlassenden Schulleistungen. Die Symptome der Erschöpfung passen zu einem kranken Leberprinzip, doch was steckt hier dahinter? Das Kind tritt hier in Kontakt mit einem Virus oder Bakterium, welches es nicht nur körperlich verarbeitet; es scheint zum Beispiel zu erfahren, wie man mit bestimmten Aggressoren, auch auf seelischer Ebene, zurechtkommt; alte Vorstellungen werden durch neue ersetzt. Ärzte wie Mütter wissen, daß Kinder häufig einen Entwicklungsschub erleben, nachdem sie eine Kinderkrankheit durchgestanden haben.

Dem Kind in unserem Beispiel ist es allerdings offensichtlich nicht gelungen, die alte und meist unbewußte Vorstellung abzulösen und gegen die aus der Überwindung des Infekts gewonnene neue einzutauschen. Daher krankt sein Planer Leber an mit alten Plänen überfüllten Schubladen, und der Ruf nach dem Gallenmeridian, der hier offensichtlich ein wenig verschlafen hat, ist nicht zu überhören. In dieser Situation ist homöopathischer Schwefel ein feines Mittel, das die Information zu geben scheint: „Löse ab, gehe weiter, setze die neue Vorstellung durch!". Er wirkt bei solchen Nachzuständen von Krankheiten überraschend treffsicher, bei denen es gilt, den Effekt der Erkrankung, eine neue Erkenntnis, *in die Tat umzusetzen*. Das scheint interessanterweise auch der Volksmund zu meinen, der die hintergründigen homöopathischen Bilder und ihren Symbolgehalt oft ahnt, wenn er uns in Märchen und Erzählungen immer wieder erzählt, daß der Teufel mit Schwefelgeruch ausfuhr. Mit dem homöopathischen Schwefel kann das Kind möglicherweise das, was es wie ein „Teufel" belastet hat, endlich in einem spontanen Akt loswerden. Das befreiende Gefühl, das wir bereits am Anfang dem Gallenmeridian zuordnen konnten, finden wir hier wie bei Mutter und Kind, wenn der kleine Spatz von der Krankheitslast befreit fröhlich in die Schule hüpft.

Nun könnte man denken, daß uns der Gallenmeridian fast keine Lücken mehr für andere Meridiane übrig ließe. Ohne Zweifel imponiert uns dieser klärende Meridian. Aber so prägnant das kraftvolle, aber freundliche „Nein" verfahrene Situationen klären kann, so sehr freut sich ein jeder doch über ein deutliches „Ja". Für so manches Jawort trifft sich sogar die ganze Großfamilie zu einem rauschenden Fest, das keiner verpassen will, so wie die Teilchen, welchen die Leber nicht den Weg der Galle gewiesen, sondern die Eintrittskarte auf die Empore des Brustkorbes ausgefertigt hat. Sie huschen dem Herzen zu, einem Organ, das ihnen von Herzen ein kraftvolles „Ja" beschert.

Beispiele

Patient 7:

Der junge Mann klagt über Schultergelenkschmerzen seit Jahren. Sie träten erstaunlicherweise vor allem nachts in Ruhe auf. Außerdem leide er an einem stechenden Nervenschmerz zwischen den Rippen, vor allem bei Aufregung. Seit Wochen, so berichtet er, räume er zu Hause intensiv auf, in Säcken und in Mülleimern werfe er alles fort, was ihn belaste.

Er ist hier offensichtlich als „Galle" aktiv und versucht, Überaltertes wegzuwerfen, was ihm bei den überalterten Erwartungen allerdings noch nicht zu gelingen scheint. So entledigt er sich zwar mancher nun unnützer Sachen seines für ihn völlig unerwartet verstorbenen Vaters. Die unhaltbar gewordene Vorstellung aber, sein Vater werde ihn noch jahrzehntelang seelisch unterstützen, kann er noch nicht lösen. Auffallenderweise bemerkt er im Gespräch spontan ohne Nachfrage: „Erkennen und Tun sind halt zweierlei."

Nunmehr auftauchende Alkoholprobleme passen in dieses Bild; der „Nebelwerfer" *Alkohol,* der Erkenntnisfähigkeit und Durchblick mindert, scheint ihm die täuschende Möglichkeit zu bieten, die schmerzliche Realität zu ertränken und zu betäuben, die ihm zeigt, daß der Vater gestorben und damit seine Vorstellungswelt von der Zeit überholt ist. Das verdeckt die Realität und drängt ihn nicht mehr so sehr, jene nunmehr überalterte Vorstellung aufzulösen und auszuscheiden.

Sein intensives Wegwerfen von alten Dingen zeigt jedoch, daß er schon sehr nahe an der Konsequenz ist und auf mehreren Ebenen – sicher teilbewußt – nach ihr sucht. Dementsprechend berichtet er später, daß die jahrelangen Schulterschmerzen zwei Tage nach dem homöopathischen Mittel ganz verschwunden seien.

Patient 8:

Der Patient im mittleren Lebensalter erzählt, er habe an einer Hüftarthrose gelitten, sich daher ein Jahr zuvor ein künstliches Hüftgelenk einsetzen lassen, zweifellos in einer hervorragenden Klinik. Alle Kontrollen zeigten, daß der Eingriff makellos gelungen war. Dennoch habe er seitdem immer wieder heftigste Schmerzen in diesem Bereich, er könne nur mit zwei Gehstöcken laufen.

Jetzt sei der massive Schmerz wieder schlagartig aufgetreten, als er in Ruhe einem Konzert im Fernsehen gelauscht habe. Es spreche kaum noch ein Mittel an, die Krankengymnastik und das Solebad hätten die Schmerzen eindeutig verstärkt, aber auch im Bett überfielen sie ihn, die Nacht sei noch unerträglicher als der Tag. Der ruhige Geschäftsmann erscheint nicht wie jemand, der übertreibt. Er könne nichts mehr arbeiten, und die Klinik wisse nicht mehr weiter, da eine erneute Operation wohl nichts brächte.

Außerdem habe ihn vor Wochen eine Migräne mit Flackern hinter dem Auge attackiert.schon länger leide er manchmal an Entzündungen im Bereich der Beine ähnlich wie Venenentzündungen, diese kämen „innerhalb von zwei Stunden wie eine Explosion", danach würden sie besser. Alles, was er sagt, deutet auf den Gallenmeridian.

Einen Monat nach der homöopathischen Therapie berichtet er, daß er ohne Stock laufen könne, was gewiß auch mit Akupunktur möglich gewesen wäre; es kommt aber später noch einmal zu einem leichteren Rückfall. Dabei erzählt er, „er dürfe überhaupt nichts tun", damit es ihm gutgehe. Er habe bisher gedacht, die übermäßige Tätigkeit, der er bisher nachgegangen sei, *müsse* er seinem Sohn zuliebe aufrechterhalten, damit dieser sie übernehmen könne. Offensichtlich *will* aber sein Unbewußtsein aus dieser überzogenen Erwartung „galleartig" ausbrechen und ihm verdeutlichen, daß er selbst dieses Muß festgesetzt hat und daher auch er und nur er es wieder zurücknehmen kann, da das vermeintliche Muß eigentlich ein Wollen zu sein scheint. Hier treffen wir auf die klassische Konstellation des zu schwachen korrigierenden Gallenprinzips bei einem mit einer überholten Vorstellung tyrannisierenden Leberprinzip.

Er redet mit seinem Sohn, verkauft sein Geschäft und berichtet: „Damit war der Druck weg." Die seelisch entlastende Korrektur, das homöopathisch unterstützte Abgehen von einer zumindest nicht mehr richtigen Erwartung, scheint seine körperliche Erkrankung gelöst zu haben, die somit der des biblischen Jakob zu ähneln scheint. Von der alten und drückenden Vorstellung befreit, äußert er typischerweise nun neue, zum Heute passende Träume.

Patient 9:

Die junge Frau leidet seit fast einem Jahr an einem Ekzem im Gesicht durch eine Hausstauballergie mit anfallartigen und unerwarteten Beschwerden, niemand konnte ihr helfen. Sie schreibt wörtlich: „Die Krankheit wurde durch meine Tätigkeit in einem Altenheim ausgelöst. Ich arbeitete unter widrigsten hygienischen Bedingungen. Als ich deswegen beim zuständigen Amt nichts ausrichten konnte, ‚fraß‘ ich meinen Ekel und die Aggressionen in mich hinein."

Die Realität war offensichtlich ganz anders gewesen als ihre Vorstellungen, und sie konnte die Vorstellung nicht mit der Realität in Einklang bringen. Warum das schmutzige Altenheim gerade ihr so sehr zu schaffen machte, wird vielleicht verständlicher nach ihrem Hinweis, daß sie in der Pubertät von einem älteren Mann gewürgt wurde, der sie vergewaltigen wollte. Nun ist sie aus ihrer Sicht erneut mit Altem und Schmutzigem konfrontiert, und ihre verdrängte und dadurch fixierte alte Vorstellung läßt sie die heutige Realität nicht nüchtern *wahr-nehmen*. Sie scheint deswegen diese Realität und deren Symbol so heftig von ihrer Haut abzuwehren, weil sie die schlimme frühere verschluckt und nicht verdaut hat.

Das erinnert an einen Magen, der etwas verschluckt und verborgen hat, und die folgenden Magenprinzip-Krankheiten bestätigen es. Typischerweise wurde sie ein Jahr nach jenem Gewaltakt wegen ständiger Entzündungen an den Mandeln operiert, Jahre später kommt es zu einer Fehlgeburt, hiernach zu einem Knoten in der Schilddrüse, der seitdem auf die Luftröhre drückt (sie würgt!) und eine Schilddrüsenhormonstörung mit sich bringt. Der Knoten sollte nun operiert werden, aber sie fürchtet sich verständlicherweise vor einem Messer am Hals. Wieder diese alte, verschluckte Vorstellung, die mit der Realität des Chirurgen, der ihr nicht böse will, gar nicht in Einklang steht.

Offensichtlich hat sich hier die Schwäche der Galle auf ein Magenleiden aufgepfropft; dies scheint auch die Tatsache zu bestätigen, daß nach der ersten Therapie spontan das Ekzem verschwunden, an der Schilddrüse jedoch noch keine Änderung zu spüren ist.

Prinzipien der Galle:

- Unerwartete, jähe, *schlag-artige* Änderung der Pläne, Ende einer überalterten Erwartung, Aufgabe von Gewohntem, von in Trägheit Verharrendem.
- Leber bricht durch, Galle bricht ab! Abbruch der Trägheit.
- Mut zu Neuem, zu Andersartigem, zu Unerwartetem, Mut der Verzweiflung, gerissener Geduldsfaden. Suche des Paradieses an anderer Stelle.
- Handeln, ausführen, entschlossenes Zupacken, Verwirklichung der Verneinung, die Folgerung ziehen aus dem als negativ Erkannten, durch zunächst „bittere" Konsequenz Einklang von Vorstellung und Realität, Korrektur der Entwicklung, *Not-lösung,* dadurch Befreiung von drückendem Ballast.
- Unruhe, Hektik, Unstetigkeit, Unruhe in der Ruhe.
- Wechselhaftigkeit, körperlich wie seelisch.
- Blitz aus dem heiteren Himmel, ausbrechen aus dem Gewohnten.
- Aggression als Reaktion auf Überforderung, meist Selbstüberforderung, wie ein jäher Entlastungsversuch.
- Müssen ist immer eine Folge von Wollen, daher nie zwingend; Gallenprinzipkranke benutzen oft das Wort „muß" statt will; blindes Muß ohne letztliche Begründung entspricht tyrannisierender, überstarker Leber mit festgehaltenen, zumindest heute unrealistischen Vorstellungen bei zu schwacher Korrektur durch das Gallenprinzip.
- Wissen um Änderung der „Wahr"-heit in der Zeit.
- Ärgern heißt ärger, schlimmer machen.

Dem am Prinzip der Galle Kranken kann man raten:

Finden Sie den Mut und die Kraft zur Korrektur von Vorstellungen, die sich in der Realität nicht (mehr) halten lassen. Machen Sie einen Frühlingsputz, zu Hause wie in der Psyche.

Scheuen Sie sich nicht, auch Dinge loszulassen, die Sie einmal für unersetzlich hielten oder von denen Sie dachten, daß deren Verlust Ihnen das Herz zerreißen würde. Mit der Zeit ändern sich auch Gefühle und Ansichten.

Fürchten Sie nicht das jähe und unerwartete, das plötzliche Herumreißen des Steuers, wenn Sie klar und deutlich spüren, daß der bisherige Weg keine Fortsetzung findet.

Genießen Sie das befreiende und entlastende Gefühl des Ablösens von alten Vorstellungen, von Pöstchen und Funktionen, die Ihnen heute einfach nicht mehr liegen.

Haben Sie den Mut zum Nein! Ziehen Sie die Konsequenz aus dem, was Sie erkannt haben. Sonst leben Sie an sich vorbei. Sonst sollten Sie sich nicht wundern, wenn Sie sich ärgern und das Leben Ihnen bitter wie die Galle vorkommt. Lieber ein Ende mit Schrecken als ein Schrecken ohne Ende.

Nach der Befreiung von sinnlosem Ballast, auch wenn dies nur im Aufräumen der Garage besteht, werden sich neue Perspektiven eröffnen, an die Sie zuvor in der bedrängten Situation sehr wahrscheinlich gar nicht denken konnten.

Suchen Sie auch die körperliche Bewegung ohne Leistungsstreß und Stoppuhr, aber mit lockerem und ungezieltem Dahinbewegen, sofern Ihnen dies möglich ist.

Scheuen Sie sich nicht, auch einmal etwas ganz Andersartiges zu tun, an das Sie zuvor vielleicht gar nicht gedacht hätten.

Denken Sie nicht, Sie *müßten* irgend etwas. Wären Sie gestern gestorben, so würden Sie heute Ihr „Muß" auch nicht absolvieren. So ist alles, was Sie heute tun, eine freiwillige Folge Ihres Lebenwollens.

Beobachten Sie sich, wie oft Sie täglich das Wort „muß" aussprechen, und versuchen Sie sich jeweils zu überlegen, ob dies nicht eigentlich ein Wollen ist. Kein Vertrag ist unkündbar. Sie müssen nicht zum Zug, sondern Sie wollen zum Zug, weil Sie wegfahren wollen. Auch wenn Sie damit zur Arbeit fahren, beruht dies auf einem Arbeitsvertrag, den Sie geschlossen haben, weil Sie dessen finanzielle Möglichkeiten nutzen *wollten.*

Gehen Sie an einem Bach spazieren und schauen Sie seinem Treiben zu. Halten Sie Ihre Gedanken so lebendig wie die Wassertropfen, als einen rauschenden Fluß des Lebens. Versuchen Sie, so locker und selbstverständlich wie jene etwaige unerwartete Felsklippen zu erfassen und zu umschwimmen.

Nur wenn Sie hart bleiben, an Ihrer gefaßten Vorstellung starr festhalten und Neues oder Andersartiges nicht gelten lassen, werden Sie wie ein Stein in einem Gebirgsbach gegen den Fels schlagen und sich übermäßig weh tun. Somit ist es *not-wendig,* daß Sie sich immer und immer wieder von neuem die Frage stellen, ob das, was Sie jetzt tun, Ihrem tiefsten Wollen entspricht oder ob Sie es nur tun, weil „man" es macht. Dadurch werden Sie mit Ihrem Bewußtsein im Heute leben und nicht auf der spröden Grundlage von Vorstellungen von gestern stehen. Nichts gegen ein Muß; aber nur, wenn letztlich, am Ende der Kausalkette, Ihr Wollen steht, wenn Sie nach Betrachten aller Fakten wissen, daß Sie dies müssen, weil zumindest dessen Folge Ihr wirklicher, tiefer Wille ist.

Das Prinzip des Herzens

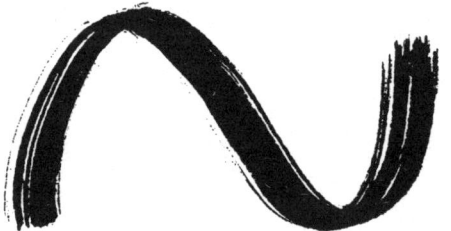

Die Leber hat bei ihrer vielfältigen, zeitaufwendigen und *vor-sichtigen* Prüfung der Teilchen nur einige von ihnen tröpfchenweise der Galle zur Aussonderung und zum Abbruch deren bisherigen Weges zugeführt. Jenen dürfte die Überwindung der Enttäuschung nach dem langen Weg und der Erwartung, endlich an das ersehnte Ziel zu gelangen, vor allem deshalb schwergefallen sein, da andere und nicht wenige von der Leber für hier richtig befunden wurden. Sogar jene, welche noch umgebaut werden mußten nach dem Motto „So hier nicht, aber anders", dürfen nun abgeändert aus der Leber in den Blutkreislauf einschwimmen und gleiten durch die mächtigste aller Venen, die wie eine erstrangige Pracht- oder Kaiserstraße wirken muß, auf das nächste Organ zu. Wer ist jener Kaiser, für wen wurden all jene aufwendigen Vorbereitungen durch die vorhergehenden Organe getroffen?

Es ist das Herz, von dem der Gelbe Kaiser *Hoang Ti* kurz und bündig berichtet: „Das Herz hat die Funktion des Herrschers; es ist der Sitz des Geistes" [2]. Wen der General und Grenzschützer Leber durchgelassen hat, der darf folglich jetzt ins Innerste, zum Herrscher vordringen. Doch warum mögen die alten Chinesen, deren Sicht sich bisher mehrfach bewährt hat, die Vorstellung des Herrschers mit dem Herzen zusammengebracht haben? Vielleicht kann eine nähere Betrachtung uns dies erklären.

Das Herz arbeitet rege und fleißig etwa in der Mitte des Brustkorbes, es ragt nur ein klein wenig mehr zu linken Seite hinüber. Es läßt das ankommende Blut in seinen rechten Vorhof, eine erste kleine Kammer, hineinfließen, bis es die nächste Türe öffnet, eine sogenannte Herzklappe, und das Blut in seine rechte Kammer, eine starke Muskelhöhle, hereinläßt. Kaum ist das Blut hier angekommen, wird es mit deren außerordentlich *geballter Kraft* schon wieder durch die Blutgefäße herausgepumpt. Wer gesehen hat, mit welchem Druck das Blut durch die Arterien schießt, den wird diese Urkraft an die des feurigen Stoßes erinnern, der eine Rakete von der Rampe in den Weltraum hebt. Dann dreht das Blut eine Ehrenrunde in der Lunge und landet erneut im Herzen, nun allerdings in dem anderen, dem linken Vorhof. Hier beginnt das gleiche Spiel aufs neue. Die Türe geht auf, das Blut fließt in die linke Herzkammer, die noch stärker ist als die rechte, und schon saust es kraftvoll hinaus in alle Regionen des Körpers, vom Scheitel bis zur Sohle, auch in die Herzmuskulatur selbst.

Im Verhältnis zu dem langsamen Rutschen des Speisebreis in den Magen und die anderen Organe bis hin zum schrittchenweisen Wandern der Nahrungsteilchen in der prüfenden Leber, fällt die hier auftretende *mächtige Beschleunigung* sofort ins Auge. Zwar hatte bereits die Galle eine kraftvolle Beschleunigung vorgeführt, doch nicht nur weit weniger stark, sondern auch als einmalige Angelegenheit. Die im Blut kreisenden Teilchen erleben diese Achterbahn aber nun in häufigster Wiederholung, denn das Blut kehrt zum Herzen zurück.

Nach diesen Gedanken erklärt sich das Bild des Herzens als des Herrschers schon leichter. Dem kraftvollen Druck des Herzens unterwirft sich jeder, der in den Blutkreislauf vorgelassen wurde, und zwar immer wieder aufs neue. Dies bietet das Bild einer wiederholten Generalaudienz im zentralen Palast des Körpers, der nicht nur in der Mitte liegt, sondern auch eine Mitte und einen Höhepunkt in der Wanderung der Teilchen darzustellen scheint. Nicht umsonst waren die Gallenteilchen „bitter" enttäuscht gewesen, kurz vor diesem erwarteten Höhepunkt auf der Notrutsche hinausgelassen und ausgeschieden zu werden. Andererseits wird wohl für kaum jemanden eine mehrfache Audienz bei seinem Regierungschef den Höhepunkt seiner Existenz darstellen. Was aber mag dann an diesem Zentrum und Herrscher so faszinieren, was wird hier für ein Höhepunkt erhofft und wohl auch geboten? Wenn wir noch einmal den Ratgeber des Gelben Kaisers fragen, der auch von einem *„Sitz des Geistes"* [2] gesprochen hatte, so scheint er zu versuchen, uns noch weiterzuhelfen: „Es obliegt dem Herzen, die *Harmonie* zu sichern" [2]. Wie aber kommt er auf diesen Gedanken, was mag das für ein geistiges Harmonieprinzip sein, daß jetzt dem Prinzip des Vertrauens und Glaubens des Dünndarmes und dem der präzisen Erkenntnis und Planung der Leber folgt?

Schauen wir uns das Herz noch einmal an. Auch dieses Organ baut auf alle seine Vorgänger, scheint ihnen zu vertrauen, vor allem der Leber. Denn würde diese bei ihrer exakten Prüfung der Teilchen versagen oder die Galle die abgelehnten Teilchen nicht rasch hinausbefördern, sondern ins Blut abgeben, dann wehe dem Herzen! Das Herz hat keinen Mülleimer, keine Galle. Das Herz nimmt alles auf, was mit dem Blut angeschwommen kommt. Da muß *Vertrauen* wohl seiner Grundeigenschaft zumindest ähnlich oder verwandt sein.

Außerdem ist diesem Herrscher noch eine weitere Auffälligkeit zu eigen. Er besitzt zwei Vorhöfe und zwei „Audienzsäle", und jeder seiner Besucher muß zuerst durch den einen Vorhof und den ersten Audienzsaal hindurchhuschen, danach noch einmal durch einen zweiten Vorhof und einen weiteren Audienzsaal. Beide Audienzsäle sind sich sehr ähnlich, und es stellt sich unvermeidlich die Frage, warum der Herrscher Herz seinen Besuchern die Prozedur zweier ähnlicher Audienzen hintereinander zumutet. Wenn wir das Herz auf einem Bild oder im Kunststoffmodell anschauen, fällt es tatsächlich außerordentlich schwer, sich vorzustellen, was das bedeuten mag. Betrachten wir es jedoch lebend, scheint die Lösung näher zu liegen.

Da ziehen sich rechts und links zwei gleichwertige, spiegelbildliche Teile immer wieder zusammen, wodurch sie wie aufeinander zugehen, dann lassen sie wieder los, die Außenwände des Herzens entfernen sich wieder voneinander, dann ziehen sie sich wie von einer unwiderstehlichen Kraft angezogen wieder zusammen, auseinander – zusammen – auseinander – zusammen... Auffallenderweise wird ihnen dabei in keiner Weise *lang-weilig,* denn sie wiederholen dies unermüdlich, oft fast ein Jahrhundert lang. Dieses Bild des Zusammen-, Auseinander-, Zusammen-, Auseinander- und wieder Zusammengehens von zwei nebeneinanderliegenden Körpern, denen bei dieser *einförmigen* Bewegung offensichtlich nicht *lang-weilig* wird, die wie von einer unwiderstehlichen *Kraft* zueinander gezogen werden, so daß sie von außen wie *ein* Körper, wie *ein* Herz aussehen können, dieses Bild, das hier das Herz zeichnet, muß wohl unweigerlich an das der körperlichen Liebe erinnern. Die geistige Macht, nach der sich die Teilchen von Anfang an, seit der Berührung durch den Mund sehnten, für die sie den langen Marsch durch die Institutionen von Magen, Dünndarm und Leber auf sich nahmen, für die sie das Risiko wagten, durch die Galle enttäuscht zu werden, diese geistige Macht scheint die Liebe zu sein.

In der Liebe verbinden sich die Partner, und um die *Wirklichkeit* dieser Verbindung zu begreifen, ist es sinnvoll, beide Seiten zu betrachten, zu erfahren. Dazu paßt die Tatsache, daß die Teilchen beide Herzhälften, beide Vorhöfe und Kammern durchwandern und *er-fahren,* als wollten sie einmal die Liebe und deren Kraft des einen Partners, einmal die des anderen spüren und dadurch das Prinzip der Liebe, das beide verbindet, *er-fahren.* Das *wirkliche Er-fahren* beider Seiten dürfte somit zum Prinzip des Herzens gehören, und dadurch entsteht die Einheit zwischen beiden Seiten. Das Herz scheint zu versuchen, *beide Seiten zu vereinen.* Deshalb kann man hier von dem *einen* Herrscher sprechen, auch wenn er in sich zwei sich ergänzende Partner, die beiden Herzhälften, birgt. Das Bergen, also die Geborgenheit von allerdings nicht mehr so grundverschiedenen Teilen, wie sie der Magen barg, sondern von sich fantastisch *ergänzenden Partnern,* auch dies beinhaltet das Prinzip des Herzens und der Liebe. Dadurch werden sie nach außen wie ein Einziges, und das gibt ihnen die Macht, die der Vereinigung entspringt, „gemeinsam sind wir stark". Jene *Macht,* die auf die kraftvolle, weil freiwillige Vereinigung zurückgeht, symbolisiert das Herz; *frei-willig* ist diese Vereinigung, denn das Herz kann seine Vorgänger, sei es Leber oder Magen, *nicht zwingen,* die dafür *not-wendigen,* mühevollen Vorbereitungen zu treffen.

Dieses Bild läßt sich erweitern. Das Herz scheint zu versuchen, die Erfahrung des Lebendigen und des Liebens, die es aus der Vereinigung seiner beiden Hälften gewinnt, auch allen anderen Zellen des Gesamtorganismus mitzuteilen, als wolle es sie dafür interessieren, damit auch sie „Feuer fangen". Es teilt dem Blutkreislauf seine Kraft durch kräftige, pulsierende Stöße mit, so daß dieser selbst Feuer fängt und pulsiert, wie sich leicht am Puls der Arterien selbst auf dem Fußrücken oder an den Schläfen fühlen läßt. So malt nicht nur das Herz in sich ein Bild der Liebe, sondern auch Herz und Blutkreislauf scheinen *das Gefühl* liebender Partner im wahrsten Sinne des Wortes zu *er-fahren,* und über den Kreislauf verbinden sich alle Organe zu Einem, zu einer großen *Ein-heit.* Nicht grundlos ist der Kreis, den der *Blut-kreis-lauf* bildet, von alters her ein Symbol des *Ganzen* und der Einheit. Durch die Kraft des Herzens gelangen die Teilchen aus der Leber beispielsweise in das linke Ohrläppchen und aus dem linken Ohrläppchen in die rechte Wade; alles wird mit allem verbunden.

Folglich huschen alle Teilchen, ob von nah oder von fern, durch die Zentrale des Herzens, und es verwundert nicht mehr, daß das Herz weitgehend in der Mitte liegt. Die größten Venenstraßen führen direkt zu ihm hin, und auf den größten Arterienstraßen sausen die Teilchen wieder hinaus. Es erinnert an eine große Metropole, die ein Land repräsentiert und regiert. Diese *Kon-zentration,* jene Fähigkeit des Zusammenführens aller zu einem Zentrum, bedeutet in gesundem Maße eine Stärke des Herzens. Aber das körperliche Herz lehrt auch, daß dies nur durch das freiwillige Feuer der Liebe und auf Gegenseitigkeit, nicht aber durch den Zwang dauerhaft erfolgreich geschehen kann. Auch ein Herz wie Paris kennt Probleme der Überkonzentration des herrschenden Zentrums, was zu einer Verarmung der Peripherie führen kann, die dadurch dem Zentrum kaum Unterstützung bieten kann. Daher wird das gesunde Herzprinzip nicht in der Mitte „thronen", sondern ein vermittelnder Partner aller anderen Organe sein, ein *Erster unter Gleichen*. Dadurch entgeht es der Gefahr, die Einheit des Gesamtwesens nur durch das einsame Thronen eines Zaren zu erreichen, der die anderen unterjocht. Wie aber wird es dann doch zum Herrscher, wo nicht nur Militärs und Chirurgen darauf hinweisen, daß in der Not nur strikter Befehlsgehorsam zum Erfolg führen könne? Oder bedarf es möglicherweise gar keines Herrschers, keiner Zentrale? Was würde ohne ihn geschehen?

Interessanterweise bilden sich im Laufe der Entwicklung der Natur immer höhere Systeme, die aus immer mehr Einzelteilen bestehen und doch eine Einheit darstellen, wie zum Beispiel der menschliche Körper mit seinen Milliarden Zellen, die sich dem gesunden Menschen wie einem Herrscher zu unterwerfen scheinen. So scheint die Bildung eines solchen Gemeinwesens doch sinnvoll zu sein. Aber wie kann sich ein solcher „Staat" halten? Wie kann die Zentrale sich über Milliarden von freien Zellen durchsetzen? Und warum geben alle auf, wenn die Zentrale oder der Herrscher aufgibt oder aufhört und stirbt? Wir Ärzte stellen gewöhnlich das Ende eines Lebens und damit der Existenz von Teilchen im Rahmen des Gesamtorganismus durch den Herzstillstand fest. Warum geben alle auf, wenn der Herrscher aufgibt, als flöhe das Heer, wenn der Fürst gefallen ist? Auch in der Akupunktur sind bei einer Schwäche des Herzens meist mehrere andere Meridiane nicht mehr belastbar. Was gibt die zentrale Vermittlungsstelle den anderen, daß sie sich ihr so freiwillig unterstellen?

Heute würden wir wohl eine solche zentrale Vermittlungsstelle als ein *Kommunikationszentrum* bezeichnen. Kommunikation kennzeichnet tatsächlich hervorragend das Herz, es bedeutet nämlich wörtlich das „Erschaffen einer gemeinsamen Aufgabe". Wir haben bereits gesehen, daß der Magen für seinen Nachfolger Dünndarm und der Dünndarm für seinen Nachfolger Leber arbeitet und daß jeder jeweils als Gegengabe die Träume seiner Vorgänger erfüllt. Das Herz verbindet nun alle mit allen. Es verbindet den linken Kleinfinger und die rechte Flanke, es zeigt jedem Organ und jedem Teilchen im Körper, daß die anderen Teile auch für es arbeiten und existieren. Damit weist es auf die gemeinsame Aufgabe, den *gemeinsamen Sinn* hin; nur dadurch ist es der Herrscher. Es ist Herrscher durch seine Funktion, nicht durch seinen Rang. Es verbindet die Organe, die Ministerien des Körpers miteinander, aber es ist fair und mischt sich in deren Aufgabe nicht ein; das Herz will nicht Leber sein und nicht Fingernagel, sondern es läßt jeden wirken und lebt nur als der große Verbindende aller Interessen. Diese Arbeitsteilung funktioniert nur, wenn es dem Herzprinzip gelingt, die anderen Organe wirklich davon zu überzeugen, daß der von ihm angegebene Ton, die Richtung oder der *Gesamtsinn* auch wirklich für jeden einzelnen sinnvoll ist.

Überzeugen, nicht überreden, scheint hier also die Devise zu sein. Überzeugen kann man wohl am ehesten, wenn man voller Hinwendung und klarem Denken versucht, seine Position zu verdeutlichen. Dies führt dann zur Einsicht anstatt zur Bekehrung. Der ideale Herrscher wird nicht versuchen, mit dem Kreuz ganze Völker zu unterwerfen, sondern vorbildlich zu überzeugen. Dann reicht es, wenn man wie *Gandhi* ohne Prunk und Staatskarosse überzeugende Wahrheiten ausspricht, und schon flüchten ganze Armeen; dies ist die Kraft des Herzens. Es versucht, durch Vermittlung und Einsicht, liebevoll und durch Zuziehung aller Ratgeber, wie es der chinesische Gelbe Kaiser bei der Verfassung seiner Schriften tat, den besten Weg zu finden, und diesen dann allen anderen Mitgliedern des Gesamtorganismus überzeugend anzubieten. Der beste Weg muß aus dieser vereinigenden Sicht ein für alle guter Weg sein.

Das Herz und sein Prinzip kann dabei nichts aufzwingen, sondern nur alle zur Kommunikation anregen, jede Meinung wie jedes Teilchen im Blut kursieren lassen in dem Wissen, daß bei offenem, fairem und *integrem Meinungsaustausch* sich ohne Zwang ein für alle gemeinsamer Weg ergibt. Nun wird verständlich, warum der Gelbe Kaiser hier von dem Organ der Harmonie sprach. Die Harmonie kann offensichtlich nur durch diese Art der Kommunikation entstehen, indem das gemeinsame Ziel und die gegenseitige Abhängigkeit aller von allen wahrgenommen wird. Für diesen *Gemein-sinn*, für das lebende und stetig sich wandelnde vereinigende Ganze aus einer Verbindung von Milliarden Zellen, das wir „Ich" nennen, steht das Herz als Symbol. Dieses Kommunizieren, das Miteinanderreden ist sein Trachten, denn wem das Herz voll ist, dem läuft der Mund über. Es wirkt wie ein Katalysator zwischen den gefürchteten und den sich fürchtenden Teilen des Körpers, vermittelt und gleicht aus. Es versucht dem Fürchtenden ein Angstlöser zu sein und dem Gefürchteten die sinnlose, energieverschwendende Drohgebärde zu nehmen. So ist es nur zu verständlich, daß bei akuten Herzerkrankungen wie dem Infarkt regelmäßig eine massive Angst auftaucht. Angst, das dem Wort „Enge" verwandt ist, entsteht sicher nicht selten aus einem Mangel an öffnendem Verstehen. Dieses Prinzip der Liebe trachtet danach, aus zweien eines zu machen, wie seine beiden Herzhälften in steter *Eintracht* pumpen. Es empfindet typischerweise alles als gültig, jeden als Wert, alle sind gleichermaßen gültig, aber keiner ist dem Herzen gleichgültig. Jeder, die Teilchen aus der mächtigen Leber genauso wie die aus der kleinen Zehe, wird von diesem Herrscher gleich behandelt, das zeichnet ihn aus und hebt ihn erst auf den Thron. So wird aus den vielen Ideen der einzelnen Teilchen durch den gemeinsamen Sinn der *Einklang, nicht* der *Gleichklang.*

Dabei braucht das Herz eine gesunde Leber und Galle, damit nicht diejenigen, die den Sinn des Einklangs nicht verstehen, ihn zu einem Gleichklang im Sinne des hochgerüsteten Machtaufbaus von putschenden Generälen verbrämen. Diesen weist die gesunde Galle eine Möglichkeit auf, in ein anderes, ihnen sympathischeres System überzugehen, den Dickdarm, wie wir noch sehen werden. Versuchte das Herz, bei zu starkem Leberprinzip die anderen Organe oder die Teilchen zu zwingen, eine bestimmte Vorstellung unbedingt heute zu verwirklichen, wie eine kranke Leber, die etwas strikt fixiert erwartet, dann verfiele es, anstatt das Ganze zu einen, sehr schnell in Einsamkeit und käme aus dem Tritt. Herzrhythmusstörungen beispielsweise scheinen unter diese Kategorie zu fallen.

Durch Überzeugung kommt es zur *Motivation,* dem Auslösen einer Bewegung. Das Herzprinzip sucht daher den idealen und wohl fließenden *Standpunkt,* von dem aus alle Teilchen und alle Organe akzeptiert werden können, von dem aus *alles geliebt* werden kann. Von diesem fließenden, weil sicherlich immer wieder anderen Punkt aus kann das Herz zu allem ja sagen, hier gibt es kein Nein, keinen Widerstand. Diesen zu finden scheint sich das Herzprinzip als höchste Aufgabe zu setzen, denn hier in der *vollen Bejahung ohne jeden Widerstand* fühlt sich der *Mensch als Ganzes glücklich und verwirklicht*. Nach diesem an jedem Tag neuen Ort, an dem und von dem aus den Menschen „nichts anficht", strebt die Gemeinschaft der Zellen. Dort beneidet der Mensch nicht mehr einen angeblich Mächtigen und kann zu ihm wie *Faust* zu *Mephisto* sagen: „Was willst du armer Teufel geben? Ward eines Menschen Geist, in seinem hohen Streben, von deines Gleichen je gefaßt?" [32]. Aber dieser Standpunkt fließt, dies zeigt das immer bewegende und fließen lassende Herz. Wer das übersieht, will das Herz anhalten wie *Faust,* wenn er „zum Augenblicke" sagt: „Verweile doch! Du bist so schön!" [33].

Es scheint, als handelte das Herz nach einem Gesetz, um das die alten Weisen in China gewußt haben. Die Natur scheint demnach so gestaltet zu sein, daß immer ein passender Partner für einen suchenden Partner existiert. Es kann sich dabei um einen Mann für eine einsame Frau handeln. Es kann aber auch beispielsweise eine knifflige berufliche Aufgabe betreffen für den, der eine solche lösen möchte; die Regel von YIN und YANG vermutet, daß diese Aufgabe auf ihn tatsächlich wartet, wenn er sie als ganzer wirklich, bewußt wie unbewußt, will; danach schiene die Aufgabe ihre Lösung mit dem gleichen Interesse zu ersehnen wie der, der sie sucht.

Unter diesem Aspekt ist es dann allerdings überflüssig, Interessen aufzuzwingen, die der Frühling der Leber mit seinen Vorstellungen und Verbesserungsplänen erweckt hat, dessen Gefahr im Zwang des putschenden Generals bestand. Wenn jedes Interesse grundsätzlich eine Antwort findet, braucht die Kommunikationszentrale Herz nur zu verbinden und Wege zu öffnen. Sie braucht niemanden dafür zu überwältigen, denn jeder erhält dann sein ersehntes Gegenüber, sondern nur durch intensives Verbinden und Kommunizieren zu helfen, den jeweils passenden Partner für ein Interesse ausfindig zu machen.

An diesem, alle gegenseitigen Interessen verbindenden Ort liegt das, was die alten Chinesen das TAO nannten, jener sich stetig verlagernde Punkt der Ausgeglichenheit und des Glücks, von dem wir oben sprachen. Weil sich an diesem *Hier* und *Jetzt* kein Widerstand regt, ist hier die *volle Ver-wirklichung* möglich. Dafür arbeitet das Herz. Dazu braucht es vielleicht den Mut, den der Volksmund dem Herzen zuschreibt, und das Vertrauen in die Grundregel allen chinesischen Denkens, daß ein Partner für jedes Interesse existiert, welches im Frühling der Leber zum Leben erwacht ist und eine Aufgabe erfüllen und verwirklichen möchte.

Wer hervorragende Voraussetzungen für eine Aufgabe bietet, die er in einer Gemeinschaft und für sie lösen kann, verwirklicht diese in der Regel gern. Wer malen kann wie *Michelangelo,* der wird darin seine Verwirklichung finden und an ihr interessiert sein. So wird das Teilchen eine greifbare Wirklichkeit suchen, in der es den in der Leber geträumten Traum, beispielsweise ein Vitamin zu werden, erfahren und tatsächlich spüren kann. Wirklichkeit und Tatsächlichkeit können nur im *Heute* geschehen, und diese Möglichkeit bietet ihm das Herz. So wie die Galle das „Jetzt nicht" und damit eine heutige Wirklichkeit den auszuscheidenden Teilchen gab, so gibt das Herz das *wirkliche, heutige,* kraftvolle „Ja" den in den Blutkreislauf aufgenommenen Teilchen.

Bei dem pulsierenden Tanz durch den Körper, den das Herz bewirkt, haben die Teilchen die Chance, in die entlegensten Gebiete des Gesamtorganismus zu kommen und auch einen Partner zu finden, der verborgen ist. So wird auch das Vitamin, welches vielleicht in der Haut seinen Sinn erfüllen kann, über das Blut zu den Hautzellen gelangen können, um dort die Wirklichkeit zu erleben. So wie die Leber das Programm oder die Planung lebendig symbolisiert, so finden wir beim Herzen die *Verwirklichung im Heute.* Die Suche nach der Wirklichkeit, nach der *Ver-wirklichung,* die den kleinen Teilchen wie dem großen *Michelangelo* gemeinsam sind, ist die Kraft, die der Aktion des Herzens einen Sinn gibt.

Würde sich das Herzprinzip darin erschöpfen, miteinander zu reden, so entstünde zwar wie im Blutkreislauf durchaus viel Aktion. Erst durch das Interesse aneinander kommt es aber zur Wirkung; in der Regel sucht ein jedes Teilchen sich in einem oder mehreren anderen Teilchen des Gesamtorganismus zu verwirklichen. *Michelangelo* findet seine Farben und seine Sixtinische Kapelle, das Vitamin die Haut. Auch die Haut kann nur zu einer gesunden, verwirklichten Haut werden, wenn das Vitamin zu ihr kommt, und der *Moses* von Michelangelo existiert nur durch die Verwirklichung Michelangelos an ihm. Einer wirkt auf den anderen, es entsteht im ganzen Körper eine *Wechselwirkung.* Man kann

sich das bildhaft vorstellen, wenn jeder Punkt eines Rades mit dem gegenüberliegenden, auf der anderen Seite der Narbe liegenden Punkt in
Verbindung träte und jeder seinen Sinn in dem anderen fände, da nur
beide gemeinsam ihre Verwirklichung, nämlich ein Rad, bilden können,
und ein halbes Rad, wie sich leicht ausprobieren läßt, kein Rad ist. Beide gegenüberliegenden Punkte des Rades haben das gleiche Interesse, das Rad zu bilden, wie die Haut und das Vitamin eine gemeinsame
Verwirklichung anstreben, und alle Teilchen in unserem Körper den Gesamtorganismus bilden.

Dieses gemeinsame Streben, Wollen und gegebenenfalls auch Leiden bezeichnet exakt das Wort *Sym-pathie.* Sympathisch wird uns etwas eher dann erscheinen, wenn wir es verstehen können. Hier findet
die Arbeit von Magen, Dünndarm und Leber ihre Erfüllung, die versucht
haben, jedes Teilchen zunächst zu akzeptieren, dann ihm zu glauben,
und es schließlich noch genau zu analysieren und zu verstehen. Wenn
wir wissen, daß ein Teilchen wie ein Vitamin aufgebaut ist, werden wir
seinen Weg zur Haut viel eher verstehen können und akzeptieren können, als wenn es sich einfach diese Rolle herausnimmt. Ist uns bekannt, daß jemand hervorragend weise regieren kann, werden wir ihn
eher als Regenten annehmen können, als wenn wir darauf blind vertrauen müßten. Die Vorgänger bis hin zum General Leber tragen also
dazu bei, daß in diesem behüteten Paradies wirklich eitel Sonnen-
schein herrschen kann. Jeder scheint den ihm sympathischen Partner
zu finden und stört sich dadurch nicht an anderen, die ganz anders sind
als er. Jeder wirkt auf seinen Partner, wie die Haut auf das Vitamin und
es auf sie, überall entstehen Wechselwirkungen.

Wechselwirkungen sind in der heutigen Physik ein anderes Wort für
Kräfte, und somit ist das Herz auch ein Symbol für die *Kraft;* man spricht
auch von einem starken Herzen, und kräftig schmeckende Speisen bezeichnet man als „herzhafte". Betrachtet man die enorme Beschleunigung, welche das Herz den Teilchen durch sein Zusammenziehen mit-
gibt, meint man diese Kraft zu spüren, die Kraft einer sich mächtig
schließenden Faust. Hier stoßen wir auf eine Gefahr des Herzens. „Wo
rohe Kräfte *sinn-los* walten, da kann sich kein Gebild gestalten" [34].
Die kreative Lunge wird sich hier als zügelnde Hüterin erweisen. Dabei
ist der Sinn für das Herz unerläßlich; ohne ihn „bricht" es und verliert
sein Feuer, seine feurige Kraft.

Dies weist auf das Feuer als ein weiteres Symbol des Herzens hin. Man spricht vom Feuer der Liebe, zündet an fröhlichen Festen Kerzen an und veranstaltet Freudenfeuer. Das Feuer scheint einen *Höhepunkt* zu markieren, einen herausgehobenen Tag, auf den man sich lange vorbereitet hat. Wer kennt nicht die Vorbereitung auf das Weihnachtsfest, das Backen und das Geschenkesuchen, und wie rasch sind diese Tage vorübergehuscht, die typischerweise im Kerzenschein begangen werden. Wie ein solcher kurzer Höhepunkt saust auch das Blut durch das Herz, ein rascher Impuls, und schon ist es wieder in der Peripherie, wie das Feuer als Symbol des Herzens das Holz, jenes Symbol der Leber, das über Jahre gewachsen ist, in wenigen Minuten verbrennt. Wer einmal einen Hausbrand miterleben mußte, weiß, wie schnell jahrelang Aufgebautes vom Feuer *verzehrt und verbraucht* werden kann. Hier taucht eine weitere Gefahr für das Herzprinzip auf. Seine *Unermüdlichkeit* läßt es dazu neigen, sich und andere über die Maßen zu verbrauchen. Das entspräche einem übermäßig heißen Sommer, der die Pflanzen aus dem Frühling keinen Herbst mehr erleben läßt. So müssen die wilden Pferde des Herzens gezügelt werden, und dies wird die Lunge tun. Es geht dem Herzen bei seiner liebevollen Aktivität nicht anders als dem Menschen bei der körperlichen Liebe. Festtage lassen sich nicht beliebig vermehren, und vor übermäßig vielen Höhepunkten gibt es auch eine biologische Schwelle. Da muß das ungestüme Herz das *Warten* lernen, bis es von neuem entschlossen aktiv wird. Neben diesem *ent-schlossenen* Zupacken des Löwen symbolisiert auch die *Aufgeschlossenheit* der freundlich lächelnden Sonne, des *Zentral-gestirns,* das Herz. Sie wartet eine ganze Nacht, bis sie am Morgen wieder alles mit ihren Lichtstrahlen verbindet, *periodisch* wiederholend seit Jahrmillionen. Wie sein Symbol hat sich der Herrscher Herz die Periodizität, das immer wieder gleichartig Wiederkehrende, auf das Banner geschrieben. Periodisch zieht er sich zusammen und geht wieder auseinander.

Ist das Herz fest zusammengezogen wie eine geschlossene Faust, scheint es eine verneinende, ablehnende Haltung zu symbolisieren. Die Klappen seiner Kammern sind noch geschlossen, das Blut aus den Kammern gerade in die Arterien geströmt. Aber hatten wir nicht festgestellt, das Herz würde allen Teilchen „Ja" sagen? Wie mag sich dies vertragen, wie kann man allen „Ja" sagen und doch „Nein" sagen? Hier taucht ein in dieser Form neues Prinzip auf. Wenn man allen Teilchen „Ja" und doch auch allen Teilchen „Nein" sagen will, kann man das nur zeitlich nacheinander tun. Das Herz trennt hier mit einem klaren „Ja" und einem klaren „Nein" das Blut, den Fluß des Lebens, in zeitliche Portionen, in Teilschritte oder *Quanten*. Ein bestimmtes Quantum darf jetzt in den Vorhof, ein anderes verläßt die Kammer.

Dies geschieht ähnlich wie beim Magen, der auch die Dinge weitergibt, die ihm von der Speiseröhre gegeben wurden, allerdings mit zwei wichtigen Unterschieden. Zum einen können wir durchaus etwas essen, während der Magen *gleich-zeitig* Speisebrei in den Zwölffingerdarm abgibt. Das „Nein" und das „Ja" sind also zeitlich nicht klar getrennt, sondern ineinander fließend. Der zweite Unterschied ist wesentlicher. Das Herz kann nicht erbrechen, es kann das Blut nicht zurückspucken. Der Fluß, der durch das Herz fließt und der durch es zum Fließen kommt, hat nur eine Richtung, und er wird beim gesunden Herzen in all den Jahrzehnten niemals umgekehrt. Das ist schon etwas sehr Erstaunliches. Es wird uns spontan kaum etwas einfallen, daß so *unumkehrbar* und doch regelmäßig vor sich geht. Vielleicht denken wir dann an die Jahreszeiten, die uns auch ihren festen, unumkehrbaren Rhythmus vor Augen führen. Aber es sind nicht nur diese, es ist die Zeit überhaupt, die wir als so unumkehrbar fließend empfinden. Daher ähneln unsere Zeitmesser, unsere Uhren, mit denen wir versuchen, die Zeit derartig nachzuahmen, daß wir sie an ihnen beobachten können, dem Herzen außerordentlich. Nicht nur die alte Uhr mit der Unruhe im Zentrum, die hin und her schwingt, auch die moderne Quarzuhr versucht, den Zeitfluß mit einem periodisch schwingenden Herzen, dem Quarzkristall, zu kopieren. Das Herz ist also ein Symbol der *fließenden Zeit,* aber auch der *gemessenen Zeit.*

Sicher nicht wenige Menschen werden herzkrank, weil sie den regelmäßigen Zeitfluß nicht verstehen und meinen, daß sie dadurch, daß sie ihre innere Uhr alias Herz mehr jagen, auch nur ein Quantum Zeit gewinnen könnten. Sie handeln, als würde es einen Zeitgewinn mit sich bringen, wenn jemand seinen Wecker anders laufen ließe. Wer versucht, seinen Partner und inneren Herrscher Herz um die *Zeit* zu betrügen, der versucht, die *Realität mit einer Illusion* zu betrügen. Der Illusion kann man etwas vormachen, der Realität nicht. Der Manager beispielsweise, der sein Herz hetzt, betrügt diesen seinen zentralen Partner, und wer seinen Partner betrügt, betrügt sich um seine Partnerschaft. Körperlich ist das tödlich. Er begibt sich in die Gefahr, seinen Partner Herz wirklich zu verlieren.

Dieses Problem taucht jedoch auch auf einer anderen Ebene auf. Wer das Herzprinzip der Kommunikationszentrale, diesen Partner aller Partner, diesen vermittelnden Herrscher, zur Seite drängen möchte, der baut einen Staat im Staate auf, der setzt einen Nebenkaiser oder Tumor ein. Das Herz, das auf die gleichmäßige Wertigkeit aller Partner achtet und auf die Beachtung des gleichmäßigen Zeittaktes, leidet außerordentlich darunter, wenn jemand kommt und behauptet, *sein* bestimmter *Aspekt* sei *wichtiger* als alle anderen, und den Gemeinsinn, das gemeinsame Ziel nicht wahrnimmt. Er hat dann eine fixierte Erwartung des Leberprinzips aus dem Frühling mitgebracht und nicht gemerkt, daß im Sommer andere Regeln gelten, die der Kommunikation und Verwirklichung in Gemeinschaft. Er will seine Erwartung strikt begrenzt verwirklichen, will wuchern und einen *Tumor* bilden auf Kosten der anderen Organe. Er versteht noch nicht, daß die Suche nach der Verwirklichung seiner Vorstellung gerade *in der Gesamt-vorstellung* die Chance einer Realisierung erhält, da er so am wahrscheinlichsten den findet, der gerade nach seinem Aspekt lechzt und ihm wiederum den Aspekt zu erleben ermöglicht, den er selbst ersehnt. Der Spaß und das Glück des Sommers des Gesamtwesens Mensch stehen hier auf dem Spiel, es droht die Gefahr der wuchernden, später verdorrenden Isolation eines Tumors.

Das Herz wird auch diesem „Nebenkaiser" alle Informationen und Teilchen zuführen und ihn mit allen Interessen in Kontakt bringen. Es scheint zu hoffen, daß er erkennen möge, daß er sich gerade in der Gemeinschaft *aller,* in dem allen gemeinsamen Ziel verwirklichen kann und im Körper auch seinen oder seine dafür notwendigen Partner finden wird, wenn er nur das Angebot des Herzens annimmt, dies auch im Rahmen der Zeit und in freier Kommunikation zu verwirklichen. *Freiheit für alle* in Gleichberechtigung ist eine Devise, die das Herzprinzip höher schlagen läßt. Es hofft auf die Wirkung des *Über-blicks auf das Ganze,* auf die *Ein-sicht* des Nebenkaisers in die Erfahrung, daß Kriege nur Verlierer kennen. Das Herz, diese Kommunikationszentrale, hält den fixierten Vorsatz des Nebenkaisers, nicht auf das Herz und dessen Vermittlung anderer Aspekte und Interessen hören zu wollen, für einen

Denk- oder Informationsfehler. Er scheint die erwähnten Grundregeln nicht zu kennen, und das Herz versorgt ihn daher intensiv mit Blut, Teilchen, also Informationen. Indem es ihn nicht von der Kommunikation ausschließt, schließt es ihn auch nicht von der Ernährung aus; es hofft, ihn mit dem vereinenden Feuer der offenen, integren und integrierenden Freundschaft anstecken zu können. „Vereint und wiedervereint, die Pforte zu jedem Geheimnis", sagt *Lao Tse,* und dies ist geradezu der Spruch des Herzens.

Schafft das Herzprinzip es mit seiner Überzeugungskraft nicht, den Nebenkaiser Tumor wieder in den Gesamtorganismus zu integrieren, zum Beispiel, weil er nicht tatsächlich unvoreingenommen zuhören will, so wird dieser sein Reich ausweiten. Im Körper geht aber alles nach genauen Folgen vor sich, *Folge-richtigkeit* ist die Grundregel des Organismus. Wenn jemand aus dieser Folgerichtigkeit ausbricht und sich über die anderen erhebt, könnte er zwar die anderen zum Schweigen bringen, doch ihr Schweigen wäre seine Einsamkeit, und einsam wäre er ohne Hilfe und ginge hilflos zugrunde.

Nehmen wir ein Beispiel: Wenn die Leber sich über das Herz erhebt, wenn sie als General auf einsamer Höhe den mittelnden Fürsten entthront, bedeutet dies, daß die klare nüchterne Vorstellung die verbindende Liebe entmachtet. Dann wird die Leber Vorstellungen und Frühling und noch einmal Frühling produzieren, doch ein Sommer wird nicht folgen, und die ganzen Vorstellungen und Programme bleiben Schubladenpläne. Die Vorstellung wird sich um die Realität betrügen; sie mag eine Weile so tun, als sei die Vorstellung die Realität, doch sie wird bald feststellen müssen, daß sie die Realität, die Gesamtheit, zu der das Herz (nur) der Mittler ist, nicht betrügen kann. Die Leber wird wuchern, das Herz wird ihre Wucherungen ernähren, wie es alle ernährt, und ihre Metastasen werden versuchen, allen mitzuteilen, wer nun der neue Nebenkaiser ist, und versuchen, auch die anderen Organe in die Knie zu zwingen.

Interessanterweise gibt es keine Metastasen im Herzen, das Herz läßt sich nicht betrügen. Doch muß es von seinem ausgleichenden und insofern neutralen Standpunkt aus möglicherweise sehenden Auges in den Untergang gehen, wenn das Ganze, der *Gemein-sinn* nicht ein überzeugendes Gegengewicht erschafft, wozu es die Niere bräuchte, und so die Leber in ihrem Wahn Erfolg hätte. Doch ein solcher Erfolg ist der rasselnde Sieg eines Diktators, der alles Geld in die Macht, in das Heer steckt. Vielleicht werden sich die anderen ihm unterwerfen, aber er wird mit ihnen verhungern. Dies ist oft ein langer Weg, Diktatoren halten sich manchmal jahrzehntelang in der Politik, auch im Körper. Ein solcher Nebenkaiser oder Tumor scheint nicht zu verstehen, daß der *Gesamt-sinn* so wenig in Teile getrennt werden kann wie der Mensch; zwei halbe Menschen sind nicht ein Mensch. Wer versucht, hier zu trennen, tut anderen weh, aber auch sich. Die Wahrheit, das Ganze, ist untrennbar.

Die eine große Frage dabei ist, ob der Nebenkaiser zuhören wird; das Wort Diktator heißt „der mit Worten auf etwas Hinweisende" [35], also gerade nicht unbedingt ein Hörer. Das Herz ist ein nur immer wieder mitteilendes, aber niemals zwingendes Prinzip. Auch die Niere tut dies nicht, doch bietet sie mit ihrer weisen Schau dem diktatorischen Tumor das Leid, jenen Stein der Weisen, auf den er beißt, und damit jene große Motivation zum Nachdenken, die die Erfahrung gebiert, die wiederum das Zuhören lehrt. Tatsächlich fällt es auf, daß Tumorkranke oft schwer zuhören können, wenn es um den Tumor berührende Grundsatzfragen geht. Etwas in ihnen scheint sie zu zwingen, wesentliche Dinge zu überhören oder davon abzulenken; dahinter steht mit Sicherheit kein bewußter böser Wille, sondern ein innerer, unbewußter Zwang. Da zwingt sie offensichtlich unbewußt jenes Prinzip, welches sich zum Diktator erhoben hat, das vermittelnde und ausgleichende Prinzip zu unterdrücken.

Bei einem Menschen, dessen Herzprinzip krankt, finden sich auch überhäufig Probleme mit der Pünktlichkeit. Da scheint das regelmäßige Zeitmaß, das Maß seiner inneren Uhr Herz, gestört zu sein. Es fällt ihm schwer, *alles unter einen Hut*, den des Herzens zu bringen. Wenn sich das immer wiederholt, und der Patient sich offensichtlich fast verzweifelt bemüht, wieder in den Zeittakt zu kommen, dies ihm aber dennoch nicht gelingt, fällt das allen Beteiligten auf. Verdeutlicht wird dies dann, wenn eine Besserung eintritt in den Befunden und gleichzeitig plötzlich der Patient munter und pünktlich in die Praxis kommt.

Betrachten wir nun aber bitte nicht das Herz als inaktiven Ruhepunkt wie einen König mit Bart im Schlafmantel. Es ist vielmehr das aktivste

Element des Körpers und zeigt, daß alles im Fließen ist, daß jeder sich verändert, wie in der Natur alles wächst und gedeiht und sich von Jahreszeit zu Jahreszeit entwickelt. „Alles ist im Fluß", dieser alte Satz des griechischen Philosophen *Heraklit* ist dem Herzen aus dem Herzen gesprochen, so wie der römische Spruch: „Die Zeiten ändern sich, und wir ändern uns in ihnen." Ändern, Fließen und Bewegung sind ein Zeichen des Lebens, an der Nichtbewegung erkennen wir das Ende des Lebens.

Be-weg-ung legt immer einen Weg zurück. Der alte *Lao Tse* meinte, der Weg sei auch schon das Ziel. Auch das Herz scheint dies zu meinen, sonst wäre der Tod als Endpunkt seiner Bewegung sein Ziel, und den könnte es schneller haben. Wozu dann lebenslange Mühe? Auch in unserem Alltag tun wir so manches, obwohl wir dabei nicht an ein Ziel kommen wollen, sondern nur, um es zu tun, weil der Weg uns erfreut und damit bereits das Ziel ist. Das hört sich nach *sinn-losem* Tun an, aber das *Tun* ist dann *selbst* der Zweck. Nehmen wir ein Beispiel, das dem Herzen nahe liegt. Wenn sich Mann und Frau vereinigen, so ist ihr Ziel der Weg, die *Be-weg-ung.* Gingen sie nur zusammen und bewegten sich nicht so ergänzend wie die beiden Herzhälften, was wäre die Liebe? Wer hier meint, das Ziel sei das Ziel, der gehe den Weg der künstlichen Befruchtung. Oder man beobachte Leute, die an ein fixes Ziel kommen wollen. Sie wollen irgendwann fertig und nicht mehr auf dem Weg sein, aber das Ergebnis ist dann überraschenderweise, daß sie tatsächlich fertig sind, aber in einer anderen Hinsicht. Das Ziel am Ende des Weges scheint eben nicht das menschliche Ziel zu sein.

Das Leben und die Liebe brauchen also den Zeitfluß, den das Herz wie ein Taktgeber vorgibt, als Formen der Aktivität und Bewegung; dies ist ein unumgängliches physikalisches Gesetz. Das Herz, unser vermittelnder und alles liebender Zentralpol, *bedarf der Zeit,* auch eines gewissen periodischen Regelmaßes, der Aktivität des Tages und der Ruhe der Nacht wie sein Symbol Sonne. Allzu lange Ruhigstellungen beispielsweise durch eine lange Krankheit machen ihm ebenso zu schaffen wie ein gehetztes Leben im Jet-Set-Stil. Es scheint uns aufzuzeigen, daß es in unserem Sinn, im Sinne des Gesamtorganismus liegt, allem Tun das richtige Maß Zeit zu geben und zu schenken, und diese sollten wir genügend haben, dafür sorgt unser unermüdlicher Herzmuskel.

Allem die richtige Zeit zu schenken ist nicht einfach. Auch wenn man sich noch so sehr bemüht, allen Umstehenden das aus seiner Sicht richtige Zeitmaß zukommen zu lassen und keinen gegenüber dem anderen ungerecht zu benachteiligen, wird typischerweise einer vergessen, der auch zu allen gehört, der auch Zeit und Liebe braucht – man selbst! Das Herz zeigt auch hier den Weg. Es pumpt das Blut nicht nur in alle anderen Organe, sondern es zweigt gleich zu Beginn etwas von dem, was es abgibt, für sich ab. Die Blutgefäße, mit denen der Herzmuskel sich selber Blut zuführt, winden sich wie liebevoll geflochtene Kranzteile am Herzen entlang. Diese sogenannten Herzkranzgefäße symbolisieren daher typischerweise jene Liebe, die man sich selbst gibt, die *Selbstliebe.* Wenn das Herz vergißt, sich selbst zu versorgen, und seine Herzkranzgefäße ihm nicht mehr genügend Blut zuführen, dann erleidet der Mensch einen Herzinfarkt. Beim Herzinfarkt stirbt ein Teil des Herzens! Unser Herrschersymbol hat zwar einige Reserven, aber auch der Mächtigste und Lebendigste verhungert, wenn man ihm nichts mehr zu essen gibt.Dann kann er nicht mehr mitteln, keine Liebe mehr geben, und wird schwach, oder das Land verliert seinen Führer ganz und fällt auseinander.

Eine erstaunliche Tatsache lehrt diese Erkrankung. Wenn das Herz sich selbst nicht genug Blut gibt und das Prinzip der Selbstliebe bei ihm gestört ist, dann kann es auch die anderen Organe nicht mehr gut mit Blut versorgen, dann kann der Patient auch die anderen nicht mehr gut lieben. Wer sich selbst nicht genug liebt, kann andere nicht lieben. Diese banale, hier in der Biologie unverrückbar dargestellte Tatsache wird leider allzu häufig übersehen. Vergessene Liebe des Selbst führt, das demonstriert das Herz, zu einem folternden Mißbrauch, zur Nächstenliebe ohne Selbstliebe. Dem entspräche das folgende körperliche Bild: man engte die Herzkranzgefäße ein, verlangte aber vom Herzen, es möge fröhlich seine Leistung weiter voll erbringen. Nur einem Sadisten wäre so etwas zuzutrauen, nur ein Masochist wird sich dies antun. Diese Aufopferung unter Verletzung des Herzprinzips führt dahin, daß derjenige, der sich so *aufopfert,* tatsächlich ein *Opfer* wird. Liegt er dann jahrelang krank als Opfer darnieder, müssen sich alle anderen für ihn aufopfern, bis diese wieder erschöpft sind, und so folgt ein Menschenopfer dem anderen. Hätte der erste nicht geopfert, sondern gegeben, was er konnte, und hätte er dabei auch für sich von der Zeit und der Liebe, die er gab, das richtige Maß abgezweigt, der immer wieder anzutreffende Opferwahn in unserer Gesellschaft hätte ein Opfer weniger gefunden. Das Herz zeigt den Weg, wie mächtig man anderen helfen kann, wenn man den Mut hat, das gleiche auch für sich selbst zu tun. Dann wird man sich den Sommer des Herzens, die Sonne des Herzens im Leben erhalten.

Beim letzten Satz würde das Herz bereits rebellieren; denn Erhaltung ist nur in gewisser Weise sein Metier, nur die Erhaltung der Bewegung, die *Er-halt-ung* des *Nicht-haltens* ist sein Ziel, so wie die Sonne aus unserer Sicht stetig am Himmel dahinzieht und nicht stehen bleibt. Ob sie dies wirklich tut, darum gab es in früherer Zeit genügend Streit; denn wir suchen meist nach einer stetig bewahrten *Wahr-heit,* das Herz aber ist das Prinzip des Wandels, in dem nur die *Verwandlung* als solche bewahrt wird. Interessanterweise gibt es Religionen, die die starre Unwandelbarkeit zum höchsten Prinzip erhoben haben und meinen, ewige Dogmen unverrückbar, unwandelbar zu erheben, und auf der anderen Seite solche, die die höchste Wahrheit oder Gott als einen bewegten Tänzer darstellen, als einen immerwährend sich bewegenden *Shiva* beispielsweise, dessen einziges faßbares, bleibendes Merkmal die Bewegung zu sein scheint.

Wenn hingegen Standpunkte *ausgeklammert* werden, statt eine *umfassende Einigung* zu erarbeiten, oder andere Standpunkte meinen, sie müßten unter allen Umständen unverändert *be-wahrt* werden, weil ihnen die Leber, jenes Prinzip, das für das Morgen plant, den Floh ins Ohr gesetzt hat, aus der Erwartung, es müsse alles so bleiben, entstünde auch immer eine Realität, dann wird die Gesamtheit keine Einheit wie der Kreis der Sonne oder des Blutkreislaufes, sondern eine Zweiheit oder eine Vielfalt darstellen, die die Macht des großen *Einen,* das alle zusammen bilden, schmälern oder vernichten. Dann wird das Ausgeklammerte als Nebenkaiser aufstehen, werden beispielsweise die Beine dem Gehirn nicht gehorchen, und der Kopf wird zucken, ohne daß es der gesamte Mensch möchte. Dann muß ein Kranker sich jeden Tag zwanzigmal waschen, als zwänge ihn ein anderer. Und wenn dieser andere in ihm an Größenwahn leidet, kann er auch die körperliche Einheit zerstören, indem er sie überwuchert und als Tumor auslaugt. Krankheiten des Herzprinzips tragen vielfältigste Gesichter; möglicherweise ist dieses Prinzip immer mitbeteiligt, wenn etwas nicht heutig ist und nicht die *Realität spürt, wahr-nimmt,* sondern im geplanten oder vergangenen Traumland lebt.

Nun, da im Herzen und dessen Kreislauf aus dem Traumland die Realität hervorgeht, geschieht noch etwas in diesem Organ der umfassenden Einigung aller Standpunkte, auf das wir seit den Gedanken über das zeitliche Fließen allen Seins im Einleitungskapitel gewartet haben. Denn wie das bei der Liebe so geht, entsteht neues Leben in dieser „Quelle des Lebens", wie der Gelbe Kaiser das Herz nannte [8]. Hier nämlich spricht jeder Mensch von seinem Blut, von etwas ihm zugehörigen, eine Identifikation, die er mit dem Speisebrei im Dünndarm mit Sicherheit noch nicht verbinden konnte. Das frühere Speiseteilchen im Herzen ist ganz unverkennbar jetzt *„Ich"* geworden! Während wir im Dünndarm noch von einem Speisebrei sprachen, mit dem wir uns mit Sicherheit nicht identifiziert hätten, gelangte das Teilchen zwischen Dünndarm und Blut bereits in unser Pfortaderblut, war also aufgenommen, aber noch fremd, wurde von der Leber für geeignet befunden, unser eigen zu sein, und gelangt nun durch das Herz zum Leben und wird unser lebendiger Körper. Es scheint, als brächten das Herz und sein Kreislauf nicht nur das Gefühl der Einheit hervor („Wir gehören zusammen"), sondern auch jedem Teilchen die Identität mit dem lebendigen Ganzen, ein neues Sein („Ich bin ein Teil dieses Gesamtorganismus"). Dieses *„Ich bin"* ist ein bedeutender Begriff; denken wir nur an den Gott der Alten mit Namen *Jahwe,* was wörtlich „Ich bin, der ich bin" heißt.

Somit ist das Herz nicht umsonst das Zentrum und der Fürst unter den Organen. Es gewährt durch seine kraftvolle Tätigkeit im Sinne von Mut und Liebe einem jeden Organ seine Freiheit und seine Verwirklichung, es weist es auf mögliche Partner hin und sucht zu verhindern, daß eines der Organe, welches nicht so freiheitlich und offen strukturiert ist wie das Herz, die Macht an sich reißt und zu einem diktatorischen Nebenkaiser wird. Für diese Aufgabe braucht das Herz alle anderen Organe, es kann und darf keines ausklammern, auch nicht sich selbst, darauf beruht seine Kraft. Es gibt der Leber die Verwirklichung des Traumes, Pläne zu erleben, es führt vom Traumland in die Realität des Heute. Durch dieses Fließen vom Gestern ins Morgen wird aus dem heutigen Heute morgen ein Gestern werden. Für diesen Vorgang hält unser Körper und wohl auch unsere Seele noch eine weitere Reihe von Organen bereit, die nicht minder faszinieren und *not-wendig* sind als die besprochenen.

Beispiele

Patient 10:

Der alte Mann hat schon vier Herzinfarkte erlitten, einer davon führte zum Herzstillstand, aber er konnte wiederbelebt werden.

Er ist geschieden und wieder verheiratet, aber auch in der jetzigen Ehe kann er kaum einen gemeinsamen Standpunkt finden. Es ist ein tägliches *Auseinander-setzen,* am liebsten isoliert er sich und geht seine eigenen Wege. Dies scheint die letzten Jahrzehnte zu überschatten. Auch beruflich hat er Demütigungen hinnehmen müssen; sein Wahlspruch dabei war, daß man „da nichts machen könne".

So scheinen seine Freiheit, sein Mut und seine Liebe eingeschränkt; es verwundert nicht, daß das körperliche Prinzip des Herzens so oft nicht mehr weiter mitmachen wollte. Er malt leidenschaftlich gern, dies gleicht ihn aus und scheint ihn heilen zu können. Seine Schilderung deutet an, daß diese Selbstzuwendung und Selbstliebe sonst gefehlt haben dürfte. Hat sein körperliches Prinzip der Liebe deshalb so gelitten? Wer so herzkrank ist, ist selten nur am Herzprinzip erkrankt; daher werden wir diesen Kranken bei der Niere wiederfinden, und auch die Hinweise auf ein zu schwaches Milzprinzip sind nicht zu übersehen.

Patient 11:

Bei der Patientin im mittleren Lebensalter entstand vor Jahren ein Eierstocktumor, der operiert wurde und der trotz schlechter Prognose danach jahrelang nicht wieder aufgetreten ist.

Der Eierstock als Magenmeridian-Organ zeigt auf die Geborgenheit, aber auch Verborgenheit als Stichworte. Tatsächlich hat sie ihre Mutter sehr früh verloren und darunter bis heute sehr gelitten. Ihre jetzige heile Familie scheint ihr psychisches Zentrum zu bilden. Auch die Verborgenheit kennzeichnet sie; sie tut sich außerordentlich schwer, an ihr Unbewußtsein heranzukommen. Sprechen wir mit ihr über irgendwelche den Tumor betreffenden Hintergründe, bejaht sie regelmäßig geradezu eilfertig, sie verstehe es, aber schon fünf Minuten später weiß sie nicht mehr, daß wir darüber gesprochen haben. Trotz intensivster Bemühungen gelingt es uns nicht, ihr diese Verborgenheit vor sich selbst zu nehmen oder wenigstens bewußtzumachen.

Sie lebt in einer fixierten kirchlich-religiösen Vorstellung und scheint sehr darauf bedacht, von dem, was „man" tut, nicht abzuweichen; anderes klammert sie aus. Sie versucht alles zu geben, opfert sich für Familie, auch für Vereine auf. Das Neinsagen fällt ihr sehr schwer; heftige Drehschwindelattacken des korrigierenden Gallenmeridianes zwingen sie schließlich, sich vom Vereinsleben etwas zurückzuziehen. Das Wort „man" fällt bei ihr immer wieder, es fällt ihr unübersehbar schwer, zu erkennen, was sie selbst wirklich denkt und will. Alles scheint im „man" eingebettet zu sein, in festen Regeln, die ihr Sicherheit zu bieten scheinen, ihr aber auch die Freiheit des Lebens und des Herzens nehmen. Kein Wunder, daß hier ein Nebenkaiser auf dem Magenmeridian den wahren Kaiser des Herzens unterworfen hat.

Es ist nicht gelungen, sie aus dieser Tyrannei zu befreien. Es war wohl schon deshalb nicht möglich, weil sie tatsächlich nicht zuhörte, was sich in einer kurzen Gegenfrage immer wieder zu unserem an Unfaßbarkeit grenzenden Erstaunen bestätigen ließ. Wir hatten das Gefühl, uns säße jemand gegenüber, der wie in Trance, wie betäubt im Traumland nur das an der Realität *wahr-nahm,* das der Zensor seines Nebenkaisers zuließ. Dann kam sie auch wieder zunehmend zu spät zu Terminen, konnte sich dies selbst nicht erklären. Schließlich trat der Tumor erneut auf. Wir hoffen, daß dieser körperlich greifbare Aggressor ihr den seelischen Aggressor bewußtmacht als eine Chance der Heilung.

Die Prinzipien des Herzens:

– Geistige Harmonie, Liebe, Vertrauen, *Wechsel-wirkung* aller Partner, *Sym-pathie.*
– Ohne Selbstliebe keine Nächstenliebe, regelmäßiges Opfern von sich selbst führt zum Menschenopfer.
– Mittler des Ganzen, *Kon-zentration,* Erster unter Gleichen, *Eintracht, Ein-klang,* nicht *Gleich-klang.*

- Alle Aspekte, Aspekt aller gleich wichtig, Überblick auf das Ganze, Gesamtvorstellung; *frei-willige* Einheit, kein Zwang, kein *Aus-klammern* oder Unterjochen. Überzeugen, nicht überreden; dadurch Kraft und *Mach-t* im Sinne von Machen und Aktivität.
- Durch *Kom-munikation* Erschaffen einer gemeinsamen Aufgabe, Motivation, in Bewegung setzen, Freude.
- Standpunkt, von dem aus alles geliebt werden kann (TAO), umfassende Einigung aller Standpunkte, volle Bejahung ohne jeden Widerstand, Glück, volle Verwirklichung im Hier und Jetzt, im Heute.
- Einförmige und doch nicht langweilige, periodische Wiederholung; *Gleich-zeitigkeit,* fließende, unumkehrbare Zeit, Zeitquanten; Herz wie Uhr, braucht Zeit, Folgerichtigkeit.
- Das Ziel ist der Weg, das Tun selbst ist der Zweck.
- Unermüdlichkeit, aber auch Auszehrung, Niedergeschlagenheit.
- Ich bin wirklich ich – bin ich spürbar wirklich heute ich?
- Mut und *auf-geschlossene Ent-schlossenheit,* das *Unglaub-liche* wahrzunehmen; spürbare Wirklichkeit statt Illusion, wirkliches *Erfahren; Wahr-heit* im Wandel.
- Offenheit, Liebe, Freiheit und Mut des Herzens wirken wie ein *Lauffeuer.*

Dem am Herzprinzip Kranken kann man nahelegen:

Suchen Sie in allem den Ausgleich.

Jedes Ding, jede Tat, jeder Mensch hat sein Recht, und es gibt keinen Grund, warum man etwas Bestimmtes dauerhaft bevorzugen sollte. Handeln Sie wie ein Arzt in der Praxis oder ein Bäcker in seinem Laden, sorgen Sie für eines um das andere, geben Sie jedem, was er braucht, aber verfangen Sie sich nicht bei einem einzigen, Sie könnten die anderen vergessen und unfair werden. Auch wenn Sie sich selbst vergessen, werden Sie nicht die ersehnte Ausgeglichenheit finden.

Handeln Sie wie das Wasser, das alle Teile in sich aufnimmt und löst, so daß alle gleichberechtigt ein Ganzes bilden können. Fließen Sie wie das Wasser und halten Sie nicht an einer bestimmten Zeit fest, von der Sie denken, sie überträfe alle anderen. Leben können Sie nur heute.

Versuchen Sie sich die heutige Realität bewußtzumachen, vielleicht, indem Sie dazu einmal Ihre Zimmerwände berühren und merken, wie wirklich diese sind, wie Ihre lebendigen Hände. Kommen Sie hervor aus dem Traumland und spüren Sie, daß es schön ist zu träumen, aber noch wesentlich schöner, diese Träume zu erleben. Gestalten Sie das Heute, denn nur die jetzige Sekunde, in der Sie diesen Satz lesen, können Sie jetzt gestalten, und nun ist sie schon vorbei und für immer verflossen. Genießen Sie das Heute, denn es ist die einzige Wirklichkeit. Halten Sie nicht an einer Belastung von gestern oder einem Traum von morgen fest, er könnte Ihr Symbol des Fließens, das Herz, enorm belasten.

Versuchen Sie, mit allem und jedem, der Ihnen in den Sinn kommt, zu kommunizieren, ohne auszuklammern und zu unterjochen. Dadurch werden Sie leichter Probleme einordnen in das, was Ihnen vermutlich im Moment abhanden gekommen ist: ein einheitliches und ganzes Weltbild und das Gefühl, ganz Sie selbst zu sein.

Finden Sie den Mut zur Offenheit, fürchten Sie sich nicht davor, verletzt zu werden, da restlose Offenheit unter Darbietung auch der eigenen Schwäche den Gegner regelmäßig entwaffnet! Denken Sie an den Wolf, der die Kehle bietet, wodurch seine Artgenossen gehemmt werden, ihn anzugreifen, oder an *Gandhi,* auf den wir bei der Lunge noch eingehen werden.

Lieben im Sinne von Verstehen des Gegenübers hilft, die Angst zu verlieren!

Wesentlich ist, sich selbst dabei nicht zu vergessen, damit diese zentrale Kraft sich nicht unter Auszehrung erschöpft.

Die Kraft des Herzens kommt durch das Überzeugen der anderen, nicht das Überreden, als Erster unter Gleichen im Wissen um die eine gemeinsame, sich wandelnde Wahrheit. Motivation durch Kommunikation!

Haben Sie den Mut, mit offenen Augen, eigenem Kopf und dem Willen zur Klarheit durch die Welt zu laufen. Vielleicht ist sie ganz anders, als man es Ihnen bisher suggeriert hat! Prüfen Sie wirklich selbst, nehmen Sie selbst alles wahr, soweit Sie es nur können. Und versuchen Sie dies vorurteilsfrei zu tun; denn nur der Mut, scheinbar Unglaubliches, aber eben doch von Ihnen *Wahr-genommenes* auch zu bejahen, gibt Ihnen die Freiheit und Selbstsicherheit des Herzens. Die selbst *wahrgenommene* Wahrheit ist die, die stark und frei macht!

Das Prinzip der Lunge

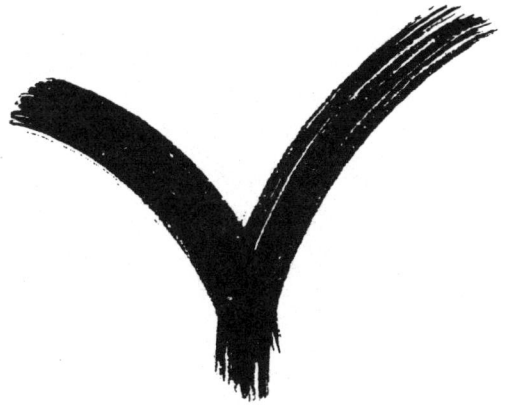

Von einer „Ehrenrunde" hatten wir gesprochen, als das Herz die Teilchen des Blutes aus seiner rechten Kammer durch die Lunge in seine
andere, die linke Hälfte flutete. Es ist schon erstaunlich, daß die Lunge
eine ganze Herzhälfte für sich beansprucht, und sich alle anderen Organe mit der zweiten, wenn auch etwas kräftigeren Hälfte des Herzens
begnügen sollen. Welche „Ehre" mag hier jenen Teilchen zuteil werden,
die wie von einem zum anderen Audienzsaal des herrschenden Herzens huschen und so dessen beide Hälften zu einer *Einheit* verbinden?
Die Ver*ein*igung ist eigentlich das Prinzip der Liebe, also das des Herzens, so daß sich dessen Prinzip offensichtlich erst in der Ehrenrunde
durch die Lunge verwirklicht. Ob die Lunge dem Herzen prinzipiell so
nahe ist?

Zunächst sieht es fast so aus, als sei die Lunge ein Teil des Herzens,
so eng ist sie zwischen beide Herzkammern zwischengeschaltet. Doch
betrachten wir sie näher. Von ihrer räumlichen Ausdehnung her ist sie
gewiß eines der größten, wenn nicht das größte Organ des Körpers. Sie
füllt fast alles, was ihr das im Verhältnis zu ihr eher kleine Herz an Raum
im Brustkorb übrigläßt, ob dieser nun einatmend geweitet ist oder nicht.
Die Lunge geht mit den Bewegungen des Brustkorbes mit, sie *re-agiert*
auf sie, indem sie ihnen passiv folgt. Ärzte wissen, daß die *passive* Lunge bei geöffnetem Brustkorb, wenn sie also von ihm frei wird, keineswegs mehr atmet, sondern sich zusammenzieht, regelrecht zusam-
menschnurrt, und keine Bewegungen mehr von ihr ausgehen. Wir wollen jedoch dabei nicht übersehen, daß sie im Leben keine Pause
macht, daß sie mit ihrem passiven *Re-agieren*, also dem auf einen anderen *Zurück-wirken,* fast so pausenlos erscheint wie das unermüdli-
che Herz.

In diesem Tun, in dieser *Be-weg-ung,* ist auch sie rhythmisch, sie
saugt Luft ein und bläst sie wieder aus, saugt sie wieder ein und bläst
sie erneut aus. Wie das Herz besteht sie aus zwei Teilen, und dennoch
sprechen wir auch bei ihr in der Regel von der einen Lunge. Trotzdem
liegt hier bereits ein wesentlicher Unterschied. Die Lungenflügel sind
viel strikter geteilt als die Herzhälften, sie sind getrennte Organe, sind
nur verbunden über die Luftröhre, in die beide über ihre Bronchien Luft
abgeben und aufnehmen. Von einer äußerlichen Einheit wie beim Herzen kann hier also keineswegs die Rede sein. Die Lungenflügel scheinen vielmehr wie zwei Teile einer Styroporpackung die Kraftmaschine

Herz rechts und links einzubetten. Dieser Vergleich paßt auch insofern gut, als die Lunge aus zahllosen kleinen luftgefüllten Bläschen besteht, wie eine Bienenwabe, doch ganz elastisch. Zwischen beiden dünnhäutigen Bienenwabeneinheiten arbeitet kräftig das pulsierende Herz wie eine fleißige Biene. Es pumpt durch beide Lungenflügel das gesamte Blut aus seiner rechten Herzkammer.

Während die Lungenflügel der Bewegung der Rippen folgen, füllen sie sich einatmend mit Luft, und aus dieser Luft dringt Sauerstoff in das durch die vielen *Häutchen* der Lunge fließende Blut. Im Gegenzug wandert Kohlendioxid aus dem Blut in die Luft der Lungen und wird so beim Ausatmen von diesen wieder in die Umgebung hinausgeblasen. In diesem Rhythmus ist auch die Lunge ein typisches Organ des Fließens. Nichts bleibt ihr, alles durchfließt sie, und sie gibt bereitwillig ab und nimmt auf, ohne daß sie wie der Dünndarm oder die Leber irgend etwas aktiv räumlich trennen oder wie der Magen verdauen würde. Dennoch ist der Druck, mit dem das Herz der Lunge das Blut zuführt, an ihrem Ende so gesunken, daß die linke Herzkammer von neuem einen hohen Druck aufbauen muß, damit dieser zur Durchflutung des restlichen Körpers ausreicht. Die Aktivität der rechten Herzkammer wird also von den beiden Lungenflügeln aufgebraucht, und das ist ein ganz schöner Batzen Energie. Wozu mag das Herz bei der Lunge diesen Aufwand treiben?

Wenn uns schon auf den ersten Blick an der Lunge manches unverständlich erscheinen mag, so werden wir uns nicht wundern, daß auch unsere Medizin mit der Lunge und den Atemwegen ihre rechten Probleme hat. Leidet der Kranke nicht nur an einer banalen Bronchitis, die auch mit Ruhe und Schonung in der Regel abheilen dürfte, sondern kehrt die Bronchitis immer wieder, schleicht sich gar am Ende ein Dauerzustand ein, entwickelt der Patient schließlich Asthma, so müssen diese Krankheiten ebenso als unheilbar gelten wie der Lungenkrebs. Wer die Problematik aus der täglichen Praxis kennt und als Arzt den immer wiederkehrenden Asthmaanfällen oder der zunehmenden Bronchitis auch schon bei Kindern recht hilflos zuschauen muß, der ist um so neugieriger, ob sich nicht bei der Lunge genauso wie bei den anderen Organen sinnvolle, überzeugende Prinzipien finden lassen, die dann auch von den Kranken, die Atemwegserkrankungen haben, bestätigt werden.

Die Passivität hatten wir bereits erwähnt, die Lunge ist ein reagierendes Organ und sie verbraucht durch den hohen Widerstand, den sie dem Blut des Herzens entgegensetzt, eine Menge Energie, so daß man von einem *passiven Widerstand* reden könnte. Wer Asthmakranke betreut, wird auch im psychischen Sinne mit diesem Stichwort rasch etwas anfangen können.

Der Asthmakranke setzt oft seiner eigenen Krankheit einen druckvollen passiven Widerstand entgegen. Dann ruft er seinen Arzt bei einem Anfall typischerweise erst „fünf Minuten vor zwölf" zu Hilfe, auch wenn er die Gefahren eines späten Eingreifens kennt und möglicherweise an sich selbst schon erfahren hat. Diesen Widerstand, den er durch *passives Hinnehmen,* durch Ignorieren, seinem Krankheitszustand entgegensetzt, scheint er im Alltag typischerweise durch eine *widerstandslose Aktivität* auszugleichen, durch ein Gehen mit dem Kopf durch die Wand. Wir treffen hier auf die Krankenschwester, die sich ohne inneren eigenen Widerstand hemmungslos aufopfert für ihre Patienten, Nachtdienste und noch einmal Nachtdienste einlegt, aber auch den Bauarbeiter, der unbedingt nach getaner Arbeit noch bis in die Nacht bei Flutlicht jahrelang an seinem Eigenheim bastelt, seine Erschöpfung nicht spürt und nicht *wahr-nimmt,* weil er allen zeigen will, wie perfekt er das kann. Fragt man ihn, warum er so über alle Maßen aktiv ist, scheint er überrascht, und seine Antwort lautet: Das *erfüllt* mich, es ist mein Lebensziel. Dieses unbedingte ruhige Durchsetzen eines vorgenommenen Zieles mit *Ge-walt gegen sich selbst* fällt hier immer wieder ins Auge. Gewalt ist ungebändigte Kraft, und Kraft hatten wir als ein Prinzip des Herzens gefunden. Sollte es sich hier um ein *ungebändigtes* Herzprinzip handeln, fehlt ihm der sanfte Bändiger, damit nicht „rohe Kräfte sinnlos walten"?

Schauen wir zunächst weiter. Wer sich mit irgendeinem Prinzip *auseinander-setzt,* tut dies typischerweise mit beiden Aspekten des Prinzips. Wir hatten das bereits beim Dünndarm kennengelernt, wo die Unfähigkeit zum Jasagen auch die des Neinsagens beinhaltete und umgekehrt. Auch beim Asthma versucht der Kranke nicht nur mit aller Kraft Widerstände zu überwinden, die sich ihm oder genauer gesagt seinem gesetzten Ziel, seiner fixierten Vorstellung von einem Ziel entgegenstellen, sondern er zeigt andererseits eine geradezu außerordentliche Leidensfähigkeit. Gegen sein Leiden geht er nämlich nicht etwa, wie man erwarten könnte, mit der gleichen Kraft an, mit der er sein Ziel verficht, sondern er nimmt es hin mit einer immer wieder unglaublich erscheinenden passiven Kraft, zu erleiden. Wenn der Asthmakranke beispielsweise kaum noch Luft bekommt, mit blaurotem Gesicht keucht und dabei typischerweise bevorzugt die Stellung einnimmt, zu knien und sich vornüberzubeugen, mit dem Kopf zum Beispiel auf eine Sitzfläche gestützt, weil er angibt, daß er in dieser Haltung am besten Luft bekommt, so ist diese Demuts- oder Unterwerfungshaltung geradezu ein Symbol für seine innere Haltung gegenüber der Erkrankung. Er findet sich damit ab, daß er Atemnot hat, er lebt mit dieser *verminderten Lebensqualität,* aber er *boxt* weiterhin sein *gesetztes Ziel durch.* Man gewinnt den Eindruck, er wolle ein bestimmtes *Ziel um jeden Preis* aus sich *herausschinden,* sei es seine Verwirklichung als die beste Managerin des Großunternehmens, sei es als der perfekteste Personalleiter. Was mag diesen Menschen fehlen, daß sie so ungestüm wie ein wilder Stier auf das rote Tuch zurasen, das der Torero hält, der sie quält, wo doch die Arena so viele andere Möglichkeiten bietet? Warum können sie da nicht einmal ihre Aktivität durch ihre Passivität bremsen, anstatt derart zu leiden und so hart mit sich umzugehen, daß ihr Leben nicht selten zu einer Folter wird?

Die Antwort fanden wir bereits andeutungsweise. Das frühlingshafte, ins Morgen stürmende Interesse des Stieres der Leber wird nur dadurch zum samtpfotigen Löwen des Herzens, daß es das Prinzip des passiven Widerstandes der Lunge durchfließt. Wer so wie die geschilderten Kranken mit sich umspringt, der hat zwar die Zielhaftigkeit der Leber und die Fülle der Lebenskraft des Herzens gespürt und will nun auch die Folge der Verwirklichung als Prinzip des Herzens unbedingt, also ohne Bedingungen erreichen. Aber sowenig wie der Frühling den Sommer erzwingen und die Leber das Herz unterwerfen kann, ohne daß diese Störung der richtigen Folge folgenlos bliebe, sowenig kann der Sommer des Herzens den fruchtbaren Herbst der Lunge unterjochen. Denn Blüten sind eine Hoffnung auf Früchte, aber keine Gewißheit. Liebe mag eine Hoffnung auf fruchtbare Vermehrung sein, sie ist aber keine Gewißheit.

So wie das Herz mit der Liebe zu tun hat, so hängt die ihm folgende Lunge mit den Folgen der Liebe, mit ihren Früchten zusammen, dem

Leben und der *Lebensqualität.* Nicht grundlos stellten die Alten sich vor, das Leben sei eingehaucht. Die Lunge, ein Organ des Herbstes nach dem Sommer, der Reife nach dem Höhepunkt, entspricht der Reifung eines Liebesaktes und dem Hervorbringen eines Lebens. So wie aus der Sicht dessen, der die Lebensmitte überschritten hat, Jüngere oft ungebändigt erscheinen, manchmal sogar grob und roh, jedenfalls aber zu ungestüm, so mag dem reifen Prinzip der Lunge das Kraftvolle des Herzens erscheinen. Daher tritt das Lungenprinzip, dieser passive Widerstand, nicht aggressiv, sondern freundlich und ruhig auf gegen jede Überaktivität der Kraftmaschine, welche es ummantelt, um diese wie ein Wildpferd zu zügeln, bevor sie durchgehen könnte. Das ist der Zügel, der unseren Asthmakranken in ihrer Zielstrebigkeit verlorengegangen ist und der sie nun körperlich um so mehr zügelt.

Einer der größten Meister dieses Prinzips, rohe Gewalt durch passiven Widerstand zu zügeln, war wohl *Mahatma Gandhi;* an ihm können wir möglicherweise auch einige der Probleme der Lunge erkennen. *Gandhi* ist es in Indien gelungen, durch passiven Widerstand, also ohne Gewaltanwendung, die Kolonialmacht aus dem Land zu drängen. Er schrieb Sätze, die wir auch aus dem Munde unserer Lungenkranken hören können. „Leid ist das Gesetz des Menschenwesens. Krieg ist das Gesetz des Dschungels. Doch ist das *Leid* unendlich mächtiger als das Gesetz des Dschungels, denn es bekehrt den Gegner und es öffnet ihm die Ohren für die Stimme der Vernunft" [36]. Es mag Sie erschrecken, wenn jemand das Leid preist, denn wir versuchen allerorten, es zu mindern; unsere ganze Medizin haben wir dafür entwickelt. Leid ist aber nur ein anderes Wort für ertragen und aushalten können, hinnehmen und Passivität, und das hört sich schon ganz anders an. Genau betrachtet nimmt jeder Mensch zuweilen außerordentlich viel hin, von der verschmutzten Atemluft bis zu kriegführenden Diktatoren, aber auch Mühen wie die, sich mit dem schwerhörigen Großvater zu unterhalten oder andererseits quiekende und tobende Enkel zu ertragen. In all diesen Fällen wird man vermutlich *hinnehmen, aber zu ändern suchen.* Und eben dies kann man aus dem zweiten Teil des *Gandhi-*Zitates lesen. Das scheint auch die Lunge im Körper zu tun. Sie nimmt die Wildheit des Herzens hin, als wüßte sie, daß alle, auch sie selbst, davon leben, aber sie versucht, es in sanftere, zartere Bahnen zu lenken, wie es ihrem zarten Aufbau entspricht. *Gewalt-losigkeit,* die doch *nicht kraftlos* werden darf, könnte man dieses wesentliche Motto der Lunge umschreiben.

Dazu darf sie die Kraft der rechten Herzkammer nicht so weit verbrauchen, daß nicht mehr genügend Blut in der linken Herzkammer ankommt oder ein Rückstau entsteht. Wer einen zunächst Übermächtigen nicht unterjochen will, der muß mit ihm verhandeln. Daher wirkt die Lunge wie ein Händler, der strikt die Ein- und Ausgaben kontrolliert, so wie sie zwischen Ein- und Ausatmung die *Waage* hält. Dies bezieht sich jedoch nicht auf Produkte des Habens wie beim Kaufmann, sondern nur auf das *Tun,* auf die Aktivität des Herzens, denn es ist ihr Vorgänger und ihr direkter Nachfolger, auch wenn die anderen Organe alle etwas von ihr haben. In dieser Sicht gibt sie dem Sommer des Herzens den fruchtbaren Herbst, wie die Geburt eines Kindes auch in gewisser Weise als ein weiterer Höhepunkt dem Liebesakt wie ein Lorbeerkranz folgt. Die Geburt bestätigt den Liebesakt, wie der Lorbeerkranz den Erfolg, und beides ist auch eine *Re-aktion,* ein Reagieren auf den Höhepunkt, auf den Sommer.

Wenn die Lunge nun auf die rechte Herzhälfte *re-agiert* und damit die linke Herzhälfte *beein-flußt,* reagiert sie auch hier wie eine Waage, die die linke Seite entsprechend der rechten Seite beeinflußt und beide miteinander in *Ein-klang* zu bringen sucht, und weist damit auf ihre Wesensverwandtschaft mit dem Herzen hin. Nur sucht das Herz den Einklang durch die freie Kommunikation, die Lunge hingegen eher im zähen, überdachten Verhandeln. Die Lunge ist ein Organ des Herbstes, der *Reife,* und sie will nichts überstürzen; anfallsartige Erkrankungen wie Asthma sind ihr ein Greuel. Es soll schon richtig bedacht sein, scheint dieses *bedächtige* Organ zu fordern; nicht umsonst atmet ihr Rhythmus in der Regel um mehr als ein Viertel langsamer als der pulsierende Schlag des Herzens. Sie prüft bereits mit ihrer durch das Herz erworbenen Erfahrung langsam die Luft einsaugend wie ein witterndes Reh, ob nicht die Stimmung trügt. Dieses exakte *Wittern* hat, für sich betrachtet, die Eigenschaft eines Steuerbeamten an sich. Und so schreibt der Gelbe Kaiser: „Die Lungen haben die Funktion eines Ministers; sie haben Verwaltungsaufgaben" [2]. Das Kohlendioxyd, das die Lunge abgibt, wird aus dem Sauerstoff hergestellt, welchen sie zuvor aufgenommen hat; so kann sie nur Kohlendioxyd abgeben, wenn sie vorher Sauerstoff aufgenommen hat. Daher braucht das Prinzip Lunge das Gleichgewicht; sie wägt und *ver-waltet* und folgt damit sinnvoll dem *Ge-bieter* Herz, dem *Ge-walter,* damit es nicht zu sinnloser Gewaltanwendung kommt.

Überwiegt andererseits dieses kaufmännische Lungenprinzip des akkuraten Buchführens, so ertrinkt ein Mensch zwischen Merkzetteln, es kommt zur *Ver-zettelung,* einer Gefahr, wenn ein zu starkes Lungenprinzip einem zu schwachen Herzprinzip gegenübersteht. Der Kranke verliert sich dann leicht im *Detail,* merkt sich eine enorme Datenmenge beispielsweise bezüglich der Namen seiner zahlreichen Krankengymnasten der letzten zwanzig Jahre, medizinische Fachausdrücke sind ihm anscheinend alle geläufig, aber das Prinzip seiner Erkrankung, das kann er schwer erfassen, selbst wenn er es hört. Schließlich wird er inmitten dieses Berges von Daten und Zetteln vor lauter Bäumen keinen Wald mehr sehen, und ihm unbegründbar erscheinende Ängste werden auftauchen. Diese werden ihn und sein Lungenprinzip verändern; denn „echte Gewaltlosigkeit ist unmöglich, wenn man nicht furchtlos ist", meinte *Gandhi* [37]. Wir werden ihm hier zustimmen, da jene Angst in der Regel dazu führen wird, daß der Kranke das Problem mit aller Kraft, also mit Gewalt und dem Kopf durch die Wand, angehen wird.

Diese Eigenschaft aber war uns schon beim Asthmakranken entgegengetreten. Ein so Erkrankter kann hervorragend Luft einatmen, aber heraus, aus der Lunge in seine Umwelt, kann er sie nur mit Mühe pressen. Er leidet an Verkrampfungen der Atemwege, so daß er die Luft nur pfeifend durch diese Enge, diesen passiven Widerstand drücken kann, als wolle man Sand rasch durch eine enge *Sanduhr* drücken. Das Beispiel mit der Sanduhr paßt auch zu seinem Problem, das wir oben beim Rufen des Arztes dargestellt haben, dem Umgang mit der Zeit. Er möchte sie ausnützen, er möchte etwas hervorbringen, und da schleicht ihm die Zeit manchmal zu langsam. Dies äußert sich gerne an der Lunge, die aus der kraftvoll pulsierenden Zeit des Herzens das sanfte Rieseln einer Sanduhr gestaltet, das unabänderliche Dahinkriechen des Zeigers einer Sonnenuhr. Zeitprobleme kennt jedoch auch der Herzkranke, weswegen wir nach einem zusätzlichen Umstand fahnden wollen, um herauszuarbeiten, warum dieser Mensch ausgerechnet an Asthma erkrankt und nicht an Problemen des Herzens.

Beim Asthmakranken hat offensichtlich das verwaltende Lungen-prinzip Probleme mit der Ausgabe, dem Ausatmen. Auf den ersten Blick mag man erwarten, daß er schlichtweg geizig sei. Doch läßt sich ein geiziger Asthmapatient kaum finden, weshalb diese auf den ersten Blick mögliche Annahme von der Realität bereits im Keim erstickt wird. Asthmakranke sind vielmehr in der Regel freundliche Menschen, die Kontakt suchen, die häufig für andere überdurchschnittliche Leistun-gen erbringen. Dann allerdings wird die Angelegenheit noch auffälliger: Einerseits außerordentlich freigiebige Patienten können – meist an-fallsweise – selbst ihren eigenen Atmen nicht freigeben. Andererseits wollen sie sogar *das Letzte von sich geben* und sind bereit, das Größte zu leisten, wie uns die authentischen Beispiele der Krankenschwester und des Bauarbeiters verdeutlichten, wenn nur ihre Idee wirklich Erfolg hat und vollendet wird, perfekt wird. Wie er in irgendeiner Weise hun-dertprozentig sein will, es ganz gut machen will, jedoch in einer zwang-haften Weise, das ist möglicherweise der Schlüssel für den Asthma-kranken.

In dem aus dem Lateinischen stammenden Wort *per-fekt* steckt der Sinn, etwas zu Ende zu tun, *durchzubringen*. Es scheint, als ob der Herbst der Lunge den nahenden Winter spürt und fürchtet, es könnte ein Hungerwinter werden. So versucht er verzweifelt, jetzt alles ganz gut fertigzustellen, wie bei einer *Torschlußpanik*. Diese Idee von der perfekten, von der ganz besonderen, vollendeten Verwirklichung eines Traumes ist uns bereits einmal aufgefallen als die der Jugend und des Leberprinzips, das noch nicht erlebt hat, daß die Realität Vorstellungen nicht wie selbstverständlich übernimmt. Könnte man folglich behaup-ten, daß hier das Herbstorgan Lunge krank geworden ist am jugendli-chen Frühling, an Leber oder Galle? Interessanterweise reihen die Al-ten Chinesen das Asthma in die Erkrankungen des Leberprinzips ein!

Versetzen wir uns einmal in einen der eben geschilderten Patienten. Da spürt das Prinzip der Reife, dargestellt durch die Lunge, daß die Vor-stellungen und Träume der jugendlichen Leber so nicht vollständig er-füllbar werden. Vielleicht war es nicht einmal ein Traum, sondern nur das Gefühl, der Lebensweg müsse unbedingt so laufen wie vorgestellt, oder eine Ahnung, daß sonst etwas schief laufen werde, oder die Ursa-che lag im religiösen Bereich, was keineswegs selten ist, daß ein Gott sonst am Ende für alles nicht Gute Strafen austeilen werde. Dann überlegen wir einmal; was würden wir denn unternehmen, wenn dies uns innerlich drücken würde, wir aber *von der Vorstellung nicht lassen könnten?* Auch wir würden wohl versuchen, mit aller Kraft, mit aller Gewalt, in irgendeiner Weise perfekte Leistungen zu vollbringen. Andererseits würden Anteile unserer Psyche, die wahrscheinlich uns zunächst zumindest unbewußt blieben, uns immer wieder deutlich machen, daß wir auch bei Einsatz aller Pferde das erwartete Ziel in dieser überzogenen Form nicht erreichen können.

Und jetzt kommt der springende Punkt. Wenn wir dann unsere Vorstellung von der hundertprozentigen Perfektion unbedingt erhalten wollen, so werden wir uns unbewußt fürchten, andere könnten uns zeigen, daß unsere Vorstellung so nicht machbar ist, daß es *nicht die Früchte* tragen wird, die wie *erwarten.* Dann werden wir zumindest unbewußt versuchen, unsere vermeintlichen Schwächen zu *verbergen* und geheimzuhalten, und wir werden sogar das Asthma *ertragen* bis zu einem *un-erträg-lichen, un-ausweichlichen* Zeitpunkt, bevor wir jenen Doktor rufen, der dann doch eine Schwäche bei uns diagnostizieren könnte, die unser Vorstellungskartenhaus zusammenbrechen lassen könnte; und sei es nur, weil er uns krankschreibt, ein Umstand, den Asthmatiker auffallend fürchten und dessen Verhinderung sie oft durchbeißen wollen, selbst wenn sie auf allen Vieren in die Firma kriechen müßten. Liegt es daran, daß die Krankmeldung ein schriftlich bestätigtes, ausgefertigtes, in gewisser Weise unausweichliches Dokument darüber ist, daß bei diesen Patienten ein *De-fekt* vorliegt, den ihr *per-fektionistisches* Weltbild strafen würde?

Aber warum haben sie dann die Störungen gerade im Atembereich? Hängt das konkret mit diesem Problem zusammen? Erstaunlicherweise scheint das tatsächlich so zu sein. Schon das alte Bild, der Mensch erhalte eine Qualität von Gott durch dessen Anhauchen, zeigt, daß im Unbewußten die Meinung existiert, der Atem könne eine solche übertragen. Auch Sie werden den Ausspruch kennen: „Das stinkt mir!" Wenn einem etwas stinkt, dann mag man es nicht. Wenn also unser Atem tatsächlich stinken würde, dann würde man uns nicht mögen. Und hätten wir nun unbewußt das Gefühl, wir seien nicht in Ordnung, so *hielten* wir wohl *sicherheitshalber unseren Atem zurück,* um unserem Gegenüber nicht zu „stinken"; damit jener nicht erfahren möge, daß wir nicht so perfekt sind, wie wir meinen, daß wir sein müßten, oder wie wir *un-bedingt* sein wollten. Der Asthmakranke, der sich – wohlgemerkt immer unbewußt – unrein fühlt, und seine Taten oder symbolisch seinen Atem für „stinkend" hält, scheint sich nicht so zu mögen, wie er ist, und zu fürchten, sein Gegenüber ginge von den gleichen Vorstellungen aus und schätze ihn dann auch nicht. Also wird er danach trachten, diese Information und damit seinen Atem – koste es, was es wolle – zurückzuhalten.

Wer das erkannt hat, versteht Asthmakranke wesentlich leichter. Sie sind nicht etwa geizig, wenn sie nicht ausatmen wollen, sondern sie scheinen zu fürchten, man könnte feststellen, daß ihre Taten nicht so gut sind und ihre Leistungen nicht so perfekt, wie eine innere Vorstellung es ihnen vorschreibt. Die Vorstellung ist damit zu einem *Zwang* geworden, zu einem: „Du darfst nichts *Ungutes* abgeben!" Diese Vorstellung zwingt sie, wirkt wie ein Diktator und demütigt diese Menschen innerlich in einer furchtbaren Weise. Die beschriebene demütige Haltung ist ein Bild von dem, was in ihnen vorgeht. Jene Erwartung terrorisiert sie so lange, bis sie erkennen, daß sie sich vor ihr nicht fürchten müssen, da sie selbst sie mit ihrem Leberprinzip produziert haben. Dann erfahren sie, daß sie mit ihrem Lungenprinzip dieser Vorstellung locker und sachlich passiv gegenüberzutreten vermögen, um sie dadurch wie *Gandhi* die Briten zu entwaffnen und mit Hilfe des Herzprinzips den Zwang in eine Idee unter anderen zurückzuordnen – und dadurch befreit zu atmen. Dann gönnen sie sich selbst wieder etwas, und dann fürchten sie auch nicht mehr, daß sie nicht gut genug seien. Sie nehmen dann wahr, daß auch bei einem Baum *kaum alle* Blüten Früchte tragen werden. Dann endet der Perfektionismus, Früchte zu verschmähen, nur weil andere Blüten am Baum diesmal keine erbringen konnten.

Ein hochentwickelter Mensch, der sehr viel leisten kann, wird jener Sucht, jenem Zwang viel eher erliegen. Wer neunzig Prozent erreicht, für den ist die Hundertprozentmarke vorstellbarer als für denjenigen, der von vornherein nur sechzig Prozent erbringen kann. Andererseits bietet gerade die hohe *intellektuelle* Leistungsfähigkeit in Gemeinschaft mit dem Willen zu der nüchternen Betrachtung eines Verwalters aber das Rüstzeug zur sachlichen Überwindung, zur Lösung dieses Zwanges, um wieder fröhlich und beschwingt durchs Leben gehen zu können; letzeres kennzeichnet besonders ein funktionstüchtiges Lungenprinzip.

Beschwingt mit Schwingen durchs Leben gehen, als könnte man fliegen, dieses Bild malt die Lunge, wenn man ihre beiden Lungenflügel ansieht, als würden sie das Herz *beflügeln*. Die Kraft des Herzens ist gewonnen, die Liebe ist gereift, vorher unerfüllte Träume der Leber werden erlebt und vielleicht verwirklicht. Man ist mit dem Herzen in ein neues Element eingedrungen, Leben und Rhythmus lassen die Zeit fließen und die Wirklichkeit spüren; dieses zarte Gebilde Lunge markiert mit dem Einatmen nicht nur den Lebensanfang, sondern mit dem Aushauchen des Atems auch dessen Ende. Es scheint das Leben so zu sehen, wie es selbst aufgebaut ist, nämlich *zart* und fein und groß genug, um für jeden einen Platz zu finden. Die Zartheit der Seele ist etwas sehr typisches für den lungenbetonten Menschen. So wie die Lungenbläschen millionenfache zarteste Gebilde sind, die schon durch einen Hustenstoß zerstört werden können, entspricht die Seele des Lungenprinzips einer *Elfe, die ab-hebt,* die fliegen kann, die beflügelt und singend als helfender Engel durch das Leben geht. Ihr Rhythmus pumpt nicht so pulsierend wie der des Herzens, den Atem können wir anhalten. Doch nach einer kurzen Weile beginnt das fröhliche Tun aufs neue. Die Lunge bestimmt nicht die Richtung des Blutflusses, *dämpft* nur seine Urkraft, denn sie will beschwingt, fein, *sanft,* zärtlich und frei atmen; sie geht mit Gasen und Dämpfen, mit Ätherischem um. Sie packt nicht zu wie das liebende Herz, ihr Atem haucht nur einen Kuß auf die Wangen.

Wie das Herz scheint sie um die *Not-wendigkeit* des Regelmaßes zu wissen, doch variiert ihr Atem ständig. Leben sucht *stete Variation.* So wissen Homöopathen, daß Arznei nie zweimal in gleicher Dosis gegeben werden darf. Auf anderer Ebene kennt dieses Gesetz ein jeder; zärtliche Liebkosungen, als Streichel„einheiten" so herzhaft gleichmäßig wie vom einfachen Herzschlag gegeben, verkämen zu Reibungen. Das ist das Geheimnis der Lunge, sie verehrt das „sanfte Wandeln" [38]. Sie löst übermäßige Anspannung mit einem tiefatmenden Entspannungsseufzer, und sie begleitet Erregung durch tiefe Atemzüge als Zeichen der Höhe *gefühlvollen Lebens.* So trägt der *Shiva* Asiens, den wir beim Herzen als Symbol der fließenden Wahrheit angesprochen haben, typischerweise durchsichtige zarte Flügel, die notwendig sind, um solche *Höhen* sanft und mit Leichtigkeit zu erreichen. Der Höhenflug der Lungenflügel scheint dem Menschen vor Augen führen zu wollen, daß er nicht vom Brot allein lebt.

Dabei kann es ihm allerdings ähnlich wie *Ikarus* ergehen. Hebt er zu sehr ab, verliert er den Boden und ist nur noch Flügel und kein Körper mehr. Dann meint er möglicherweise, der Mensch lebe überhaupt nicht vom Brot. Dann wird er alles unterhalb des Brustkorbes als *Unter-leib* empfinden; er wird sich fragen, warum er als Seele überhaupt einen Körper hat, und gäbe ihn nicht selten gerne ab. Er wird wohl in seiner bedächtigen Art den Körper hinnehmen und ertragen, ihn aber nicht mehr lieben können. Er wird den *Unter-leib* aushungern, indem er fastet oder gar jahrzehntelang die körperliche Liebe meidet. Dies ist ein Extrem, aber *Gandhi* hat es uns vorgeführt. Dann werden die Lungenflügel, die wie spitz nach oben zeigende gotische Kegel aussehen, ekstatisch vergessen, daß sie auch im übertragenen Sinne eine breite *Basis* haben, von der sie leben. Und der *Shiva,* das asiatische tanzende Symbol Gottes, wird übersehen, daß er auf einem liegenden, offensichtlich wohlgenährten Bauchmenschen steht, der ihm den Boden und den Standpunkt bietet, und sei es nur das tägliche Brot. Wir kennen dies auch in der Kompensation des immer wieder dargestellten dickbäuchigen Mönches.

Körperlich manifestiert sich dies in ausgeprägtester Form in der Tuberkulose. Die Tuberkulose heißt zu deutsch Schwindsucht, da der Kranke tatsächlich körperlich „am verschwinden" ist, abmagert und *Substanz verliert.* Er leidet an einer Abwehrschwäche gegenüber den Tuberkelbakterien. Weit über die Hälfte aller Erwachsenen in Deutschland werden von ihnen befallen, aber nur wenige bekommen Tuberkulose. Was mag die erkrankten Menschen verbinden, daß gerade bei ihnen die Tuberkulose ausbricht? Gibt es Hinweise darauf, daß das Abheben vom Boden, vom einfachen Alltag und vom „Brot" in seelischer Hinsicht wirklich eine Voraussetzung dafür schafft?

Schauen wir uns einmal die Therapie dieser Erkrankung an, die seltsam anmutet wie bei kaum einer anderen Erkrankung. Die Kranken werden in Kliniken gebracht, in denen sie allerbestes Essen erhalten, als handele es sich um einen Urlaub, schlafen sollen sie ausgiebigst, auch legt man sie viel in die frische Luft, in die Sonne. Da bekommen sie nun also all das, was sie sich vorenthalten haben, ihr Bauch erhält das Essen, das sie zuvor für niedrig oder nebensächlich hielten, all dies gewöhnlich in schönster Landschaft. Es scheint, als zeige man ihnen die Schönheit der irdischen Welt, um sie dorthin zurückzuholen! Es gibt keine medizinische Begründung für diese Therapie, die logisch wäre, es ist einfach eine Erfahrung, daß Tuberkulose so behandelt werden sollte. Heute gibt man noch spezielle Tuberkulosemittel dazu, doch die Umstände hat man nicht verändert. Erst durch das Verstehen des Prinzips Lunge, wie es sich hier darstellt, läßt sich erklären, warum diese Behandlung anspricht, warum sie nur bei dieser Erkrankung durchgeführt wird und warum die Patienten überhaupt erst einmal dieser Krankheit verfallen konnten.

Die klassische Homöopathie kennt sogar einen Tuberculinum-Typ, einen Menschentyp, der die Hintergründe der Tuberkulose in sich trägt. Wir können hier auf zierliche, oft grazile Menschen mit langen, puppenartigen Wimpern treffen, die dadurch oft auffallen, Menschlein wie aus *Luft,* oft fast *äther-isch* schön. Sie suchen ein Leben in geistiger Schönheit, werden oft Künstler oder suchen deren Nähe, und komponieren sie Musik, dann treffen wir auf *Mozart,* diesen fast übernatürlich beschwingten, durch und durch selbst im Kummer frohen Musiker, der schon mit sechsunddreißig Jahren an Tuberkulose starb. Dazu das Lexikon [39]: Sorgen und Überarbeitung hatten *Mozarts* Gesundheit erschüttert. Wer in solch lichten Höhen wandelt, vergißt leicht den Boden, *über-sieht,* daß er auch wirtschaftlich existieren muß, und Sorgen werden dann sein Alltag; sein Alltag macht ihm Sorgen, weil er ihn vernachlässigt. Auch dies ist eine Form von *Sucht,* man könnte es einen psychischen Höhenrausch nennen; nicht umsonst bezeichnen Drogensüchtige ihren Rausch auch als „high", als hoch, auch sie wollen abheben mit dem Gefühl, als stiege die Energie nach oben, wie der Gelbe Kaiser dies beschrieb, wollen den Brustkorb vom Bauch lösen, als hätte das Herz etwas zu pumpen, wenn seine Vorgänger nicht so mühevoll gearbeitet hätten.

Ist der Süchtige nicht high, so schwebt er typischerweise in einer psychischen Stimmung, in der auch der Künstler des Lungentyps zwischen seinen Werken schwebt. Es ist die *Melancholie.* Wenn die Lunge überstark ist und das Lungenprinzip das Herzprinzip staut, dann entsteht das Bild des gestauten Sommers. Sie werden die Hochsommertage kennen, an denen die Luft am Boden flimmert, an denen kein Lüftchen geht, als würde der Atem angehalten, und in der flimmernden Luft am Boden die unteren Dinge schwer durchschaubar erscheinen und ein wenig unruhig. Das ist die Stimmung der Melancholie. Die Unruhe des

Bauches kann die stehende Luft darüber nicht stören, und der Kranke sehnt sich danach, in noch höhere, noch klarere Lüfte abzuheben, nicht erkennend, daß es für ihn dort nichts zu essen gibt. So lebt er in täglichen materiellen Existenzsorgen, und gleichzeitig hebt er geistig ab und schwebt fort in andere Sphären. Melancholie hat viele Künstler inspiriert, denken wir nur an *Dürer.* Sie scheint traumhafte, bezaubernde Kunstwerke von bleibendem Rang zu fördern, aber sie bringt auch leidende, ausgezehrte und erschöpfte Künstler hervor.

Wer solches Dasein nicht als sein Ziel ansieht, der sollte seine Lungenflügel zu kräftigen Schwingen ausarbeiten, seine Zärtlichkeit weiter reifen lassen wie sein Gefühl für das Ästhetische und Schöne, doch ohne deshalb den Boden zu verlieren und den Alltag zu vernachlässigen oder ihn niedrig zu werten, ohne körperliche *Beweg-gründe* als überflüssig oder gar schmutzig zu empfinden. Bei einer mangelnden körperlichen Bewegung besteht die Gefahr, daß die Blutzirkulation so gestört wird, daß geronnene, also nicht fließende Teilchen im Blut, am häufigsten aus den Beinen, der „Unterwelt", in die Lunge geschickt werden, diese verstopfen und oft zu einem augenblicklichen Tod führen, wie ein Spiegelbild der Ermordung *Gandhis* und *Martin Luther Kings,* dieser Highlight-Visionäre, deren Leben so unerwartet und plötzlich endete wie bei jenem Dolchstoß von unten, der Lungenembolie.

Möchten Sie solche „Lungen-Menschen" näher verstehen? Betrachten wir ein Beispiel: Eine Frau mittleren Alters aus einem ausgeprägt sozialen Beruf schildert wörtlich: Oberbauchbeschwerden seit Jahren, jetzt zunehmend; niemand findet eine Ursache. Einschlafen bis Taubwerden der rechten Finger. Sie sei in den Kriegs- und Nachkriegsjahren an einer tuberkulösen Rippenfellentzündung erkrankt. Die Mandeln und der Blinddarm seien operiert, die Gebärmutter entfernt worden, da das Anfangsstadium eines Krebses festgestellt worden sei. In U-Bahnen leide sie an Engegefühlen, sie schreibt wörtlich „unter der Erde".

Diese Frau ist außerordentlich liebenswürdig, es macht Spaß, mit ihr zu reden, sie ist tiefsinnig und hinterdenkend, man könnte stundenlang mit ihr über Gott und die Welt diskutieren. Ihre Neigung zu Fürsorge scheint dabei unübersehbar. Ahnen Sie es? Die „Oberbauchbeschwerden" sind Beschwerden des Oberbauches, dieser beschwert sich. Wir hören nun auch, daß sie in ihrem sozialen Beruf bis in die Nacht hinein für andere da ist. Hat sie bei dem Höhenflug, in den sie ihre kräftige Lunge trägt, vergessen, daß sie auch Erde ist, auch Bauch? Beschwert sich nur die Erde, der Oberbauch, oder ist da noch etwas? Sie hat ja nicht umsonst Angst „unter der Erde", also unter dem Oberbauch. Diese „Unter-Welt" werden wir noch kennenlernen, es ist der Nierenmeridian, zu dem auch die Sexualorgane gehören. Und wieder hören wir Erstaunliches: Mit ihrem Mann könne sie das, was sie so beschäftigt, jene ganze Fülle ihres Höhenfluges, nicht teilen. Er schweige einfach, egal was sie sage. Dennoch gebe sie sich ihm seit Jahren hin, es ist tatsächlich ein Hingeben, denn sie nimmt nichts mit bei dieser Liebe, sie will nur keine Aggression oder Unruhe, keinen Streit. Hauptsache scheint, das Lungenprinzip könne in jene lichte Welt abheben. Doch wo bleibt der passive Widerstand des Prinzips gegen diese *Über-forderungen*?

Wenn sie den „*Unter-leib*" so mißhandeln läßt und die Lunge sich so über ihn erhebt, muß sie dann dort nicht einen Nebenkaiser, einen die zentrale Institution des ausgleichenden Herzprinzips unterjochenden Tumor bilden? Dieser zeigt den Organen „da oben" im Brustkorb, daß sie zwar das „da unten" vernachlässigen und sogar seelischen Aggressoren anheim stellen und als Heim hinstellen dürfen, daß aber diese Unterwelt, wenn sie sich sowieso der Zerstörung dabei ausgeliefert sieht, weitere Zerstörung nicht mehr fürchten wird. Dann degeneriert jene zum Kamikaze-Kaiser, der die Atomwaffen des Tumors in den ganzen restlichen Körper schickt, zu denen da oben, um diese zu zerstören, auch wenn er selbst dabei zerstört wird. Verstehen Sie nun jenen Nebenkaiser Gebärmutterkrebs, der operiert worden war?

Hatte sich nicht auch schon in früheren Jahren das Rippenfell, das die Lunge umhüllt, als „Oberhaus" durch eine tuberkulöse Rippenfellentzündung gegen die „niedere Welt" gewehrt? Ein Krieg scheint hier ausgebrochen. Die obere Etage verschließt sich gegenüber der unteren, diese rebelliert und schottet sich wiederum gegen die obere Etage ab, Lunge gegen Bauch, Bauch gegen Lunge. Einer hört nicht auf den anderen, eine Seite nicht die andere, man scheint sich taub zu stellen. Wen mag es wundern, daß die eine Hand an „Einschlafen bis Taubwerden" leidet, wie könnte man das schöner malen, als es der Körper hier darstellt und die Kranke unbewußt hintergründig formuliert und doch zuvor nicht versteht?

Wenn diese beiden Welten nicht vereinigt werden können, wenn die Flügel abheben ohne den Körper, dann wird nicht das liebende Herz siegen, das alles zum großen *Einen* vereinigen will, sondern die klar und nüchtern trennenden Leber und Galle. Sie werden den Trennungsprozeß vollziehen wollen, auch wenn diese Trennung für alle, auch für sie, den Tod bedeutet. Wie ein präzises Uhrwerk arbeiten dabei offensichtlich Körper und Seele gemeinsam – wer wollte sie hier trennen?

Heben wir also nicht ins Bodenlose ab, sondern genießen wir gemeinsam mit dem bodenständigen Bauch die fruchtbare Lunge. Lieben wir sie mit ihrer melancholischen Schönheit einer Bronzefigur von *Bruno Bruni,* aber versinken wir nicht in dieser Melancholie, denn auch der Herbst hat einen Morgen, den Winter. Wer ein Gestern und ein Morgen hat, der hat auch ein Heute; dieses allein gilt es zu meistern. So wie im Herbst die Sonne nicht täglich am blauen Himmel steht, so ist es wichtig für den, der am Prinzip Lunge erkrankt ist, daß er das Heute, die Realität *wahr-nimmt* und nicht verdrängt hinter einer *Fassade des steten fürsorgenden Lächelns.* Tage des Regens sind *not-wendig* und wollen *wahr-genommen* werden wie der ernährende Bauch. Gerade der Lungenkranke, der alles so gut machen will und so perfekt, der für alles sorgen will wie ein treuer Verwalter der Taten nach innen und nach außen, hat die Gabe, feine Sinne der *Wahr-nehmung* zu entwickeln für das, was außen um ihn vorgeht.

Nicht grundlos sprechen wir dabei von einer *feinen* Nase, die auch schon feinste Stäubchen erfassen kann. Riechen geht nur bei der Einatmung, Mediziner nennen dies *Inspiration.* Im Alltag ist Inspiration ein ganz anderer Begriff; hier sprechen wir von Inspiration, wenn wir eine gute Idee haben, wenn uns etwas *ein-fällt,* das uns so fasziniert, als käme es aus einer höheren Welt. Wir sprechen von inspirierten, das heißt wörtlich hineingeatmeten Künstlern und Denkern, als hätten diese ihre Kunst, ihre Idee eingeatmet und mit dem Einatmen erfaßt und aufgenommen. Offensichtlich können sie Gedanken und Ideen besonders gut aufnehmen, „riechen".

Wer andererseits nichts mehr aufnehmen will, von dem sagen wir, er habe die „Nase voll". Verhindert die volle Nase weitere Inspirationen, inspirative Gedanken durch die Nase, so daß wir jene nur noch durch den Mund aufnehmen können, der doch eigentlich die Öffnung für die substantielle Ernährung der Erde, den Bauch ist und nicht für das Ätherische des „Oberleibes" Lunge? Tatsächlich folgen hinter, neben und über der Nase kleine Kammern, die Nasennebenhöhlen, die wir bereits beim Magen kennengelernt haben. Ein wenig seltsam hatte es uns dabei berührt, daß wir so wenig über sie wissen, daß sie uns so überflüssig erscheinen, obwohl sich Überflüssiges in der Natur kaum halten kann. Doch könnten wir die eigentliche Nasenhöhle weit nach oben fahren, landeten wir an einem hauchdünnen Knochendach, das viele Löcher wie ein Sieb enthält, durch das die sogenannten Riechfäden ins direkt darübergelegene Hirn gelangen; ausgerechnet von diesem vorderen Teil des Hirns nimmt man heute an, daß er der Sitz der entwickelten Persönlichkeit, der Reife ist. Zufall? Die Riechfäden des Reifeprinzips gerade hier? Sollte die Inspiration der Nase tatsächlich nichts mit der anderen Inspiration gemein haben? Die Antwort bleibt Ihnen überlassen, sie wird Ihnen leichter fallen, wenn Sie uns noch ein bißchen bei der Betrachtung der Einatmung, der Inspiration folgen wollen.

Mit der Einatmung nehmen wir das Element des Lebens von außen auf, den Sauerstoff, ohne dessen Aufnahme wir gewöhnlich nur wenige Minuten überleben können. Dieses wichtige Aufnehmen des Elements des Lebens um uns herum scheint auch im übertragenen Sinne denen, die das Prinzip der Lunge besonders repräsentieren, auffallend gut zu gelingen. Auf Kunstwerke sprechen oft so viele Menschen an, als habe der Künstler von jedem dieser Menschen etwas inspirativ aufgenommen. Jenes *feinfühlige,* wie die Lunge *aufnahmebereite* Element finden wir auch bei anderen Berufen des Lungenprinzips, vor allem den fürsorgenden wie dem Arzt oder der Kindergärtnerin. Wer wird schon zu einem ungehobelten oder groben Arzt gehen? Es scheint eine besondere Eigenschaft solcher Menschen zu sein, daß sie das, was in anderen vorgeht, besonders gut aufnehmen und auffassen (Lunge) können, auch wenn sie es beim konkreten Analysieren (Leber) oft gar nicht gleich begründen können. Die gute Kindergärtnerin spürt, wenn ein Kind Angst hat, sie nimmt seine Angst auf, ebenso wie die *Sorgen* seiner Mutter.

In diesen Berufen *sorgen* Menschen für andere in direkter und gefühlsmäßiger Hinwendung, und hier nehmen sie auch typischerweise die *Sorgen* und den Kummer anderer so mit auf, daß sie deren Leid spüren, als sei es ihr eigenes. Fremdes Leid wird dadurch zu *Mit-leid,* zu Leid, an dem der Sorgende mitleidet. Dazu *Gandhi:* „Die Kraft der Liebe und des Mitleids ist unendlich stärker als die Macht der Waffen" [40]. Mit dieser Kraft scheinen Menschen die Sorgen anderer intuitiv zu erspüren, sie inspirativ aufzunehmen und zu ihren eigenen zu machen. Angleichung könnte man das nennen; Assimilation, der lateinische Ausdruck dafür, ist eine der wesentlichen Funktionen der körperlichen Lunge, die das Element des Lebens, den Sauerstoff, durch ihre extrem dünnhäutigen Lungenbläschen dem Blut aufnehmend angleichen kann, so wie die dünnhäutigen Menschen das Leid der anderen besonders gut erspüren können. Natürlich können sie auch die Freude der anderen erspüren und deren Glück so zu ihrem eigenen machen, daß sie auch daraus wieder die Kraft schöpfen können, für andere mitzuleiden. Es liegt im Prinzip dieser inspirativen Lungenmenschen, daß sie Dinge erspüren und erahnen, die andere, die nur die analysierte, also durch Auseinandernehmen festgestellte Wahrheit des Frühlingsorgans Leber *wahr-nehmen* wollen, nicht aufnehmbar oder resorbierbar erscheinen, vielleicht auch nur noch nicht, denn der Herbst kommt erst nach dem Frühling. Mitreißen aber können sie uns schon alle und das Feuer des Herzens mit einem Funken Leben inspirieren, wenn sie „high" sind, denken Sie nur an die ekstatischen Reden von *Martin Luther King.*

Diese typischen Darsteller des Lungenprinzips lassen bereits eine weitere Gefahr erfassen. Wenn wir das Leid der anderen aufnehmen und es zu unserem eigenen Leid machen, wenn wir intensives Mitleid verspüren, so besteht die Gefahr, daß wir unsere *Grenzen* bei diesem Höhenflug zu den Sorgen der Mitmenschen verlieren, daß sie sich verwischen und wir im fremden Leid ertrinken. „Wo aber soll ich", wird der Lungenkranke typischerweise fragen, „eine Grenze ziehen, soll ich nach der Zeit oder nach dem Alphabet die Leute umsorgen? Krankheit und Sorgen haben keinen Sonntag, und so kann ich ihn auch nicht haben!" Die Antwort ist die Antwort auf die meisten Fragen der Kranken, deren Lungenprinzip zu stark zu werden droht. Wenn wir uns nicht im Leid der anderen verlieren wollen, wenn wir uns nicht in den Aufgaben, die wir für andere erfüllen, so verlieren wollen, daß wir schließlich kärglich erschöpft versagen müssen, dann ist es wichtig, daß wir den zahlreichen Kümmernissen und Sorgen, um die wir uns kümmern und die wir versorgen, den eigenen *Standpunkt* hinzufügen.

Einen festen Standpunkt hat man beim Fliegen nicht, aber doch einen Heimatflughafen auf der Erde. Dieser Standpunkt auf der Erde ist für die hochfliegende Lunge der Standpunkt auf der Erde des Oberbauchs. Und so wiederholt sich hier das geschilderte Problem. Nicht dauerhaft abzuheben gilt es, das kann nicht einmal ein Vogel, sondern rhythmisch zu schwingen wie die Lunge, einmal ein wenig länger, einmal ein wenig kürzer, wie auch die Atemrhythmen schwanken; aber doch zwischendurch immer wieder eine Pause einlegen, in der wir nicht atmen, eine Pause, in der wir den Boden unserer eigenen Erde verspüren und hoffentlich auch jene *Unter-erde, Unter-welt,* die wir sonst typischerweise als *Unter-leib* unbewußt disqualifizieren.

Sonst werden wir eines Tages „die Nase voll" haben und mit allen Kräften versuchen, uns vor all den neuen Inspirationen zu schützen, und in den Hilferuf des inspirativen *Goethe* einstimmen: „Die ich rief, die Geister werd' ich nun nicht los!" [41]. Dann wird irgendwann die ach so lang vernachlässigte Galle des Oberbauchs überlaufen, und der stets so freundliche und aufopferungsbereite Krankenpfleger wird aus seiner dünnen Haut, der Lunge, fahren und mit dem Schwert des Michael versuchen, die Erde und damit seinen Standpunkt im Kampf zurückzugewinnen, die er im Dauerflug verloren hat.

Um dies zu umgehen, kennen nicht nur die Tuaregs in der Sahara Rituale, bei denen sie einen Schleier tragen, der sie vor dem Einatmen (!) böser Geister schützen soll. Auch bei uns wird versucht, unseren eigenen Atem als Rauch durch die Zigarette in die Umgebung abzugeben, um ihn danach erneut zu inhalieren und somit unbewußt darzustellen, nun atme man nur noch eigenes ein, und sei dadurch vor fremden, unangenehmen Inspirationen geschützter. Es entsteht das typische „dickere Fell" während des Rauchens, als solle jeder Umstehende das Signal wahrnehmen: Ich habe die Nase voll – mit eigenem Rauch... bitte nicht zuviel fremdes Neues auf einmal, Eile mit Weile. – Bei diesem Selbstbetrug sollten wir lieber die Türe verschließen und anderen mitteilen, daß wir im Moment genug und die Nase voll haben, daß wir jetzt nein sagen wollen. Denn kaum einer von denen, die uns dann stressen, wird das Bild verstehen, das wir ihm – noch hintergründiger – als rauchender Schlot übermitteln: Vorsicht, ich bin ein rauchender Vulkan, gleich könnte es einen Ausbruch geben, dann wird dich die zuvor zarte

Lunge überraschen, wenn ich endlich mein galliges Nein ausbruchartig über die Lippen bringen werde.

Im Lauf des Lebens braucht die feinfühlige und bejahende herbstliche Lunge durch Vermittlung des strahlenden Sonnengestirnes des sommerlichen Herzens eben *not-wendig* auch die klärende Leber und deren abwehrende Galle, den stürmischen Frühling. Deswegen müssen die Leber und Galle vor der Lunge so fleißig klären, und daher werden die, die den Zeitfluß nicht lieben, die im Gestern bleiben wollen wie *Adam* und *Eva,* von der Galle nicht ins Blut gelassen. Sie würden dem dahinfließenden schwingenden Lungenherbst die Flügel lähmen. So ist all jenen zu wünschen, bei denen das Lungenprinzip allzu stark werden könnte, daß der kräftige Erzengel Michael aus dem *Faust* nicht vernachlässigt werde, den *Goethe* sagen läßt:

„Und Stürme brausen um die Wette,
vom Meer aufs Land, vom Land aufs Meer,
und bilden wütend eine Kette
der tiefsten Wirkung ringsumher.
Da flammt ein blitzendes Verheeren
dem Pfade vor des Donnerschlags;
doch deine Boten, Herr, verehren
das sanfte Wandeln deines Tags." [38]

Das sanfte Wandeln, dies sollte die Lunge nie vergessen, ist eine Folge der Möglichkeit blitzenden Verheerens zuvor. Die beschwingte Heiterkeit der Lunge im Paradies des Blutkreislaufes ist eine Folge dessen, daß der Richter Galle seine Wachhundfunktion *not-falls* mit Blitz und Donner ausübt.

Beispiel

Patient 12:

Diese Frau leidet an einem Tumor im hinteren Oberbauch. Jahrelang davor habe sie an „blitz"artigen Magen- und Rückenschmerzen gelitten. Sie berichtet außerdem, daß sie sich immer für die Familie aufgeopfert habe. Sexuell habe sie sich von ihrem Mann wie ein Gegenstand gebraucht gefühlt und gebrauchen lassen, er habe vor ihr die Sexualität oft mit der von Tieren verglichen und sich an ihr befriedigt, ohne daß wirkliche Liebe dabei gewesen sei. Erst durch ihre Tumorerkrankung habe sie dies abbrechen können.

Auch hier finden wir wieder dieses Hingeben bei Vernachlässigung des eigenen Standpunktes, bei Fehlen des passiven Widerstandes. Natürlich wird bei einer solchen Schwäche des Lungenprinzips das Gallenprinzip rebellieren. So leidet diese Frau, obwohl ihre Krankheit auf den ersten Blick nicht auf die Lunge zu deuten vermag, doch in allererster Linie an einer Störung des Lungenprinzips.

Stichworte der Lunge:

- Leid hinnehmen, aber zu ändern suchen, passiver Widerstand.
- Bedächtig, dämpfend, Sanduhr, Reife.
- Fein, sanft, zärtlich, frei atmen.
- Dünnhäutig, feinfühlig, „wittern" mit feiner Nase, „Inspiration".
- Immer wieder variierende Periodizität.
- Beschwingt, beflügelt; Elfe, die abhebt; „Gefühl, als ob die Energie nach oben steigt", Gelber Kaiser [42]; *äther-isch wie Luft.*
- Fülle des Lebens, erfüllt sein, Lebensqualität.
- *Ver-walter* der Taten; nicht *Ge-walt,* doch gebändigte Kraft.
- *Mit-leid;* sorgen für jemanden, der Sorgen hat.
- Das Letzte von sich geben; perfekt, vollendet, zum Ziel gebracht, bis hin zur Torschlußpanik.

- *Gefahren:*
- Fassade des fürsorgenden Lächelns, Erschöpfung bei Selbstüberforderung, „herausschinden".
- Melancholie.
- Grenzen verwischen, eigenen Standpunkt verlieren braucht Galle-Neinsager; wünscht dickeres Fell, siehe Rauchen.
- Verzettelung im Detail bei zu starkem Lungenprinzip.
- Vernachlässigung des *Unter-leibs,* der Basis, der Substanz.
- Defekt/Perfekt: Fehler verbergen bis zum unausweichlichen, unerträglichen Zeitpunkt, dann widerstandslose Aktivität zur Durchsetzung eines fix gesetzten Zieles.

– Zu starke Leber bei zu schwacher Lunge: Früchte kann man nicht erwarten, nur erhoffen.

Was man Lungenkranken und deren geistigen Verwandten raten kann:

Lieben Sie Ihre Beschwingtheit, aber heben Sie nicht ab. Es ist gut, feinfühlig zu sein, weil man mehr aufnehmen kann, weil man Dinge „wittern" kann, die andere (noch) gar nicht wahrnehmen, wie eine Inspiration.

Diese Dünnhäutigkeit mit ihrem vermeintlichen Nachteil, daß auch belastende und ungute Dinge schneller „unter die Haut" gehen können, verlangt zu ihrem Ausgleich die Fähigkeit, diese Dinge auch gut verdauen und wirklich verarbeiten zu können. Dazu bedarf es des Bauches als eines Gegenpoles der Lunge, vom Essen bis zu den täglichen Finanzen. Unterjochen Sie auch die Sexualität nicht, sondern bauen Sie sie in Ihre zärtliche und sanfte Liebe ein.

Sie brauchen Ihren eigenen Standpunkt, wenn Sie anderen helfen wollen. Sonst gleichen Sie dem, der den anderen aus dem Moor ziehen will und dabei selbst versinkt.

Es ist schön, sich um andere zu kümmern, tragen Sie ruhig deren Kummer mit, aber vergessen Sie nicht den eigenen, auch der will erkannt und durchdacht sein.

Geben ist eine Freude, aber im Übermaß wird es zur leeren Verpflichtung mit der Fassade des aufgesetzten Lächelns.

Beobachten Sie sich einmal, ob Sie nicht von sich Dinge fordern, die Sie niemand anderem aufladen würden. Seien Sie sich selbst ein Freund, kein heimlicher Diktator. Lassen Sie sich Zeit, es gibt keinen Grund zur Panik. Dann werden Sie wieder beschwingt durchs Leben gehen können.

Setzen Sie Grenzen, sagen Sie nein! Wer sich erschöpft, ist erschöpft; wer unbedingt fertig werden will, ist dann fertig.

Freuen Sie sich an Ihrer Fähigkeit zur feinfühligen Reife, aber überschätzen Sie nicht ihre Fähigkeiten. Erzwingen Sie nicht, was sich erst im Laufe der Zeit entwickeln kann. Die Stärke des Frühlings sind dessen Blüten, die des Herbstes die Früchte. Akzeptieren Sie daher auch jene, die Ihnen nicht gleichen, ohne inneren Hochmut und geistiges Abheben. Sonst landen Sie mit einem üblen Sturz. Sie glichen einem Apfel des Herbstes, der die Blüte des nächsten Frühlings nicht zulassen wollte.

Suchen Sie nicht, übermäßig viel zu ertragen und zu erleiden. Nur Leid, das ändert, ist sinnvoll. Sich zu quälen, ohne daß dies Früchte trägt, ist Selbstfolterung und hinterläßt ein Opfer, das Sie sind.

Haben Sie den Mut, Dinge abzuwehren, die nicht zu Ihnen passen, wie mit dem geistigen Schwert des Gallenprinzips.

Erwehren Sie sich derer, die Sie selbst mit Ihrem Verhalten zu Parasiten erziehen, und verdeutlichen Sie ihnen, daß auch Sie nur ein Mensch mit Grenzen sind.

Seien Sie aber nicht zu auflehnend in manchen Ihrer Widerstände. Führen Sie sich vor Augen, daß diese in Ihrer Hand liegen und daher auch von Ihnen geändert werden können.

Laden Sie sich gerne Pflichten auf? Lassen Sie es zwischendurch auch einmal fließen, lassen Sie vorübergehend los von all den Sorgen und Kümmernissen. Gönnen Sie sich regelmäßig eine Zeit, in der Sie die Fülle des Lebens genießen können.

Holen Sie tief Luft, und spüren Sie, daß Sie leben und daß Sie kein trockenes Herbstlaub sind, das sich passiv treten läßt, sondern ein lebendiger Mensch.

Das Sonnengeflecht

Sauerstofftrunken nach dem beschwingten Durchströmen der Lunge strömt das Blut aus der linken Herzkammer kräftig hinaus „in alle Winde". Es hat nunmehr die Kraft der Liebe des Herzens und die Beschwingtheit der Lunge erfahren und scheint diese Information in zahlreiche Organe des Körpers zu tragen, vom Scheitel bis zur Sohle. Wir könnten daher für den nächsten Schritt mehrere Organe wählen, doch haben wir aus den vorangegangenen Kapiteln zu einigen Organen noch Fragen offen gelassen, die wir fairerweise als erste bedenken sollten. Wir hatten beispielsweise beim Magen die Milz erwähnt, sie aber nicht ganz besprochen, beim Dünndarm die Bauchspeicheldrüse, und wir hatten den Gang der Teilchen, welche die Galle nicht in den Blutkreislauf hereingelassen hatte, sondern in den Darm abgegeben hatte, nicht weiter verfolgt.

Milz, Bauchspeicheldrüse und Dickdarm werden alle drei von einem Nervengeflecht versorgt, dem Sonnengeflecht, das oben im Bauch direkt unter dem Zwerchfell liegt. Das Zwerchfell ist ein Muskel, der den Bauchraum vom Brustraum trennt. Wem die Galle nein gesagt hat, der gelangt überhaupt nicht mehr in die Region über dem Zwerchfell, für den spielt sich alles unterhalb dieser Trennung ab; aus der Perspektive dieser Teilchen dürfte das Zwerchfell daher wie eine unüberwindliche Große Mauer wirken, hinter der sich Herz und Lunge verbergen. Könnten wir in unseren Bauch schauen und diese sich nach oben wölbende Kuppel des Zwerchfelles sehen, fänden wir in dessen hinterer Mitte ein knotiges Netz von Nerven, verschlungen und verflochten, das von hier zur Seite und nach unten in den Bauchraum strahlenförmige Nervenarme aussendet. Das Bild von Sonnenstrahlen bietet sich hier an, die aus dem hohen Gewölbe herunterscheinen, genau von der Stelle aus, über der das Herz arbeitet, das wir mit der Sonne verglichen hatten, so als blinzelte es nun an dieser Stelle durch das Gewölbe zu den unteren Organen.

Bilder stimmen im Körper, wie nun schon mehrfach demonstriert, oft mit den Hintergründen überein. Hier scheint die über dem Zwerchfell liegende *Ober-welt,* die von den schon besprochenen Organen des Bauches mühsam und exakt vorbereitete Teilchen erhält, nun wie als eine Gegengabe ihre Lebensfreude nach unten zu strahlen. Dies ist natürlich zunächst nur ein Bild. Wir schlagen daher vor, es an den Organen Milz, Bauchspeicheldrüse und Dickdarm genau zu betrachten.

Das Prinzip der Milz

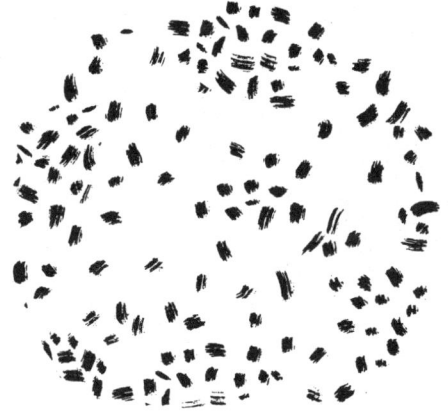

Milz und Lebensfreude, sollte dies wirklich zusammengehören, wie beim Sonnengeflecht vermutet? Dies wäre schon einigermaßen erstaunlich, da wir schon beim Magen davon berichtet hatten, daß sie nach Unfällen, bei denen sie einen Riß bekommen hat, einfach herausoperiert wird wie die Mandeln oder der Blinddarm und wesentliche Folgen danach nicht aufzutreten scheinen. Was mag das für ein scheinbar unwesentliches oder gar überflüssiges Organ sein, das immerhin etwa eine Handbreit an Länge zu bieten hat und in der Form einer Apfelsinenscheibe sich hinten links an das Gewölbe des Zwerchfells anschmiegt? Die Größe der Milz ist allerdings *keineswegs konstant,* da sie sich mit Blut prall füllen, andererseits aber auch entleeren kann zu einem etwas schwammigen Gebilde, das zwischen seinen zahlreichen Nachbarorganen *verformt* wird. Die Milz füllt sich nicht sinnlos mit Blut; sie speichert es, damit es bei Bedarf schnell zur Hand ist. Damit ist sie dem Warteraum Magen ähnlich, bei dem wir sie schon als eine Abstellkammer, eine Notfallreserve erwähnt hatten. Auch das Herz füllt sich mit Blut und gibt es wieder ab, allerdings in rhythmisch geregeltem, raschestem Wiederholen. Die Milz hingegen zieht ihre kleinsten Blutgefäße nicht so regelmäßig und voraussehbar zusammen, mit denen sie den Blutstrom reguliert.

Außer diesem *Sammeln des Blutes* erfüllt die Milz noch eine weitere Aufgabe; sie fischt aus dem Blut die überalterten Blutkörperchen heraus und baut sie ab. Hier kontrolliert das Gesamtwesen Körper die Einzelwesen, aus denen es besteht. Es nimmt sich dabei das Recht, einzelne auszufiltern. Hier kollidieren natürliche Interessen zwischen dem einzelnen Individuum und der Gemeinschaft. Gesetze einer Gemeinschaft entsprechen regelmäßig einer Gratwanderung, zu ausgeprägt entstünde daraus eine Zensur, zu lasch eine Anarchie. Dabei ist die Gemeinschaft, hier das „Gemeinwesen Mensch", das aus zahllosen Zellen und individuellen Einzelwesen besteht, selbst wiederum ein Einzelwesen, das sich auf anderer Ebene in eine Gemeinschaft, in die der Menschen, fügt. *Verschiedene, hierarchische Ebenen* und damit *verschiedene Aspekte oder Perspektiven* werden hier deutlich, sowie gewisse Anklänge an das Geschehen in Leber und Galle; dort waren jedoch Teilchen, „Vorstellungen", und nicht lebendige Zellen geprüft worden.

Schließlich treffen wir in der Milz noch auf eine ganz neue Funktion, die Produktion von Lebewesen, von weißen Blutkörperchen; sie baut also nicht nur ab, sondern ebenso auf. Auf diese Weise sorgt sie zusammen mit anderen Organen dafür, daß jene nicht aussterben und daß mit dem *Ende des Lebens eines einzelnen Blutkörperchens nicht auch das Ende des Organismus als Ganzem* einhergeht. Jene sterben zwar, doch werden zum Erhalt des Gesamten auch immer wieder neue Einzelwesen in all ihrer Vielfalt geboren. Auch die Leber bringt Vielfalt hervor, aber eher die eines einzelnen Könners oder auch Potentaten, nicht die unzähliger Wesen.

Wen wir uns nun die Bahn des Blutstroms in der Milz anschauen, tauchen Bilder auf, die uns ihr Verständnis erleichtern. Die Blutkörperchen gelangen in zahlreiche achterbahnartige Tunnels mit variierender Weite, so daß sie einmal durch ein enges Nadelöhr zischen, dann wieder in einem breiten Strom dahinziehen, in dem sie sich unvorhersehbar in alle Himmelsrichtungen verteilen und drehen. Dieses breite *Labyrinth* erinnert an ein vielfältig verzweigtes und ganz unterschiedlich breites System von Flüssen und Strömen, ähnlich wie das berühmte Ganges-Delta. *Wasserläufe* dieser Art haben die Phantasie der Menschen wohl schon immer angeregt. Sollten Sie dabei an die *Jugendspiele* an einem Bach denken – haben nicht auch Sie Papierschiffchen in einen Bach gesetzt und sich gewundert, daß diese jedesmal an einer anderen Stelle an Land getrieben wurden? Wir fanden diese Spiele typischerweise außerordentlich *lustig,* eigentlich gerade deshalb, weil sie so unberechenbar waren. Eben weil das Schiffchen möglicherweise schon vor der ersten Klippe untergehen konnte, ein zweites aber das rettende Land nach drei Stromschnellen ansteuerte oder wir ein drittes sogar mit dem Bachlauf aus den Augen verloren, faszinierte uns dieses Spiel. Wie wesentlich das *Unvorhersehbare* und das Lustige miteinander verknüpft sind, zeigt jeder Witz. Offenbarte sich das Ende eines Witzes schon zu seinem Beginn, hätte er „seinen Witz", seine Lustigkeit verloren.

Die Praxis bestätigt, daß es nicht zu weit gegriffen ist, das kunterbunt durcheinanderwirbelnde Wasserspiel des Blutes in der Milz mit dem lustigen Tollen der Kinder in einem Garten zu vergleichen. Fanden wir nicht auch im paradiesischen Garten den Ausdruck „lustige Bäume"? Bereiche, die uns *Spaß* machen, in denen wir wie die Kinder am Bach endlich einmal tun und lassen können, was wir wollen, gehören eng zum Milz-Prinzip. Die Milz vereinigt scheinbare Unruhe, in der es im wahrsten Sinne des Wortes drunter und drüber geht, mit dem Sammeln des Blutes. Auf den ersten Blick mag die *Gemeinschaft von Ruhe und Chaos* irritieren, ist doch die Sammlung sonst eher der Inbegriff der Ruhe. Aber wenn wir selbst uns einmal sammeln, ruhig „vor uns hin" arbeiten, wenn wir beispielsweise das Auto oder Fahrrad putzen, eine Türe streichen, den Tisch decken, ein Puzzle zusammenfügen oder spazierengehen, finden wir dann in uns nicht auch beides, Ruhe und Chaos? Wir sind dabei wie die Blutkörperchen in der Milz nicht gerade überfordert und führen diese Arbeiten eher ein wenig unbewußt aus, gelöst und ruhig, letztlich ohne die scharfe Kontrolle des bewußten Verstandes. Verfolgen wir aber unsere Gedanken dabei, stellen wir etwas Erstaunliches fest: Sie springen hurtig wie das Schiffchen im Bach von einer Idee zur anderen, logisch, klar vorhersehbare Folgen von Gedanken können wir kaum feststellen. Zuerst kommt uns die Schwiegermutter in den Kopf, dann die Autoreparatur, jetzt das Wetter von morgen, der Urlaub von vor drei Jahren, schließlich diese oder jene Partei... Wenn Sie sich dabei beobachten können, werden Sie vielleicht erstaunt sein, wie *unvorhersehbar* Ihre Gedanken in den zeitlichen Phasen *springen,* in denen Sie *nicht voll gefordert* werden [43].

Die geschilderte Situation scheint genau der der Blutkörperchen in der Milz zu entsprechen, die nicht strikt gefordert werden, sondern auf ihren Einsatz *warten,* bis die Milz ihr gespeichertes Blut abgibt. Bildlich gesehen scheinen sie in dieser Zeit Urlaub zu machen oder ihrem Hobby nach Feierabend nachzugehen. So wenig wie der Feierabend ist die Milz damit überflüssig. Doch können pflichtbetonte Menschen an dem Irrtum leiden, sie könnten oder müßten gar den Feierabend entbehren und herausoperieren wie die Milz. Sie können typischerweise am Milzprinzip erkranken, denn die innere Reservebank, die die Milz bei den Blutkörperchen vorführt, scheint der Wichtigkeit eines Reserverades nicht nachzustehen, des berühmten „fünften Rades am Wagen". Bei dieser Redensart halten wir in der Regel jenes *fünfte Rad* für überflüssig. Die scheinbar nicht erklärliche Unzufriedenheit derer, die diese Zeit der Reserve vernachlässigen, ihr Gefühl der „fehlenden Mitte" und ihre zunehmende Sehnsucht nach dem inneren Gestalten der *eigenen, freien Zeit* klärt den Irrtum rasch auf.

Schon die alten Chinesen litten an der Schwierigkeit, die Milz richtig einzuordnen als chaotisches Organprinzip der Lustigkeit und des

Spaßes des Einzelnen an seinem Tun. Bei keinem anderen Organ wurde jahrtausendelang so diskutiert, welche Stelle es einnehme. Zum einen sah man es als Mittelpunkt und gruppierte alle anderen Organe, deren Reihenfolge wir bisher kennengelernt haben, wie einen Kreis um sie herum. Dahinter stand sicherlich die Erfahrung, daß man die eigene Mitte nur finden kann, wenn man in seinen Lebenslauf Zeiten einbaut, die der lockeren und verspielten Reservebank Milz entsprechen. Ob man dabei ein Schiffchen schwimmen läßt oder dem Hund einen Stock wirft, ist nicht von Bedeutung für den Effekt, sondern weist nur auf die enorme Vielfalt der Möglichkeiten der Verwirklichung dieses Prinzips hin.

Dieses Tun läßt die Ruhe wie die Nabe eines sich drehenden Rades zurückgewinnen und den Menschen wieder sein eigener Nabel der Welt werden, wie auch der körperliche Nabel mit seiner Nähe zum Sonnengeflecht eine Mitte und einen *ruhenden Pol* bildet. Man spürt und erreicht diesen Pol nicht so leicht, zwingt man sich eine starre und nur scheinbare Ruhe vermittelnde Meditationshaltung auf. Starre vermittelt eher so etwas wie Angst. Eher wird man beim unbeschwerten und lockeren Laufenlassen der Gedankenflut, sei sie auch zunächst sehr unruhig und wirr, ein Freiheitsgefühl wahrnehmen, das dann – scheinbar paradox – die Ruhe erfahren läßt. Wer dies erprobt, spürt auch einige Zeit danach noch eine Ausstrahlung der freundlichen Ausgeglichenheit wie nach einem gelungenen Wochenende, die man auch mit *Be-sonnen-heit* umschreiben könnte als ein Hinweis auf die unbewußte Verbindung zum Symbol Sonne, zum Symbol des Sonnengeflechts.

Diese Art, sich *selbst* zu *besonnen* und sich selbst eine Zeit zu schenken, ist wohl eine wesentliche Form der Selbstliebe. Eine Gesellschaft, die das Objektive so hoch stellt wie die unsere, neigt natürlicherweise dazu, dem Subjektiven seinen wahren Rang zu entziehen und es nur noch objektiv zu taxieren wie den Preis eines Gemäldes von *Van Gogh*. Die auf diese Weise gefundenen „Wahrheiten" sind sicher nicht falsch, aber einseitig und eben die halbe Wahrheit. Sie provozieren als Reaktion oder Kompensation leicht die Suche nach Gurus beispielsweise im asiatischen Raum, die schlichtweg dahin führt, worauf auch unsere Kultur ursprünglich aufgebaut ist, nämlich der *subjektiven Erfüllung.* Wohl kein *Beethoven* und kein *Goethe* haben für etwas anderes jene hervorragenden objektiven Leistungen erbracht als zu ihrer eigenen subjektiven Erfüllung. Objektives Geld hätten sie vermutlich anders leichter erwerben können, und jenes Subjektive, das „das Herz bewegt", hätte gefehlt. Das *Objektive ruht auf dem Subjektiven,* scheint die Radnabe Milz zu betonen. Wer der Gemeinschaft objektiv etwas bieten will, darf seine Lebensfreude nicht bis zum letzten dafür *aus-beuten.* Eine psychisch ausgeleerte Milz wird keine Reserven mehr gespeichert haben, und er wird sich fälschlicherweise wundern, daß er nichts zu geben hat, wo er sich dafür doch so *ver-aus-gabt* hat.

Dann bräuchte er ein Wochenende der Schmetterlinge, Schneeflocken oder Blütenpollen, womit einige Symbole der Milz aufgezählt wären. In dem Film „Der letzte Kaiser" läßt *Bertolucci* den *Pu Yi* als letzten chinesischen Kaiser ausrufen: „Aber sie war doch nicht meine Amme, sie war doch mein *Schmetterling!"* Eine Amme symbolisiert die kindliche Geborgenheit, den mütterlichen Schutz während der Spiele des Kleinkindes, die dem scheinbar ziellosen Flattern der Schmetterlinge so nahe stehen wie das Schiffchen im Bach. Dieses Schutzes der Amme oder Mutter bedarf das Kleinkind, um ein Bild von der Wirklichkeit und deren Möglichkeiten und Grenzen gewinnen zu können, wie eines bergenden *Hortes,* in dem es sich sein Paradies erschafft. Die Mutter als Ruhepol im Leben dieses Kindes sorgt für die Geborgenheit wie in einem umzäunten Garten, in dem es tun und lassen kann, was es will, in dem es drüber und drunter gehen darf wie bei den Blutkörperchen in der Milz. Die Mutter, die das Kind innerhalb bestimmter Grenzen toben läßt wie die Milz, die das Blut innerhalb ihrer Hohlräume quirlen läßt, ermöglicht erst durch diese Grenzsetzung und diesen Grenzschutz deren Freiraum. Die Milz malt so auch das Bild eines *Kindergartens* oder eines fröhlichen *Festes,* bei dem man sich endlich auslassen kann, wo der Einzelne Erfüllung findet, bis die Milz die ganze Fülle verschiedenartiger Blutzellen wieder dem Gesamtorganismus abgibt, damit die Einzelzellen mit dem Ende ihres Feierabends in der Milz wieder eine für das Ganze wichtige und unerläßliche Funktion übernehmen. So scheint die Milz die Rolle eines Erholungsparkes für das Blut zu spielen, in dem sich die Blutzellen subjektiv verwirklichen können, entsprechend dem *Jung*schen Archetyp der Großen Mutter, bis sie wieder der aus ihrer Sicht objektiven Aufgabe zugeführt werden. Damit verbindet die Milz die lustige und chaotische subjektive Welt des Kindes mit den objektiven hehren *Aufgaben,* die später auf es warten.

Hier trifft die Welt des Gesamtorganismus als *Ganzem* auf die des einzelnen Blutkörperchens, das selbst natürlich auch eine Ganzheit und ein Individuum sein dürfte. Die übergeordnete Welt scheint das Herz zu verkörpern, durch das die Blutkörperchen nur rasch hindurchhuschen und das ihnen daher so unnahbar und unbegreiflich erscheinen mag wie einem sehr kleinen Kind die scheinbare Allmacht der Eltern. So lebt das weiße Blutkörperchen zwischen der *objektiven Forderung* des Gesamtorganismus, daß es als Teil seines Abwehrapparates ihn gegen Eindringlinge schützen möge, und der *subjektiven Freude* an seinem eigenen kleinen verwirklichten Leben.

Die Träume des Gesamtorganismus, vom Frühling der Leber ersonnen und geplant, sind in der Audienz des Herzens und den Bahnen des Blutkreislaufes Wirklichkeit geworden. Dort verwirklicht er sich als Ganzes gegenüber dem Blutkörperchen – doch nur mit seiner Hilfe – und gibt ihm seinen starken Impuls des Lebens. In der Milz verwirklicht sich nun das Blutkörperchen selbst mit Hilfe dieses Impulses des Herzens. Daher sind Herz wie Milz Organe der Verwirklichung und des Sommers. Im alten China folgte deshalb die Milz dem Sommer des Herzens als ein Spätsommer. Der Spätsommer mit seiner überwältigenden Fülle der Natur und dem Variantenreichtum, den über und über belaubten Bäumen und den Reben voll praller Trauben kurz vor der Lese paßt gut zu einer Milz, die sich füllen und leeren kann mit „Früchten", die sie unserem Körper zur Verfügung stellt.

Die hochschwangere Natur Ende des Monats August, des achten Monats, in dem die Frucht sich noch über die *Nabel-schnur* der Mutter ernähren läßt, malt das Milz-Prinzip. Beim Menschen wird die Fruchtbarkeit wesentlich von den *Hormonen* beeinflußt. Hinter ihrer Störung läßt sich erstaunlicherweise tatsächlich immer wieder ein gestörtes psychisches Milzprinzip aufdecken. Man denke nur an die erstaunliche Tatsache, daß unfruchtbare Paare oft dann erst Nachwuchs erhalten, wenn ihnen ein Arzt gesagt hat, daß sie *voraus-sichtlich* nicht schwanger werden könne. Dann läßt das *voraus-planende* Leberprinzip seine strikt erwartende Planung los, das Milzprinzip kommt zum Zuge, und der Nachwuchs stellt sich doch ein. Hormone als *Boten des Ganzen* an das einzelne Individuum, von einer Ebene zur anderen wie von der der Mutter zu der des Kindes, erreichen scheinbar *zu-fällig* ihren Zielhafen wie ein Schmetterling eine Blüte. Auch Blütenpollen treiben so scheinbar ziellos wie Hormone und Schmetterlinge als Symbole der *unge-zwungenen Freiheit* und des Wohlbefindens im vollen *Einklang mit den inneren Gefühlen* ihr luftiges Spiel als Sinnbild der Milz. Bei Menschen mit überhöhtem Kontrollbedürfnis scheint das Mißtrauen gegenüber dem unberechenbaren Zufall leicht mit den locker ungezielt dahin-schwingenden Pollen im Sinne einer Pollenallergie zu kollidieren. Die-se freiheitlich lustigen Kobolde, die durch die Lüfte tanzen im *blinden Vertrauen* darauf, daß sie irgendwann auf einem Fleckchen Erde landen werden, an dem sie zu einer Pflanze heranwachsen können, müssen wohl Menschen verunsichern, die mit überstarkem Leberprinzip glau-ben, alles müsse strikt programmiert werden, und exakte Zehnjahres-pläne seien das planerische Minimum für eine erfolgreiche Zukunft. So bedarf das Milzprinzip seiner ganzen *Integrationskraft,* um objektive und subjektive Erfüllung, Gesetzeshüter und Lebenskünstler wie Zensoren und Freiheitskämpfer unter einen Hut zu bringen. Beide erscheinen ein-ander unberechenbar, wie Schicksal und einzelner Mensch. Beide ha-ben keine langfristige Überlebenschance, wenn sie nicht das ganz An-dersartige und Unerfaßliche des Gegenüber zu *integrieren* versuchen.

Leben und leben lassen, auch wenn etwas unheimlich und ungebor-gen erscheint, aus dem Wissen um die Notwendigkeit der Toleranz und um den Mangel einer Alternative, führt zur Stärke der Milz. Sie scheint wie das Herz darauf zu vertrauen, daß der *Zu-fall* die Partner zueinan-derbringen wird. Typischerweise wird manchem Leser diese Art des *magen-artigen* Urvertrauens aufstoßen, da er bei dem Begriff des Zu-falls möglicherweise in erster Linie an das Lotto denkt, jene unwahr-scheinliche Wahrscheinlichkeit. Aber die Natur ist offenbar voll solcher Zufallsmechanismen, die hervorragend funktionieren. Man denke nur an das zufällig gestaltete Wetter; wir haben dennoch – oder gerade deshalb – genügend Sonne gehabt, um uns des Lebens zu erfreuen, und auch an Regen keinen Mangel verspürt und üppige Ernten einge-fahren. Er beobachte möglichst einmal in Ruhe, wie sich täglich und stündlich sein Leben auf Zufälle aufbaut, und dies wohl nicht nur zu sei-nem Nachteil? Das Milzprinzip „ist isoliert, zentral gelegen; es ernährt die vier Seiten", schrieb der Gelbe Kaiser [44]; alles lebt vom Milzprin-zip als einer aus der Regel fallenden Regel.

Eine *Milzschwäche* und mangelndes Urvertrauen auf den Zufall oder auf das *Zu-fallen* einer Lösung aus einer zunächst unberechenbar erscheinenden Zukunft wird typischerweise die *Leber* auf den Plan rufen, die alles einer gezielten Kontrolle unterwerfen möchte. Beide Prinzipien scheinen sich bei Gesundheit die Waage zu halten; sind sie doch auch körperlich um den Nabel als Mittelpunkt des Bauches verteilt, die Leber mehr vorne rechts, die Milz mehr hinten links. In den letzten zwei Jahrzehnten scheinen wir alle ein wenig das einseitige Vertrauen in die Kontrolle der Leber zu verlieren, dies ist nicht erst eine Folge von Tschernobyl. Vielleicht sind wir dabei, das vergessene, für überflüssig gehaltene Prinzip der Milz neu aufzutun, jene Freiheit, der die *Kreativität* und das Schwangergehen mit einem Gedanken entspringt, und die wie jede Schwangerschaft das Prinzip der Unabwägbarkeiten der Natur in Kauf nimmt, ohne das wir in Kürze nicht nur aussterben, sondern auch ein elendiges Alter ohne die Hilfe der Jugend erleben würden.

Der Spätsommer der Milz bietet den neugeborenen Blutkörperchen nicht nur einen Frühling; hier endet auch das Leben von Blutkörperchen, die das entsprechende Alter erreicht haben und die ihre eigenen „vier Jahreszeiten" durchlebt haben. Hier trifft das Ende auf den Anfang, und wir können nur spekulieren, ob das Ende eines Teilchens, also eines einzelnen Wesens, auch dessen Ende ist, oder nicht, wie es die Milz vorführt, gleichzeitig ein neuer Anfang. In den meisten Kulturen ist das Denken tief verwurzelt, daß mit dem Ende eines Lebens ein neues Leben beginnt und nur der Körper stirbt, die Seele jedoch weiterlebt, ob mit einer Ruhepause in der „Milz" oder ohne sie. Dieses Rad der Wiedergeburt paßt jedenfalls sehr gut zum Gedankengut des Prinzips der Milz.

Wie stellen wir nun aber konkret fest, ob bei einem Menschen eine Störung des Milzprinzips vorliegt? Wenn *objektiv alles stimmt,* der untersuchende Arzt die Blutwerte rühmt und der Blutdruck und das EKG als Bilderbuchvorlagen bezeichnet werden, der Kranke sich aber einfach *nicht wohl fühlt* und Gefühle äußert, als säße er nicht in seiner Mitte, als wäre er aushäusig, als lebte er für andere und als ginge ihm der Lebenssinn auf eine ihm letztlich unbegreifliche Weise verloren, dann sollte er immer auch an das Milz-Prinzip denken. Dann wird ihn manches, was ihm früher viel *Spaß* gemacht hat, jetzt *anöden.* Er wird vielleicht nicht einmal mehr begreifen, warum und wozu er mit seinem Partner zusammenlebt, und in eine Ehekrise geraten, ohne daß er eigentlich so recht wüßte, wie es dazu gekommen ist. So manches, was, er sich an Fähigkeiten im Laufe des Lebens zugelegt hat, an Erfahrungen und Wissen um die *Schönheiten* des Lebens, geht ihm jetzt scheinbar verloren.

Dann spricht der Gelbe Kaiser von „Kraftlosigkeit in allen Extremitäten" [44], und an die Stelle von Lebensfreude und Kraft treten Erschöpfung und psychische Auslaugung. Besonders gefährdet dies wohl denjenigen, der sich eine bestimmte Aufgabe gestellt hat, sei es in der Politik, in der Kultur, Wirtschaft oder Medizin, die er über sich als subjektives Individuum stellt. Er wird das Verbindende, das Integrierende der Milz zwischen seiner objektiven Aufgabe einerseits und seiner Zufriedenheit und seinem Wohlbefinden mit Phasen der Muße als Individuum andererseits schwer verwirklichen können.

Das Leben zwischen diesen beiden Polen der objektiven Aufgabe im Gesamtwesen, sei es in der Firma, im Dorf oder im Volk, und dem ureigensten Wohlbefinden mit all den persönlichen Sehnsüchten bis hin zum Chaos einer Wasserschlacht in der Badewanne, scheint einer Gratwanderung zu gleichen. Es ähnelt dem Versuch, einen sich drehenden Kinderkreisel weder umfallen noch sich ganz senkrecht drehen zu lassen. Ein solcher Kreisel hat die typische Tendenz, entweder umzufallen oder sich aufzurichten, und alle Gratwanderungen dazwischen sind unstabil und nur durch immer neues bewußtes Eingreifen zu verwirklichen. Dies scheint mühevoll und schwierig und doch unerläßlich zu sein. Bei der objektiven Aufgabe gegenüber unserer Umwelt scheinen wir beispielsweise den Weg des umkippenden Kreisels zu bevorzugen, indem wir unser derzeitiges subjektives Wohlbefinden deutlich über das des objektiven Gesamtorganismus Erde zu stellen scheinen, dessen Teil wir sind und ohne den wir so wenig leben können wie unsere Blutkörperchen ohne uns. Kraftlosigkeit hat man uns vor Jahrtausenden bei Fortführen dieser Einseitigkeit vorhergesagt.

Wenn der Milzmeridian seine Gratwanderung nicht beherrscht, kann körperlich eine breite Palette von der undefinierbaren Kraftlosigkeit bis hin zu einer beispielsweise hormonellen Störung folgen. Das psychische Bild gibt hier den entscheidenden Hinweis vor allem anderen. Einen wesentlichen körperlichen Hinweis haben die alten Chinesen jedoch enthüllt. Krankheiten des Prinzipes der Milz mit seiner engen Beziehung zu den *Wasserläufen* um und in uns gehen häufig einher mit einer Störung der Flüssigkeitsverteilung im Körper, dem sogenannten Wasserhaushalt. Dies kann sich ebenso in dicken Füßen, Krampfadern, einer Ansammlung von Wasser in der Lunge wie in geschwollenen Augenlidern äußern. Wasserhaushaltsstörungen können körperlich von den verschiedensten Organen ausgehen, sei es Herz, Leber oder Niere, deren versteckten Hintergrund sollte man jedoch durchaus auch beim Prinzip des Milzmeridianes suchen. Meist ist hier dem Herzprinzip die Integration mehrerer anderer Prinzipien nicht ausreichend gelungen, so daß diese wie das Ruhezentrum gestört sind. Selbst der Alkoholiker hat seinen Mittelpunkt und seine heitere Ruhe verloren, die er durch seine milzartige Feuchtfröhlichkeit zu ersetzen versucht.

Bei der intensiven Verflechtung der Organe und ihrer Prinzipien untereinander ist es verständlich, daß ein Mensch selten nur an einem Meridian erkrankt. Wer beispielsweise seine subjektive kleine Welt aufopfert, belastet nicht nur sein Milz-, sondern auch sein Lungenprinzip, und nahezu immer werden wir erwarten dürfen, daß der große Mittler des Herzprinzips die beiden nicht mehr ausgleichen kann und miterkrankt. Dies gilt auch dann, wenn sich dieser Umstand in der biochemischen Untersuchung des Körpers und im EKG nicht äußert. Die geschilderten typischen Beschwerden sollten unsere Gedanken dann auf das Milzprinzip lenken und uns nachfragen und hinterdenken lassen, möglichst bevor ein organischer Schaden uns dazu zwingt.

Mit der Milz haben wir ein Prinzip dargestellt, das in seinen Leistungen und Störungen nicht so strikt an das körperliche Organ gebunden ist, wie wir dies sonst gefunden haben. Es scheint durchaus ein trefflich klares Symbol zu malen, doch ohne daß entsprechende Belastungen sich notwendig auch an diesem körperlichen Organsymbol äußern; es wird eben körperlich keineswegs nur von der Milz repräsentiert. Dadurch ist es für den Außenstehenden körperlich so schwer faßbar wie die Antriebs- und *Lustlosigkeit* ohne weiteren krankhaften Befund, ohne die Daten aus dem Labor, mit denen wir einen kranken Menschen zu „objektivieren" suchen. Dennoch stellt sie mit Sicherheit eine der häufigsten Diagnosen dar, wenn sie nicht mit dem Stempel der Unfaßbarkeit versehen und übergangen wird. Ihre Auswirkung auf das subjektive Wohlbefinden wie ihre objektiven ökonomischen Folgen sind jedoch zu verheerend, um dieses Prinzip, das oft jahrelanger Vorbote chronischer Leiden ist, zu übersehen.

Dieser aus der Sicht der Blutkörperchen paradiesische Höhepunkt in der Reihe der Organe ist aber keineswegs der Schlußpunkt. Ein mehr väterliches Gegenüber, die Bauchspeicheldrüse, folgt der mütterlichen Milz, der Verwirklichung der Träume der Einzelwesen, dem lustigsten aller Paradiese, aber auch dem Symbol der Trennung in Objekt und Subjekt, die nur durch eine lebendige und sich ständig *erneuernde Konvention* überbrückt werden kann, wenn das dynamische Milzprinzip nicht in Konventionen des „man" erstarren soll. Der Lebensweg entspricht hier einer integrierenden Gratwanderung zwischen dem *un-teilbaren* Ich, dem *„In-dividuum"* als ganzem, und seinen lebenden Teilen und Bausteinen, aber auch der Tatsache, daß das Individuum wieder nur Teilchen eines größeren Individuums ist, zum Beispiel der Erde, die man erneut als einen Teil noch größerer Einheiten betrachten kann. In der Mitte dieses Grates liegt der Ort der Sehnsucht von *Goethes Faust,* für den er sogar mit *Mephisto* paktiert und diesen integriert.

Auch wenn Medizin versuchen sollte, das „unberechenbare System Mensch" mit nur auf vorausberechenbare Mechanismen anwendbaren Regeln zu behandeln, würde sie das mit diesen Methoden Unvorhersehbare des Menschen verkennen, das die subjektive Milz symbolisiert. Dabei geht etwas ganz Grundsätzliches verloren, für das wir in unserer Sprache nicht einmal mehr ein Wort finden, so daß wir nur sagen können, diese Medizin sei „unmenschlich". Dies zeigt, daß wir dieses Prinzip aus unserem Denken hinausgedrängt haben, wo es sich selbst doch schon im hintersten Winkel unseres Oberbauches verborgen hat.

Beispiele

Patient 13:

Die Wissenschaftlerin leidet an den verschiedensten tatsächlichen und doch schwer faßbaren oder heilbaren Erkrankungen. Immer wiederkehrende Ekzeme, mehrmonatiger Durchfall ohne auffindbare Ursache, langdauernder Erschöpfungszustand, Herzrhythmusstörung, monatelanger Nasen-Rachen-Katarrh, multiple Warzen, auch Hautveränderungen mit Tendenz zur Entartung sind nur die wichtigsten Diagnosen.

Hier scheint es zunächst schwierig, einen Hintergrund zu finden. Auffallend ist, daß sie als Hauptsymptom die außerordentliche Trockenheit der Nasen- und Rachenschleimhäute empfindet; nichts stört sie so wie dieses. Mildfeuchte Witterung verschlimmert ihren Zustand; die alte chinesische Medizin weiß hier um einen Zusammenhang mit der Milz. Auch die auffallende Tatsache, die erst nach mehreren Gesprächen eingeworfen wird, daß sie „fast immer Musik im Kopf hört", weist diesen Weg; Musik als eine typische Erfüllung des Subjektiven, objektiv bekanntlich nur eine Aneinanderreihung von Tönen, ist eine Verwirklichung der Milz erster Klasse.

Hier scheint das Subjektive erheblich unterdrückt zu sein und sich daher „musikalisch" zu äußern. „Nach eigener Einschätzung habe ich auch Probleme, mich zu behaupten, beziehungsweise bin eher ängstlich der Umwelt gegenüber", schreibt sie wörtlich. Verständlicherweise legt sie sich Warzen und Hauttumoren als „Verdickung ihrer Pelle" und „Aus-schläge" zu. Aber auch die verschiedenen Störungen des Fließens („Wasserläufe") weisen auf die Milz hin, sei es beim Durchfall oder dem Speichelfluß im Rachen. Der Erschöpfungszustand entspricht der Vorhersage des Gelben Kaisers.

Da ist es nicht verwunderlich, daß die Kranke ganz überzeugt von einem „inneren Schweinehund" spricht, gegen den sie immer wieder kämpfen müsse. Hier hat sich offensichtlich die Milz als Integrator der subjektiven Bedürfnisse mit einer übermächtigen, überkommene Vorstellungen diktatorisch durchsetzen wollenden Leber nicht einigen können. Revolutionen bis hin zu drohenden Nebenkaisern sind angesagt, wenn beide Seiten nicht aufeinander zukommen und eine Übereinkunft, eine für die subjektiven wie objektiven Wünsche erträgliche Konvention erstellen wollen, und somit das Leben-und-leben-lassen täglich aufs neue vollziehen.

Patient 14:

Die junge Pastorin schreibt als Hauptdiagnose in den Fragebogen: „Abwesenheit von Lebensfreude seit zwei Jahren", diese äußere sich in „drückender Lustlosigkeit in Kopf und Gliedern", sie werde schlimmer

„bei latentem Ärger in streßfreier Zeit", die einzige Besserung habe sie durch „gute Musik" empfunden. Diese Kranke scheint die Symptome des Milzmeridianes auswendig gelernt zu haben, so exakt trifft sie dieses Prinzip.

Tatsächlich berichtet sie dann, daß sie unter der konventionellen Art ihrer Gemeinde leide, daß sie tiefste und konkrete subjektive Gotteserlebnisse gehabt habe, die an Moses und den brennenden Dornbusch erinnern, und daß sie darunter leide, daß diese für sie so realistische subjektive Gotteserfahrung in der oberflächlichen Gemeindearbeit untergehe. Hier krankt das Integrieren, hier bringt ein Mensch die aus der subjektiven Erfahrung gewonnene Kraft noch nicht mit dem lauen Papiertiger des Alltags unter einen Hut, findet noch keine Brücke.

Ein bißchen schimmert hier der Gallenmeridian durch bei dem latenten Ärger in streßfreier Zeit. Im Prinzip der Galle setzt sich das Objektive gegenüber dem Subjektiven durch. Sie ist insofern ein Gegenspieler der Milz, und beide scheinen bei der Kranken aus dem Gleichgewicht geraten zu sein.

Typisch für das hier noch mehr im Seelischen gestörte Milzprinzip ohne schwerwiegende körperliche Äußerung ist die Möglichkeit der raschen Regeneration. Diese Kranke ruft nach der homöopathischen Arzneimittelgabe an und berichtet, sie habe bereits „Stunden nach dem Heilmittel Kräfte in sich gefühlt, die sie sich vorher nur erträumt habe". Sie hat offensichtlich rasch, im Zusammenhang mit welcher körperlichen Störung auch immer, den ruhenden Mittelpunkt wieder herstellen können.

Patient 15:

Der Geschäftsmann im besten Alter leidet seit Wochen an unerklärlichen Gesäß- und Beinschmerzen; er läuft mit Stock. Ein Jahr zuvor ist ihm eine künstliche Hüfte eingesetzt worden. Nachts leidet er mehr; er bezeichnet den Schmerz als „ekelhaft, fast wie Zahnschmerzen, ziehend, stechend", er „kommt anfallartig, ist innerlich aufwühlend, wird ausgelöst durch Wärme". Im Meerwasser in Mallorca habe er sich gebessert, kaum sei er zu Hause, gehe es wieder los. In Italien habe er sogar im Urlaub surfen können; doch nach zwei Tagen zu Hause sei alles wieder beim alten gewesen.

189

Er berichtet noch über einen witzigen, ihm komisch erscheinenden Zusammenhang. Immer wenn er samstags in aller Ruhe sein Fahrrad putze und die Felgen richtig schön in Ruhe blank wienere, wirke das wie eine Heilung auf Zeit. An diesem Wochenende sei er dann nämlich schmerzfrei, könne erstaunlicherweise machen, was er wolle.

Dieser Mann läßt beim Fahrradputzen seinen Gedanken ihren freien Lauf, das Milzprinzip wird verwirklicht; er wird zum Tagträumer. Die Nacht hingegen wird von Unruhe nach Art des Gallenprinzips überschattet. Alle Symptome deuten auf einen überstarken Gallenmeridian hin, der Ausgleich findet, wenn sein Gegenspieler und Heiler, die Milz, auch genügend Zuwendung erhält. Somit überraschen die sonst unerklärlichen Verbesserungen in der subjektiven Erfüllung beim Radputzen oder im Urlaub nicht mehr, wo er unerwartet sogar Sport treiben kann. Ihm sollte man zu einer weniger von „objektivem Zwang" geprägten Haltung raten.

Die Stichworte des Milzprinzips:

- Sammler des Blutes; schützender Hintergrund, Mutter. Auch: in diesem Bereich geschützt umhertollendes Kind. Für den Außenstehenden schwer faßbar, „isoliertes Organ".
- Keine Konstanz, alles fließt, verformbare Milz.
- Schmetterling, Blütenpollen, Wasserläufe, Jugendspiele; lustig, weil unvorhersehbar. Blindes Vertrauen ins „Chaos". Ungezwungene Freiheit des Einzelnen, voller Einklang mit den inneren Gefühlen. Kreativität, schwanger gehen mit Gedanken. Fünftes Rad als eigene Zeit des Einzelwesens. Ruhepol, Nabel, Zulassen von Verdrängtem. Besonnenheit, sich selbst besonnen, subjektive Erfüllung.
- Gemeinschaft von Ruhe und Chaos wie bei Unterforderung des Bewußtseins; dann springen Gedanken.
- Verschiedene Ebenen und damit verschiedene Aspekte, Standpunkte. Ende des Lebens eines einzelnen Blutkörperchens ist nicht auch das Ende des Organismus als ganzem. Objektives ruht auf dem Subjektiven. Das Einzelne und das Ganze.
- Zu starker objektiver Filter führt zu Zensur, zu lascher zu Anarchie. Gratwanderung zwischen der objektiven Aufgabe und dem subjektiven Wohlbefinden. Lösung: Stetig erneuernde Konvention und Inte-

gration zwischen allem, allem Subjektiven und allem Objektiven. Beispiel Hormone, Boten des Ganzen an das Individuum.

– Milzschwäche oft zusammen mit Leber- und Gallen-Übermacht.

– Kraftlosigkeit, seelisches Ausgelaugtsein und mangelnde Lebensfreude oft ohne faßbare Krankheit. Unfähigkeit, das Schöne des Lebens zu empfinden; Musik. Beruf, Partner oder Hobby waren Spaß und Freude, jetzt anödend.

– Störung der „Wasserläufe" im Körper.

Wir raten dem am Milzprinzip Erkrankten:

Wenn sie alles anödet und Sie das Leben als leer empfinden, so schaffen Sie sich Ihr ganz eigenes, kleines Paradies. Sie könnten sich überlegen, was Sie früher einmal mit Lebensfreude erfüllt hat. Vielleicht wartet ein längst vergessenes Buch auf Sie, oder eine Angel, die auf dem Dachboden verstaubt, oder das Café im Nachbarort, dessen leckeren Kuchen Sie schon seit einem Jahr nicht mehr genossen haben. Dann schaffen Sie sich Lücken und ringen Sie sich diese Verwirklichung von Ihrem geschäftigen Tageslauf ab. Die Zeit dafür werden Sie nie haben, wenn Sie sich die Zeit dafür nicht nehmen.

Wenn Sie dabei Skrupel verspüren, weil Sie in dieser Zeit so manche sinnvollere Tätigkeit zu versäumen meinen, so beachten Sie, mit wieviel mehr Kraft Sie nach diesem Auftanken des Milzprinzips gerade an jene objektiven Forderungen herangehen. Wer sich dauerhaft solche subjektiven Nischen stiehlt, stiehlt sich auch die objektive Kraft. Im Rahmen langdauernder Erschöpfungszustände wird er dann objektiv viel mehr versäumen, als wenn er vorher jenem lebenslustigen Teil seines Ich, den Psychologen auch Bauchseele nennen, seinen Anteil gegeben hat.

Wenn Sie objektiv bleiben wollen, so müssen Sie auch fair bleiben. Dann geben Sie sich auch den Anteil an Freude und Lebenslust, der Ihnen zusteht. Er wird es Ihnen mit einer Kraftfülle danken, die Sie vielleicht überraschen wird.

Dann werden Sie die objektiven Forderungen des Lebens nicht mehr als Müssen empfinden, sondern als Verwirklichung Ihres Seins als ganzer Mensch. Dann wird Ihnen nicht „alles Sollen despotisch" erscheinen [14], wie Goethe meinte, sondern es wird sich mit dem Wollen

191

decken, das er „des Menschen Himmelreich" [14] nannte, das unweigerlich an das subjektive Paradies der Milz erinnert.

Lassen Sie dem Zufall eine Chance. Erdrücken Sie sich nicht mit objektiven Vorstellungen und Pflichten. Sonst verödet ihre Psyche wie eine Medienlandschaft unter einem übermächtigen Zensor. Lassen Sie sich auch Zeit für das lustige Element eines Schiffchens, einer Schneeflocke oder eines Schmetterlings, welches unerwartete kreative Möglichkeiten birgt und uns ganz heimlich und unbewußt das Gefühl für den Sinn des Lebens vermittelt.

Wundern Sie sich nicht, daß dies eines täglich neuen Ausgleiches bedarf. Das Beispiel mit dem Kreisel aus diesem Kapitel mag Sie daran erinnern, daß hier objektive wie subjektive Kräfte am Werk sind, die nur beide gemeinsam Ihr psychisches Selbst ausmachen, dessen Gleichgewicht täglich neu in ihrer Hand liegt und Ihnen Wohlbefinden sichern kann.

Das Prinzip der Bauchspeicheldrüse

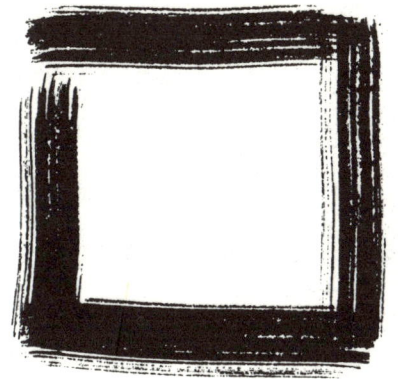

Etwas oberhalb des Nabels in der linken Mitte des Oberbauches liegt die längliche, schmale Bauchspeicheldrüse, weich, aber doch wesentlich fester als die Milz, mit kleinen hügeligen Unebenheiten an ihrer Oberfläche. Ein feiner Gang führt von ihr zum Zwölffingerdarm und bildet den Kanal, durch den sie ihm ihren Verdauungssaft, immerhin etwa einen Liter Bauchspeichel jeden Tag, abgibt. Ganz besonders arbeitsam scheint die Bauchspeicheldrüse auf fettes Essen zu reagieren. Fett ist ein außerordentlich *träger* Stoff, das merkt der, der sehr fette Milch beispielsweise in den Kaffee gießt; sie fließt träge und ölig im Gegensatz zum quirlig wäßrigen Kaffee.

Gar nicht träge ist das zweite Element, mit dem sich die Bauchspeicheldrüse befaßt, denn sie erfüllt noch eine Aufgabe im Blut. Dort bewirkt ihr Hormon Insulin, daß die Körperzellen *Zucker* aus dem Blut aufnehmen. Sehr viel Insulin bedeutet also, daß das Blut wenig Zucker enthalten wird, da es alles an das Gewebe, an Muskeln, Nerven und andere abgibt. Produziert die Bauchspeicheldrüse andererseits sehr wenig Insulin, so führt das zu mehr Zucker im Blut.

Erstaunlicherweise brauchen wir einen recht genauen Pegel des Zuckers im Blut. Sinkt er unter eine bestimmte Grenze, so fühlt der Mensch sich schwach, schließlich elend, die Konzentration geht zurück, er zittert und schwitzt, und schließlich fällt er ins Koma, eine Art *Ohn-macht,* verliert die Macht über seinen Körper. Daraus könnte man folgern, daß es um so besser wäre, je mehr Zucker im Blut gelöst wäre. Aber dies ist ein Irrtum. Bei einem Übermaß an Zucker im Blut wie bei der Zuckerkrankheit entstehen andere Störungen. Die Haut trocknet aus, die Nerven reagieren gestört mit pelzigen Empfindungen, der Kranke kann ein Bein verlieren, erblinden oder ebenfalls *ohn-mächtig* ins Koma fallen. Die Bauchspeicheldrüse scheint also nicht grundlos im Zentrum des Körpers zu sitzen.

Der Zucker ist auch sonst interessant. In den sechziger Jahren, als sich unsere Wohlstandsgesellschaft noch Leistungsgesellschaft nannte, konnte man an allen Ecken Traubenzucker kaufen. Man meinte, damit leistungsfähiger zu sein. Steht Zucker als Symbol für Leistung? Vielleicht bringt uns ein anderer Umstand weiter; wohl überall in der Welt stoßen wir auf die Tatsache, daß Kinder nach einer in den Augen der Erwachsenen besonders großartigen Leistung etwas Süßes, Zuckriges als Zeichen der belohnenden *Anerkennung* geschenkt bekommen. Welches Kind nähme an gleicher Stelle einen Blumenkohl oder ein Stück Brot hin, wenn es nicht in einer Hungerregion lebte? Der Zucker scheint etwas besonderes zu bedeuten. Das drücken wir auch aus, wenn wir als Gastgeschenk etwas Süßes überbringen oder als Gastgeber dem Besucher süßes Naschwerk anbieten. Offensichtlich soll hier das *Besondere* betont werden wie durch eine Geburtstags- oder Hochzeitstorte. Dieses Besondere, *Belohnende* oder Anerkennende taucht in der Redensart der Gegensätze „Zuckerbrot und Peitsche" auf. Der zuckrige Kuchen krönt vielerorts den Sonntag, jenen besonders sonnigen, weil freien Tag ohne Arbeitsdruck. Sonnenstunden des Lebens scheinen wir uns zu versüßen. Der siebente Tag, an dem wir ruhen, auf die Woche zurückschauen und uns ein Schulterklopfen gönnen, scheint offensichtlich im Zucker sein Symbol zu finden.

So regelt die Bauchspeicheldrüse mit dem Zucker offensichtlich das Symbol der *Anerkennung,* ohne welche wir seelisch – wie bei Zuckermangel – erlahmten, uns *„ohn-mächtig"* fühlten. Sie hängt eng mit der Macht zusammen, man denke nur an Schulterstücke und Orden, die von den militärisch Mächtigen so geliebt werden. Zuviel Anerkennung und Lob verträgt der Mensch aber sowenig wie zuviel Zucker. Er wird überheblich und vernachlässigt seine Umgebung, kann das Gefühl für sie verlieren und in Selbstgefälligkeit erlahmen und „blind" werden für honigsüße Reden.

So wie der Zucker dem Grundbaustein der körperlichen, so entspricht die Anerkennung der Basis unserer seelischen Leistungsfähigkeit. Ist er ausgeglichen, so fühlen wir uns wohl und leistungsfähig, so wie es uns motiviert, wenn wir ausreichend, aber nicht übermäßig gewürdigt werden. Wir spüren das Lob, sind aber noch nicht damit übersättigt. Das *spornt* uns *an,* weitere möglichst gute Leistungen zu vollbringen, die wir auch wieder gewürdigt sehen wollen. Das Gefühl, daß unsere Leistung für gut befunden wird, geht uns „wie Honig herunter". Wir fühlen uns als gut erkannt, *an-erkannt. An-erkennen* beinhaltet wesentlich das Erkennen. Wer eine Leistung nicht erkennen kann, kann sie auch nicht *an-erkennen.* Mag das Erkennen der Leistungen anderer noch mit etwas Mühe durchaus gelingen, so fällt das Erkennen der eigenen Leistung oft schwerer, als man es auf den ersten Blick vermuten mag. Wird man sich nicht selbst auch einmal loben, so wird man sich zum Ausgleich leicht zu sehr um Anerkennung von anderer Seite bemühen. Man wird psychisch Anerkennung und körperlich Zucker sammeln und den Zucker ständig in greifbarer Reserve in seinem Blut bewahren wollen.

Nun kommen wir dem Prinzip der Bauchspeicheldrüse näher. Jene tiefe innere Ruhe, die aus der „Zufriedenheit mit den Taten" erwächst, wie der Gelbe Kaiser das nennt [45], scheint dem Zuckerkranken zu ermangeln. Im Gespräch mit dem Kranken zeigt sich noch eine häufige Variante; er scheint um die Güte seines Tuns und seiner Leistungen zu wissen, doch zu fürchten, daß ihm diese wieder verloren gehen könnte. Die Furcht vor dem Morgen weist auf ein mitbeteiligtes krankes Leberprinzip hin. Als typische Gegenreaktion wird der Kranke versuchen, im Übermaß Leistungsnachweise, Zucker, „Orden" zu sammeln. *Streichel-einheiten* zu *sammeln,* sie gezählt aufzubewahren und nicht zu vergessen, kennzeichnet das Prinzip der Bauchspeicheldrüse, seien es Studenten, die möglichst viele Scheine pro Semester nach Hause bringen wollen, oder andere Jäger und Sammler von *Statussymbolen.* Status-Symbole, wörtlich Symbole des (eigenen) Zustands, sollen wie der Zucker den derzeitigen Leistungs- oder Produkt-Stand demonstrieren.

Hier stoßen wir auf eine Schwäche. Statussymbole können mit mühsamer Leistung erworben, aber auch ererbt, gewonnen oder durch Betrug erhalten sein. Umgekehrt wird jeder große Leistungen in der Geschichte kennen, man denke nur an die des Psychologen *Siegmund Freud,* die lange Zeit von einer Mehrheit nicht anerkannt wurden. Wieder andere Leistungen sind zunächst über den grünen Klee gelobt worden und dann rasch in der Versenkung verschwunden, als man ihren wahren Gehalt zu erkennen vermeinte. So begibt sich der, der mehr auf die Anerkennung durch andere als auf die eigene baut, in eine gefährliche Abhängigkeit von diesen. Er riskiert, daß er Leistungen produziert, die er für sich selbst nicht erbrächte, da er selbst sie nicht so hoch bewertete wie jene anderen; damit aber versklavt er sich. Versklavung ist Zwang, eine Störung des Leberprinzips. Wer über alle Maßen auf äußere Anerkennung aus ist, der handelt folglich wie eine „zuckerkranke" Psyche. Er sieht den Wert seiner Selbstanerkennung so wenig wie der Körper des Zuckerkranken seinen ausreichenden Blutzucker. So

verspürt er dennoch einen Heißhunger gerade auf Süßes, auf Anerkennung.

Bei jedem Menschen regt sich etwa eine halbe Stunde nach dem Genuß von Süßem erneut der Appetit auf Süßes als natürliche Folge der
Insulinregulation. Auch im Psychischen schürt eine Anerkennung den
Appetit auf mehr Anerkennung als eine sinnvolle und anspornende Ein-
richtung. Sie kann jedoch wie beim Süßen fließend in eine Sucht über-
gehen, verfällt man dem Irrtum, mit mehr Anerkennung auch mehr geleistet zu haben. Dann ließe man sich lieber die Taten schenken, als sie
zu tun, weil dies unter dem isolierten Aspekt der Anerkennung wirt-
schaftlicher und wirkungsvoller erscheinen könnte. Man vergäße, daß
das Tun an sich erfreut und die Anerkennung nur das Tüpfelchen auf
das i setzt. Selbst bei Hochleistungen, wie dem Erstbesteigen eines
Berges, ist das Ziel zwar der Gipfel, das Schöne dabei jedoch ist das
Klettern mit all dem Hoffen und Bangen, ob man die Strapazen durchhalten wird; der Weg ist das Ziel.

Mit der Bauchspeicheldrüse verknüpfen wir die Anerkennung in der
eher männlichen Art des Schulterklopfens. Man kann sie als die anerkennende Liebe des Vaters der mütterlichen Liebe der Milz gegenüber-
stellen, bei der das Kind ohne die Forderung nach Leistung geliebt wird,
wo es tun und lassen kann, was es will. Dieses Laufen- und Loslassen
der Milz bestimmt ganz wesentlich die Kreativität und auch das Gelingen. Ohne die gleichzeitige Motivation aber durch ein Ziel fehlt das le-
bensnotwendige Element der *Konsequenz,* und die gezielte Leistungsfähigkeit wird schwinden. Durch eine gute Leistung etwas erwerben zu
können, auch etwas Geistiges wie eine Erfahrung, gehört zur Lebensfreude wie die Bauchspeicheldrüse zur Milz im Sonnengeflecht. Sie
steht als Symbol für die Folgen von Leistungen, für etwas, worauf man
bauen kann, für die Möglichkeit, daß man in bestimmten Bereichen
doch auf die Richtigkeit von Vorhersagen hoffen kann, wie in der Regel
einer bestimmten Leistung auch ein bestimmter Lohn folgt.

Denn geradlinig und konsequent auf das Ziel hin, Schritt für Schritt,
eher träge wie das schon erwähnte Fett, zieht das Denken in diesem
Prinzip vor sich hin. Es *rechnet mit der Zukunft* wie das Kind mit der ver-
sprochenen Schokolade nach der überstandenen Angst beim Arzt. Ver-
schwistert mit ihm ist die Milz, die Seite der unbedingten Freiheit, mit

der Möglichkeit herumzutollen und dem Wissen, daß bei aller Konsequenz das Leben auch ein Spiel ist und keine Diktatur und folglich nicht nur aus Pflicht und Lohn besteht. Die beiden Prinzipien ergänzen sich wie Eltern; so wirken sie im Körper nur über einen einzigen gemeinsamen Meridian. Auch die Schokolade, die das Kind erhofft, zeigt die Vereinigung beider Prinzipien. Schokolade besteht wesentlich aus Zucker als Symbol der Bauchspeicheldrüse und aus Milch als Symbol des Mütterlichen der Milz. Tatsächlich haben Forscher festgestellt [46], daß Schokolade körperliche Veränderungen ähnlich denen des Verliebtseins hervorruft. Deutlicher kann man die Wirklichkeit der Symbole wohl kaum darstellen, und es erklärt ein wenig die Beliebtheit gerade dieses süßen Stoffes.

Kranke mit einem übermächtigen Bauchspeicheldrüsenprinzip leiden oft an einer Schwäche des Milzprinzips. Sie scheinen das mütterliche Prinzip der Milz, welches das Leben ohne lineares Ziel einfach hinnimmt und zu verstehen versucht, leicht zu verkennen. Eine Mutter, die selbst einen Sohn als Mörder zu verstehen versuchen wird, will ihn deshalb noch keineswegs anerkennen oder gar loben. *Verstehen heißt nicht Gutheißen;* die Hintergründe *erkennen* zu wollen, heißt *nicht,* sie auch gleich *anzuerkennen.* Verstehen geht vielmehr einher mit dem Willen, den Werdegang des Gegenübers bis zu seinem heutigen Zustand zu erkennen. Es bedeutet, akzeptieren zu können, daß ein anderer seinen eigenen Weg gegangen ist; dies ist oft keine leichte Sache. Doch diesen Weg auch zu beklatschen, dazwischen liegen Welten wie zwischen Bauchspeicheldrüse und Milz. Das Sein der Milz möchte wie ein Schmetterling einfach nur existieren; das Haben der Bauchspeicheldrüse will für die Zukunft etwas daraus erwirtschaften, Taten sehen und Erfolge und nicht nur vor sich hinleben. Es zielt auf den *bleibenden* Aufbau wie den Zucker, den man als Zeichen der vergangenen Leistung aufheben kann, und möchte etwas ins Morgen mitnehmen.

Es fügt sich gut in dieses Bild, daß die Bauchspeicheldrüse, die dem Bauch den Speichel produziert, intensiv mit dem Darm zu tun hat, aus welchem sie auch entstanden ist. Im Dickdarm nämlich finden wir nun jene Teilchen wieder, die wie *Adam* und *Eva* nicht unerwartet ihr vorgestelltes Ziel ändern oder gar aufgeben wollten, sondern welche logisch aus dem Gestern ins Morgen etwas *gezielt aufbauen* wollten. Es sind jene Teilchen, deren Struktur nicht von der Leber aufgelöst werden konnte und die diese daher der Galle abgegeben hat, da sie so nicht (mehr) zum Blut paßten, jenem Garten „mit den lustigen Bäumen". Sie gelangen in jenen Bereich, in dem Anerkennung und pflichtgemäßes Handeln ihre körperliche Entsprechung finden. So wenden wir uns dem noch fehlenden, mit dem Sonnengeflecht verbundenen Organ zu, dem Dickdarm, und schauen, ob die Teilchen, die die Galle aus dem Paradies herausgeholt hat, hier ihre Art nicht viel glücklicher verwirklichen können.

Beispiele

Patient 16:

Der gepflegte ältere Herr leidet an wiederholten depressiven Verstimmungen, die er als grundlos empfindet. Körperlich habe man eine Speiseröhrenentzündung festgestellt, außerdem seien die Leberwerte, vor allem aber die Blutfette sehr deutlich erhöht. Er leide an Blähungen und Druck im Oberbauch, auch sonst zeigen sich Störungen der Bauchspeicheldrüse und des Dickdarmes.

Ganz spontan schildert er, daß er fast ein halbes Jahrhundert eine Firma wesentlich mitgeleitet habe, viel sei ihm versprochen und dann doch ein anderer vorgezogen worden. Er habe das Gefühl, „herausgeworfen worden zu sein". Es sei „sehr brutal" gewesen, er habe sich sogar vor Gericht verschaukelt gefühlt. Er fühle keinen Antrieb mehr.

Wen wundert es, daß bei diesem massiven Gefühl des Anerkennungsverlustes und der Erniedrigung der Kranke auf diese Weise reagiert. Interessanterweise verneint er wiederholt und ganz energisch den Zusammenhang zwischen jener Erniedrigung und seiner Depression, geschweige denn seinen körperlichen Symptomen. Andererseits hilft ihm ein homöopathisches Mittel für Erniedrigung ganz deutlich und erweist doch die hier versteckte Ursache.

Seine ihm auffallende Schwäche, sich an Eigennamen zu erinnern, fügt sich gut ein. Er hat offensichtlich diesen ganzen Komplex des Verlustes an Streicheleinheiten mitsamt der Menschen, die ihm das angetan zu haben scheinen, ins Unbewußte verdrängt.

200

Die auch körperliche Nähe der Bauchspeicheldrüse zum Magen äußert sich in der Regel nicht nur in häufig gemeinsamen Beschwerden, sondern auch darin, daß diesen Kranken die Hintergründe ihrer körperlichen Beschwerden oft trotz einer für den Beobachter äußerst logischen Folgerichtigkeit sehr verborgen bleiben.

Patient 17:

Eine Lehrerin träumt, ein Chirurg riete ihr zu einer Bauchspeicheldrüsenoperation. Körperlich leidet sie an immer wiederkehrenden Durchfällen, auffälligerweise nur tags, vor einem halben Jahr trat ein Ausschlag im Gesicht auf. Es stellt sich heraus, daß sie sich von ihren Schülern angegriffen und nicht anerkannt fühlt (Bauchspeicheldrüse), obwohl sie es überaus gut machen will (Perfektion), und eine Art Fluchtgefühl und eine Tendenz zum Aufgeben ist unüberhörbar (Durchfall). Da ist es nur zu verständlich, daß der Durchfall nur am Tage auftritt, wenn sie als Bewußte sich offensichtlich mehr fordert als anerkennt und damit einen steten Konflikt in sich hervorruft, der dazu führt, daß sie gar nichts mehr (ver-)arbeiten (Dünndarm) will und somit das, was sie zu schlucken bekommt, gleich hinauswirft.

Die Prinzipien der Bauchspeicheldrüse:

– Zucker als Anerkennung, Lob, Macht, Lohn, Orden, väterliches Schulterklopfen.
– Sammeln von Anerkennung, Status-Symbolen.
– gezielte Leistung; Ziel, mehr hervorzubringen in einer bestimmten Zeit, Produkt.
– Folgerichtiges Vorgehen, Schritt für Schritt, immer mit dem Ziel im Auge.
– *An-erkennung* verlangt Erkennen als Voraussetzung.
– Prinzip der Anerkennung notwendig für Spüren der Konsequenz, Rechnen mit der Zukunft. Bevorzugt Berechenbares, Träges, Überschaubares.
– Verstehen (Milz) heißt nicht gutheißen (Bauchspeicheldrüse).
– Aufbauen, etwas Bleibendes wie den Zucker als Zeichen der vergangenen Leistung ins Morgen mitnehmen.
– Ansporn für neue Taten.

- Gefahr: zuviel Anerkennung, dann Verlust des Gefühls für seine Umgebung. Verkennung des Symbolcharakters des Status-Symboles, Verwechslung von Symbol und Realität.
- Gefahr: Gefühl von zuwenig Anerkennung, Verlust innerer Ruhe und Verunsicherung, führt zu Angst- und Ohn-machtsgefühl. Oft zu finden bei Zuckerkrankheit; hier fast regelmäßig verknüpft mit übermäßigem, zwingendem Pflichtgefühl, siehe Leber und Galle.
- Gefahr, Ziel über Weg zu setzen, und die Lebensfreude (Milz) der Produktivität zu opfern.

Das Bauchspeicheldrüsenprinzip zeigt:

Anerkennung ist der Ansporn vieler Taten. Doch am wichtigsten ist wohl diejenige, die man sich selbst gibt.

Haben Sie Zeit, sich „am siebenten Tage" einmal hinzusetzen und selbst die Leistungen der vergangenen Woche zu respektieren? Oder fällt es Ihnen auf, daß Sie sie zur Seite schieben, weil die bevorstehende Woche Sie schon ganz in Anspruch nimmt? Dann unterdrückt Ihr Zukunftsplaner Leber das süße Lob der Bauchspeicheldrüse und bringt sich um einen Gutteil seiner Früchte.

Dies könnte auch der Hintergrund sein, wenn Sie das irritierende Gefühl beschleicht, andere gäben Ihnen nicht genug Anerkennung. Wer sich selbst nicht genügend Anerkennung zollt, wird die von anderen nicht empfinden können.

Wer sich regelmäßig Zeit nimmt, sich diesen Tribut des Lobes und des Stolzseins zu zollen, wird daraus die Kraft und den Antrieb holen, der ihm sonst auf typischerweise ihm oft unerklärliche Art verloren gehen dürften.

Beachten Sie auch die Hinweise auf das verwandte Prinzip des Dickdarmes!

Das Prinzip des Dickdarmes

Der Dickdarm sieht schon eigenartig aus. Während der Dünndarm sich in seiner Länge von fünf Metern im Bauchraum schlängelt wie ein großes Knäuel, zieht der Dickdarm klar und ruhig einen einzigen, fast geschlossenen Kreis um den Bauch herum. Er beginnt mit dem Wurmfortsatz des Blinddarmes rechts unten, den wir bereits beim Magenmeridian kennengelernt haben, zieht senkrecht nach oben bis unter die Rippen, kehrt hier spitz um, hängt dann wie eine Girlande quer oben im Bauch hinüber bis zur Milz ganz oben auf der linken Seite und taucht an dieser Seite des Bauches wieder senkrecht hinunter, schwingt sich schließlich in einer S-Form in den unteren Teil des Beckens, wo er als Enddarm am After endet. Er zieht also außen entlang um den ganzen Bauch herum und berührt auffälligerweise dabei sämtliche großen Organe des Bauches, als wollten die Teilchen in ihm jedes einzelne Organ wahrnehmen.

Schaut man bei einer Operation in den Bauch hinein, fällt der Dickdarm als mächtiger Schlauch auf, oftmals wie ein aufgeblasener, langer, kreisförmiger Luftballon. Tatsächlich enthält der Darm regelmäßig auch Gase. Sonst läge er nur wie eine schlaffe Haut im Bauchraum, da der Erwachsene pro Tag im Durchschnitt nur etwa die Menge eines großen Glases Wasser an Stuhl entleert. Dies ist allerdings nur der Teil, der das Ende des Dickdarmes erreicht. Deutlich mehr, etwa einen halben Liter Brei, drückt ihm der Dünndarm immerhin täglich in seinen Anfangsteil im Bereich des Blinddarmes hinein. Doch was geschieht mit dem fehlenden Rest, wenn ihm der Dünndarm soviel mehr übergibt, als er selbst nachher abgibt? Offensichtlich ist der Dickdarm mehr als eine „Transit"strecke, sondern wandelt auch um, wie der Gelbe Kaiser meinte [2].

Schauen wir uns einmal an, was genau der Dickdarm vom Dünndarm erhält. Den Speisebrei hat der Dünndarm getrennt in die Teilchen, die er in die Blutbahn zur Pfortader hin aufgenommen hat, und jene, die er nicht hereingelassen hat und eventuell sogar mit seiner großen Abwehrmacht zurückgestoßen hat. Diesen abgewiesenen Teilchenbrei, in dem nicht nur der versehentlich geschluckte Kirschstein liegt, sondern auch die von der Gallenblase ausgeschiedenen Teilchen schwimmen, gibt der Dünndarm durch eine Klappe an den Dickdarm ab. Diese Klappe bewirkt, daß das, was einmal in den Dickdarm gelangt ist, *nie mehr zurück*kommen kann. Es hat etwas *Endgültiges* an sich, wenn die Teilchen in den Dickdarm gelangen, da es hier kein Zurück mehr gibt. Von dieser Klappe an umkreisen die Teilchen in der großen Dickdarmrunde den Bauch, wobei der Dickdarm dem Brei immer mehr Flüssigkeit entzieht und wieder ins Blut zurückholt. Übrig bleibt daher normalerweise kein Brei, sondern eine klare Form, wie wir das beim Stuhlgang beobachten können.

Deshalb gelangt ans Ende des Dickdarmes weniger als die Hälfte der Anfangsmenge und wird hier als Stuhlgang produziert. Ein *Produkt* ist dies tatsächlich. Wer Kinder zwischen ein und zwei Jahren beobachtet hat, weiß, wie stolz sie darauf sind. Die ganze Familie muß um den Topf herumstehen und sie loben für das, was sie produziert haben. Überdenken wir, wer hier alles am Werk war, vom Magen über den Dünndarm, eventuell die Leber und die Galle oder sogar der Blutkreislauf, dann verstehen wir, warum im Unbewußten der Stuhlgang mit Produkt und *Leistung* verknüpft ist. Dieses Produzieren des Dickdarmes, der girlandenförmig über die Bauchspeicheldrüse und das Sonnengeflecht zieht, welche elterliche Anerkennung symbolisieren wie das Loben des Kindes am Topf, verbindet ihn ganz eng mit Anerkennung und Leistung.

Vergäßen wir, daß jenes Produkt den Anfang neuen Lebens fördert, wie es uns der bäuerliche Jauchewagen demonstriert, und sähen es nur aus der Perspektive des Blutes, welches sich freuen dürfte, daß es den „Mist" endlich los wird, so nähmen wir nur die eine Seite des Dickdarmes wahr. Die andere Seite macht uns der Magen deutlich. Er hat die Nahrung aufgenommen, damit der Gesamtorganismus daraus Nutzen ziehen konnte. Der Dickdarm als Pendant des Magens gibt nun den Teil der Nahrung ab, der dem Körper nicht mehr nützen kann. Dieser Anteil ist nicht generell unnütz, sondern nur zum jetzigen Zeitpunkt und nur für diesen Organismus. Ein anderer mag ihn sogar verlangen, man denke an die Pflanzenwelt. Hier wird etwas an andere abgegeben, an dem lange gearbeitet worden ist. Insofern scheint der Dickdarm der Lunge zu ähneln.

Aber er hat seine Eigenheit. Während die Teilchen beispielsweise in der Milz durcheinanderwirbelten und tanzten, unberechenbar wie die Mücken vor einer nächtlichen Laterne, entspricht dem Dickdarm eher die ruhige und *beschauliche* Art. Jene Teilchen sind hier zu Hause, die wie *Adam* und *Eva* das klar Berechenbare schätzen und nicht von einer unerwarteten Entwicklung überrascht werden wollen. Der Dickdarm hat alle Zeichen des Berechenbaren. Er zieht nicht nur eine klar erkennbare Bahn und schlängelt sich nicht als Knäuel wie der Dünndarm. Bei den meisten Menschen funktioniert auch seine Entleerung *wie eine Uhr.* Sie wissen dann, daß sich beispielsweise jeden Morgen um sieben Uhr der Stuhlgang meldet. Dieses Regelmaß und Funktionieren wie eine Uhr malt der Verlauf des Dickdarmes geradezu als körperliches Bild. Denn er umkreist im Uhrzeigersinn in regelmäßigen Intervallen den Bauch, und es gehört nicht viel Phantasie dazu, in diesem gleichmäßigen, kreisförmigen Vorgehen das gleichmäßige kreisförmige Schreiten des Uhrzeigers zu sehen. Wen wird es verwundern, daß der Dickdarm und seine Krankheiten seelisch sehr intensiv mit der *meßbaren Zeit* zusammenhängen? Der klar übersichtliche Zeitenlauf, der nicht so unberechenbar einschlägt oder variiert wie der von Galle und Milz, ist etwas nach dem Geschmack von *Adam* und *Eva.* Jenen, die eine Änderung nicht wünschen, weil sie den schönen Augenblick festhalten wollen, ist der Dickdarm das Paradies. Hier kann man in Ruhe aufbauen. Das Wasser wird entzogen, jenes quirlige und wie ein Bach unberechenbare Element, und der Stuhl wird fest und *träg. Trägheit* bewirkt, daß rasche Änderungen kaum noch zu erwarten sind, und daraus entsteht *Berechenbarkeit.* Sie bietet die Voraussetzung dafür, daß man etwas aufbauen kann.

Zwischen dem ersten Spatenstich und der Vollendung eines großen Hauses oder gar eines Turmes vergeht eine Menge Zeit. Nur wenn diese berechenbar erscheint, wird man es wagen, den Grundstein zu legen. Wer wird bei einer befürchteten Revolution oder unter einem unsicheren Staudamm ein solches Bauwerk errichten?! Es bedarf der ruhigen, klar berechenbaren und überschaubaren Zeit, eines trägen Ganges der Geschichte. Dann können *Adam* und *Eva* darauf bauen, daß die von ihnen geglaubte Wahrheit auch morgen noch gültig ist und bis morgen *be-wahrt* bleibt. Dann läßt sich heute manches ordnen, ohne daß man befürchten muß, daß es morgen schon wieder in *Un-ordnung* kommt, daß man möglicherweise morgen schon wieder eine andere Ordnung zu erwarten hat. Daher ist das Dickdarmprinzip ein ruhiger *Ordner,* auch *verwaltet* es, wie die Lunge; aber es verwaltet Dinge, Produkte, die Lunge hingegen Taten.

Der Dickdarm vermittelt damit eine besondere Form der *Geborgenheit.* Hier funktioniert alles so schön wie im Mathematikbuch, bei dem jeder weiß, daß eine Aufgabe auch immer eine klare Lösung hat, denn sonst wäre sie hier nicht gestellt. Man *weiß, was kommt,* und so kann man manches wagen, das man in der unvorhersehbaren Welt des Blutes nicht riskiert hätte, weil der Zeitlauf nicht so klar erschienen wäre. Hier dürften die Teilchen mit *Goethe* frohlocken:

„Wie anders wirkt dies Zeichen auf mich ein!
Du, Geist der Erde, bist mir näher;
schon fühl ich meine Kräfte höher,
schon glüh ich wie von neuem Wein,
ich fühle Mut, mich in die Welt zu wagen,
der Erde Weh, der Erde Glück zu tragen,
mit Stürmen mich herumzuschlagen
und in des Schiffbruchs Knirschen nicht zu zagen." [47]

Im Dickdarm brauchen jene, die plötzliche Änderung und raschen Zeitfluß nicht lieben, kein unerwartetes Auftreten eines Michael zu fürchten. Sie wollen etwas fertigstellen, ihr Tun hat weniger die Freude an der Arbeit als vielmehr die am Produkt im Sinn. Am Ende soll hier etwas aufgebaut sein, woran man ihre Leistung erkennen können soll. Ihr Haben soll ihnen und anderen dann vor Augen führen, was sie alles schon geleistet haben. Ihr Ziel ist also ganz wesentlich das *Haben,* im Gegensatz zum Feriendasein der Milz, welche nur unbeschwert und glücklich *sein* will. Das Prinzip des Habens ist so natürlich und notwendig wie der körperliche Dickdarm. So stolz wie die Kleinen auf ihre Dickdarmprodukte, wollen Erwachsene auf das Kleid aus der Modeboutique sein, den roten Sportwagen oder die exotische Sonnenuhr. Darin sonnt sich das Dickdarmprinzip, im mühsam oder weniger mühsam aufgebauten *Haben.* Es liebt den Bauch, es ist sein Vollender. Es möchte gar nicht in die unruhigen Zonen von Herz und Lunge gelangen. Es mißt die Zeit an der kontinuierlichen Veränderung der Dinge. Je mehr sich gleichmäßig materiell verändert hat und je mehr produziert wurde, um so besser war das Jahr.

Nimmt allerdings das Dickdarmprinzip bei einem Menschen überhand und überwuchert das ausgleichende fröhliche Milzprinzip, dann geraten die Wertungen aus den Fugen, und es gilt wesentlich nur noch das, was man hat. Dann entsteht die Gefahr, daß Gefühle zu Chrom werden anstatt sich nur in ihm zu äußern. Dann wird der Urlaub geopfert für das Geschäft. Es ist kein Versehen, daß das Wort „Geschäft" im Deutschen oft auch für den Stuhlgang verwandt wird, beide sind dem Produkt gewidmet. Dann wird am Sonntag noch bis in die Nacht gearbeitet, um möglichst viel hervorzubringen, mit dem zwanghaften, teilbewußten Denken, es müsse „etwas bringen, auch wenn man dabei kaputt gehe". Dies kennen wir bereits als das Chlorproblem der Leber und der Galle. Der Dickdarm neigt zum Perfektionsdrang als Vollender derer, die das Perfekte wesentlich aus einem klar berechenbaren, vorhersehbaren Regelmaß schöpfen. Hier wurzeln die nicht zu unterschätzenden Leistungen eines Ameisenstaates nach dem Motto „Viel Wenig gibt ein Viel", notwendig und lebenswichtig wie das Korn im Herbst, auf das der Bauer klar berechnend das ganze Jahr hingearbeitet hat. Der Dickdarm wird daher wie die Lunge in der Chinesischen Medizin dem produktiven Herbst zugerechnet.

Das Dickdarmprinzip braucht das Wissen, daß ein in die Erde gesteckter Same mit einiger Wahrscheinlichkeit eines Tages Früchte tragen wird, ebenso wie der Schulanfang uns eines Tages zu einem Berufsabschluß führen soll, der uns nähren kann. Es möchte ein oft mühsam aufgebautes Haben nutzen als eine Notwendigkeit und Voraussetzung für das Sein. Das langsame Heranziehen einer Tomatenpflanze bis zur Ernte beglückt nicht ohne Grund viele Menschen und motiviert sie zur Hege und Pflege. Garten und Lust, Natur und Lebensfreude wurden nicht nur in der Erzählung vom Paradies in Zusammenhang gebracht. Das monatelange *Kümmern* um ein Pflänzchen erfreut unverkennbar, wenn es unter dieser Aufsicht und Zuwendung gedeiht und wächst. Gedeiht es nicht recht, entsteht *Kummer;* auch darin äußert sich die Verwandtschaft des Dickdarmprinzips mit dem der Lunge. Der Unterschied zwischen beiden tritt hier nur ganz fein hervor.

Er wird deutlich, wenn das Dickdarmprinzip sich krankhaft steigert. Dann freuen wir uns nicht mehr, sondern *haben* Freude; dann sorgen wir uns nicht mehr, dann haben wir Sorgen, wie uns Schuldzinsen drücken oder wir Habenzinsen kassieren. Wir sind dann nicht mehr Freunde, wie haben Freunde. Wir könnten übersehen, daß man Freunde hat, wenn man Freund ist, aber daß man Freunde nicht wie Briefmarken sammeln kann. Diese Trennung ist nicht willkürlich. Auch Sie werden Leute kennen, die eine strikte Liste ihrer Freunde führen, damit sie die obligate Glückwunschkarte nicht vergessen, und die Freunde variabel aus der Liste streichen oder „sich erhalten". Sie bezeichnen den Tod eines nahen Verwandten als einen „Verlust" und sammeln Kondolenzbriefe wie Gegenleistungen. Im Gespräch bauen sie darauf, mehr zu haben, selbst wenn dies nur darin bestehen mag, daß sie mit der Angabe eines wenn auch nur geringfügig höheren Alters ihre Wahrheiten wie ein Interesse an einem Grundstück durchboxen möchten. Man könnte diese Aufzählung beliebig fortführen, ein jeder kennt das hier kränkelnd übermächtige Dickdarmprinzip, das Haben und berechenbare Daten mit Sein und Leben zu verwechseln scheint.

Handeln mit Daten und Zahlen liegt dem Dickdarmprinzip, aber es darf die Freude der Milz darin nicht ertränken. Sonst verliert es den Kontakt zur Realität und lebt nur noch in den *selbstproduzierten Daten,* in einer *überträgen Tradition.* Eine Tradition steht auf Daten von gestern, auf welchen ein krankes Dickdarmprinzip fixiert baut, als sei sie die eigentliche, heutige Realität, und kommt damit einer typischen Erkrankung des Dickdarmprinzips, dem Pharisäertum, verdächtig nahe als einer Wahrheit, die man „hat". Auch Wissenschaftszweige haben vorübergehend die fließende Dynamik der Wissensentwicklung mit dem hypothetischen Überbau morscher Standpauken verwechselt.

Dem übermäßigen Haben fehlt das Lustige und Schwingende der Milz, es riecht nach übermäßiger *Trägheit,* nach *Starre* und Tod. Nicht grundlos wird dem großen Arzt des Mittelalters *Paracelsus* der Satz zugeschrieben: „Im Darm sitzt der Tod!" Hier sitzt er tatsächlich, wenn der Dickdarm vergißt, daß er über das Sonnengeflecht zusammenhängt mit den Organen nicht nur der Anerkennung, sondern auch der Lebensfreude und der Dynamik spielender Kinder. Die Lebendigkeit des Milzprinzips in einer Idee läßt sich überprüfen. Kaum jemand wird beispielsweise den Geburts- oder Todestag von *Gandhi* kennen, doch wird dieser Mensch für die meisten eine Idee verkörpern. Offensichtlich ist er für uns psychisch lebendig, ein „Sein", und nicht nur ein gewußtes, sonst leeres Datum oder totes Haben, das man sich wie ein Kreuz auf eine Fahne oder ans Revers heften kann.

Das Prinzip des Dickdarmes, der selbst kein Zurück kennt, da ihm der Dünndarm dies mit seiner Schlußklappe verwehrt, verlangt als endgültigen Schluß definitive und meßbare, klar abgrenzbare und bestimmbare Fakten. Er begreift die schwingende, unberechenbare Polarität des Lebens zwischen Geburt und Tod so schwer wie die aus seiner Sicht exotische Dynamik der Teilchen im Blut. Daher scheint er *nach der Galle zu verlangen.* Die Galle, jene Abzweigung weg von der erwarteten Richtung zurück in den Darm, erspart den trägen Teilchen die Unruhe und Schnellebigkeit von Herz, Lunge oder Milz. Sie gibt ihnen die Möglichkeit zum Haben und zur Anerkennung des Habens im Dickdarm.

Dieser Weg raubt allerdings die Möglichkeit der Heiterkeit und Beschwingtheit des Blutkreislaufes, von dem die Girlande des Dickdarmes mit ihren zwei spitzen Winkeln rechts und links oben im Bauch nur einen schwachen Abglanz bietet. Kurz vor seinem Ende schwingt sich der Dickdarm noch einmal in einer S-Form in das kleine Becken hinunter. Nach dem fast geraden Verlauf kommt hier wieder Dynamik ins Geschehen, als wolle die unveränderliche Gerade nicht zur tödlich bewahrten (Un-)wahrheit einer überlangen Tradition werden. Dies wirkt wie eine Ankündigung dessen, daß am Ende des Dickdarmes die Teilchen in alle Welt verstreut werden; mit der Entleerung des Stuhlganges verlassen sie uns, werden uns wieder fremd wie der Pfannkuchen vor dem Essen und gehen die verschiedensten Wege. So steht am Ende des Dickdarmes ein Übergang von einer Phase in die andere, in welchem typischerweise das unberechenbare Element äußerst ausgeprägt ist. Damit kommt eine Gesetzmäßigkeit zum Zuge, die beim Lebendigen offensichtlich auf Phasen äußerster Ruhe, Trägheit und langsamer Bewegung solche hoher Unruhe und Unberechenbarkeit folgen läßt.

Zuvor aber freuen sich im Dickdarm jene, die Auflösungen meiden und Strukturen von gestern halten wollen. Wer möchte nicht das Schöne von gestern ins Morgen hinüberretten? Dieser natürlichen Regung bedarf das Lebendige zum Erhalt seines Aufbaus. Sie gestaltet wesentlich das Wohlbefinden des Menschen mit. Nutzt er deren langsames Gestalten, so wird ihm viel gelingen. *„Fördernd ist Beharrlichkeit"* [48], betonten die alten Chinesen immer wieder.

Beharrlichkeit ist eine Form der Trägheit. Eine zu große Beharrlichkeit des Dickdarmes bringt die Darmträgheit mit sich, eine Volkskrankheit, die fast als selbstverständlich hingenommen wird. Hier mißrät das Prinzip zu Starre und Unbeweglichkeit. „Jeder Körper verharrt in seinem Ruhezustand oder im Zustand der geradlinig gleichförmigen Bewegung solange, bis er durch Kräfte, die dem entgegenwirken, veranlaßt wird, diesen Zustand zu ändern" [49], definieren Physiker die Trägheit. Das könnte man auch umschreiben mit dem Satz: *Es soll so weitergehen wie bisher,* die Erhaltung des Status quo. Trägheit bedeutet hier also nicht etwa Faulheit, auch nicht beim Dickdarm. Natürlicherweise möchten Menschen, die sich vor unerwarteter und plötzlicher Änderung fürchten und am liebsten alles im Status quo erhalten wollen, unbewußt auch ihre Dickdarmprodukte möglichst behalten und nicht dem Chaos nach der Stuhlentleerung übergeben. Sie scheinen zu vergessen, daß auch das erfreulichste Produkt einmal „das Zeitliche segnet", überaltert ist und zerfällt. Dessen Abgabe wirkt dann außerordentlich befreiend. Die beschwingte S-Kurve kurz vor dem Dickdarmende symbolisiert das freudige Gefühl, Dinge endlich loslassen zu können, mit denen man sich nun ach so lange beschäftigt hat, um für neue frei zu werden. Eine Reflexverbindung vom Magen zum Dickdarm bewirkt, daß eine Füllung des Magens eine Entleerung des Dickdarmes anregt; das Eintreffen des Neuen animiert zum Loslassen des Alten.

Eine solche S-Kurve hatten wir auch nach dem Magen im Zwölffingerdarm vorgefunden und mit dem beschwingten Gefühl verbunden, endlich gehe es los. Der Dickdarm scheint am Ende erleichtert auszurufen, endlich sei er es los, wie jemand, der seinen zuvor jahrelang geliebten Altwagen gut in Zahlung geben konnte. Freude am Haben und trägen Besitzen, die sich über die Freude am befreienden Loslassen setzt und das Lösen unterdrückt, weist den Weg zur Darmträgheit. Der Kranke wird festhalten wollen, und sei es nur ein symbolisches Erinnerungsfoto, und übersehen, daß der Dickdarm aus zwei Prinzipien besteht: Der *Freude am Haben* wie auch der *Freude am Lösen* und *Loslassen.* Dies äußert sich auch körperlich; der Dickdarm wird bis zu seinem spitzen Winkel links oben vom Sonnengeflecht versorgt, danach aber kommen andere Nerven zum Zuge, so daß jener letzte Dickdarmteil eigene Qualitäten haben dürfte. Er dürfte in erster Linie dem Aspekt des Loslassens entsprechen, während der Teil davor sich noch am schönen Augenblick zu weiden scheint, den er verweilen lassen will [33].

Vor diesem Hintergrund ist es erstaunlich, daß die bei weitem überwiegende Zahl an *Tumoren* des Dickdarmes nur in diesem letzten Abschnitt des *Loslassen* auftreten, als stünde dahinter ein Programm. Wer das Abgeben von Produkten fürchtet, auch das der mühsam aufgebauten, aber überalterten und nicht mehr zeitgemäßen Illusionen, der mag leicht den Habenteil des Dickdarmprinzips so sehr bevorzugen, daß der Teil des Lösens aus dem Gefühl der Schwäche heraus einen Tumor als Nebenkaiser installieren wird, einen Terroristen, wie wir dies bereits beim Herzen besprochen haben. Jene Illusionen werden zu Kummer, der gelöst werden will. Nicht ohne Grund malen diese Kranken als ein Leitsymptom das wiederholte Gefühl des Stuhldranges, ohne daß sie dabei wirklich etwas lösen könnten.

Sie demonstrieren, daß der Dickdarm wie das *Haben*denken an sich sehr am *Gestern* hängt, weil er darauf aufgebaut hat, und nicht so sehr auf das Morgen gerichtet ist. Er ist wie der Herbst, der die Früchte des Frühlings und des Sommers trägt. Er ist nicht wie die Leber ein Frühling, der das Morgen kaum erwarten kann. So genießt der Dickdarm diese gemächliche und überschaubare Zeit, als habe er auch sie beschaulich gesichert. Dies kann das *rechtzeitige Lösen vom geliebten Gestern* gefährden, ihn dort zurückhalten und sein Heute belasten wie ein harter Stuhl oder ein dicker Bauch bei Darmträgheit. Zu leicht verwechselt er *Aus-sitzen* mit Lösen. Der Arzt zeigt ihm auch symbolisch eine Lösung. Er ermuntert ihn zur Aufnahme von mehr „Ballast"-stoffen, die die Last zu symbolisieren scheinen, an der er trägt, und tatsächlich regt diese vermehrte Last den Darm an, endlich das Überalterte abzugeben.

Der Dickdarm als Spielwiese jener, die die Vorstellung von gestern nur langsam der von heute anpassen können, weist gemächlich und sanft auf die Zeit hin, mit einer Umdrehung um das Sonnengeflecht, die Sonne der Selbstliebe, die *Adam* und *Eva* fehlte. Er wirkt wie eine Erholungsphase für jene, die ihre alte Struktur nicht abgeben wollen, obwohl eine neue bereits locken könnte und sie ins Heute zurückbringen könnte. Er ermöglicht ihnen in dieser Ruhepause ein gemächliches Lösen, um dann nach der Entleerung einen Neuanfang zu starten mit dem auf diese sanfte Weise gewonnenen Wissen des Zeitflusses, der Chance zum fließenden Sein, zum fließenden Zeitfluß eines Herzens.

In diesen Zusammenhang gehört, daß wir außer den erwähnten Ballaststoffen zwei archaische Symbole als Abführmittel benützen, nämlich das Wasser und das Salz. Das ungelöste Salz hatten wir bereits bei der Salzsäure des Magens besprochen; es weist auf das *Verhaftetsein im Gestern* hin, auf die Unfähigkeit, sich von einem Leid alias Sodom oder Tschernobyl lösen zu können. Auch das Dickdarmprinzip möchte den mühevollen Aufbau und seine hochentwickelten Strukturen nicht aufgeben, weil es nicht sieht, daß es sie damit so sicher einer Zerstörung anheim gibt wie ein Salzstein, der von den Fluten des Baches an einen anderen Stein geschleudert wird. Hätte er sich zuvor gelöst, hätte er die neue Situation völlig unbeschadet überstanden.

Wir erleben dies alltäglich. Der Angestellte stellt sich der Anwendung des Computers entgegen, da er so mühsam gelernt hat, die riesigen Aktenberge zu verwalten, und nun nicht wieder von vorn anfangen will. Die Lehrerin will den Fortgang der Biologie nicht wahrnehmen und bietet ihren Schülern überalterte Theorien an, mit denen sie sie nicht fesseln kann. Der Autofahrer würgt den Motor seines Wagens täglich mehrfach ab, denn er kann sich an die neue Kupplung einfach nicht gewöhnen. Mit dem Begriff der *Gewöhnung,* mit der *unerwünschten Umstellung* kommt die *Trägheit* wieder ins Spiel. Nicht grundlos sprechen wir in der Medizin bei keinem anderen Organ von Trägheit außer beim Darm.

Ohne das zweite Element der Abführmittel, das Wasser, wirkt das Salz auffallenderweise nicht. Das Salz ruft dann vielmehr oft Krämpfe hervor, als erinnerte es an das, was es symbolisiert, nämlich die nicht gelösten Probleme von gestern. Das hinzu eingenommene Wasser aber löst das Salz wie ein altes Problem, und nun kann das Salz fließen wie das Wasser. Darum sollte der Dickdarmkranke viel Wasser trinken. Außerdem ist es sinnvoll, sich hin und wieder an einen Bach oder Fluß zu setzen und das Fließen zu betrachten. Solche Kranke empfinden dies als außerordentlich wohltuend.

Der gesunde Dickdarm dankt dem Gestern und begrüßt das Morgen in dem Regelmaß, in dem er den Bauch umkreist wie die Sonne den Himmel. Sein Regelmaß entspricht dem einer gesunden Gemeinde, in welcher in bestimmten Abständen der Müllwagen vorfährt und das Überalterte hinwegnimmt, um es der Möglichkeit zuzuführen, etwas Neues daraus zu gestalten. Gleichzeitig schafft er in jedem Haus die Möglichkeit und den Raum, aufs neue produktiv und kreativ das Heute zu gestalten. Er vollendet damit endgültig das Neinsagen der Galle. Er

weist auch auf den Grund des Neins hin, die verschiedene Art des Zeitflusses.

Der Dickdarm *wartet* auf den Moment der *endgültigen Entleerung.* Er
entspricht den Umständen, die nach dem Entschluß, etwas zu lösen,
nicht mehr so bewußt in der Hand des Einzelnen liegen, Gegebenhei-
ten, die mehr von anderen abzuhängen scheinen als von ihm selbst.
Will er beispielsweise sein Auto schließlich verkaufen, muß er einen
Käufer dafür finden. Dafür muß er gegebenenfalls *geduldig* eine Um-
rundung der Uhr abwarten. Diese ihm dann zu träge und unbeeinfluß-
bar langsam zu verlaufen scheinende Zeit belastet in der Regel den
Dickdarm. Das erinnert an den, der offensichtlich schon die Hintergründe der Krankheit oder Belastung verstanden hat, sie aber irgendwie unbewußt noch nicht ganz loslassen kann. Hier bedarf es der sanften Geduld des Dickdarmes, auch des Wissens, daß die Zeit des Dickdarmes
eine klar bemessene ist. Er weiß dann, daß er produzieren wird, daß
irgendwann die Sache laufen wird, da er bewußt selbst nicht mehr der
hemmende Faktor ist.

Als weiterer Grund, warum ein Mensch selbst die Darmentleerung
unbewußt hemmen kann, tritt die *Angst zu versagen* auf. Er mag fürchten, irgendein Produkt oder eine geliebte und gehegte Illusion werde
nicht akzeptiert und könne daher nicht verwirklicht werden, er werde
nicht gelobt wie das Kind auf dem Topf. Jeder bedarf des verständig ruhigen Lobes zur Produktivität. Der Dickdarm liebt die *Unruhe* nicht. Er
braucht die innere *Ruhe* und nicht das Gefühl, daß die Zeit zu schade
sei für das, was er produziert, sonst wird er es als Kind verhalten. Das
können auch Eltern hervorrufen, wenn sie zu ihrem Kind sagen: „Sprich
schnell, Kind, die Zeit ist zu schade für den Stuß, den du redest" [50].
Ein solcher Mensch wird sich typischerweise einem Metier wie der Mode zuwenden, welche geradezu das Fließen der Zeit darstellt. Wenn er
hier so produktiv ist wie *Karl Lagerfeld,* dann bedarf es nur noch der Ruhe des Dickdarmes, damit alle Prinzipien ihr Zuhause finden.

Der Dickdarm bedarf der ruhigen, überschaubaren Zeit, um überalterte Denkmodelle und *Vor-urteile* überdenken und loslassen zu können. Er muß sie erst verarbeiten, dann kann er sie leichter loslassen.
Kranke mit Dickdarmträgheit werden oft aufgefordert, sie sollten doch
einfach loslassen. Einer von ihnen erzählte in ironisch verzweifeltem

Sarkasmus, alle hätten ihm gesagt, er solle loslassen, aber nicht, was er loslassen solle! Die Antwort lautet: Strukturen, die nicht mehr zum Heute passen, aber erst, wenn er sie bedächtig darauf überprüft hat. Er möge den Zeitfluß betrachten wie es der Dickdarm tut, und so wie dieser alle Organe des Bauches noch einmal aufsucht, die einzelnen Stationen überdenken und in Ruhe das Alte lösen. Hat er eine Lösung gefunden, wird er sich davon lösen, es ohne viel Mühe loslassen können.

Der Dickdarm macht das Ende gültig, es ist die Unterschrift unter das mühsam hervorgebrachte Werk. Wer am Ende des Dickdarmes immer noch meint, es sei im Detail nicht perfekt genug, er könne die Struktur so nicht abgeben und nichts Neues anfangen, wird an der Verstopfung des Perfektionisten leiden, der kaum etwas hervorbringt, weil er alles als zu ungenügend verwirft. Er will den Punkt, das Tüpfelchen auf dem i noch perfekter gestalten; einen solchen nennt man im süddeutschen Raum einen „i-Tüpfele-Scheißer". Wenn dies auch ein wenig lieblos klingt, so trifft es doch den Kern des Problems.

Umgekehrt geht es dem Durchfallkranken. Hier hat der Dickdarm dem Stuhl die Flüssigkeit nicht ausreichend entzogen, ihn nicht zu Ende bearbeitet und ihn halbfertig abgegeben. Anstatt das Haben zu genießen, schleudert er es hinaus. Wer aber wird seine Kornkammer hinauswerfen, wer wird nicht auch diese Seite des Lebens wahrnehmen wollen? Es ist eben derjenige, von dem der Volksmund sagt, er habe „Schiß". Dieser Mensch fürchtet etwas, eine Prüfung oder eine Trennung beispielsweise. Wenn man ihm dann etwas körperlich oder seelisch zu schlucken gibt, welches er nicht aufnehmen zu können meint, weil es dem nahe steht, das er fürchtet, wird er versuchen, es nicht zu verdauen, sondern sofort hinauszuwerfen. Er wird mit Durchfall reagieren.

Aber die *Sanftheit* und die *schrittweise vorrückende Zeit,* die großen Symbole des Dickdarmes, lassen sich nicht zwingen und zwingen nicht. Sie wollen ein Produkt bis zum Ende durcherleben, wollen es *liebhaben,* solange es geht, um daraus konsequent zu lernen und Erfahrungen ziehen zu können. Wer diesen *Weg der Erkenntnis* fürchtet, und sei es nur, weil er weiß, daß er das, was er *lieb-hat,* am Ende doch wieder abgeben muß, um etwas Neuem Platz zu schaffen, der gleicht dem, der sich nicht verlieben möchte, da er fürchtet, daß diese Liebe „in die Hose gehen" könne. Er gleicht dem Durchfallkranken, der nichts aufnehmen will, bei dem der aufnehmende Dünndarm blockiert und der Dickdarm alles unverdaut abgibt. Er erkennt nicht, daß es notwendig ist, auch einmal an Dingen verweilend festzuhalten, bis man ihr Wesen ganz verstanden hat. Er fürchtet die Unsicherheit – und durchschaut nicht, daß die von ihm ersehnte perfekte *Sicherheit*, etwas möge gutgehen, erst das *Produkt eines langen Marsches der Imperfektion* ist. Diesen Marsch kann er nicht abkürzen, sondern ihn nur mit offenen Augen gehen, um möglichst viel daraus zu lernen. Es ist für ihn die größte Chance, aus einem „Mist, den er baut", die Erfahrung zu ziehen, die ihm die Entwicklung zu mehr Sicherheit und weniger Angst ermöglicht. Den Mittler, der das Ungute und Auszuscheidende (er-)trägt und dennoch akzeptiert, sehen wir im zweiten Teil des Dickdarmes.

Auch in anderer Hinsicht mittelt der Dickdarm, nämlich zwischen außen und innen. In der alten chinesischen Medizin werden daher die Haut und ihre Krankheiten dem Dickdarm ebenso wie dem Magen und der Lunge, jenen Grenzorganen nach außen, zugeordnet. Wie der Magen als Wartehalle diejenigen sammelt, die die Reise durch den Körper beginnen wollen, so sammelt der Dickdarm jene, die am Ende dieser Reise stehen, auf die Ausreise warten. Er entspricht einem Flugzeug, das Gruppenreisende nach einem wochenlangen gemeinsamen Segeltörn oder einer anstrengenden Ägyptentour nach Hause bringt. Ein jeder ist ein wenig erschöpft und träg, hat das Erlebte noch nicht ganz verarbeitet, und ist froh, daß jetzt bei dem möglicherweise viele Stunden langen Flug nicht viel Veränderung auftritt, so daß er in Ruhe vor sich hin sinnieren kann und gelöster nach Hause kommt. Die Trägheit ist hier unübersehbar, die nicht gestört werden will. Nicht nur Kranke mit Darmträgheit leiden auffallend häufig an Hautausschlägen wie Akne. Wer das Alte nicht lösen kann, will Neues nicht an seine Pelle lassen; der Magen und die Haut rebellieren, ein *Aus-schlag* kann die Folge sein.

Auch Fettstoffwechselstörungen spiegeln das Dickdarmprinzip wider. Das Fett, jener träge und schwerlösliche Bestandteil der Nahrung, paßt bildhaft zum langsam und stetig träge dahinfließenden Dickdarminhalt. Der Fettstoffwechselkranke wird zu einer Arteriosklerose neigen, als mauerte er einfach das unruhigste Element seines Körpers, das Blut, ein, und malt ein erstaunlich treffendes Bild für den die beschauliche Ruhe liebenden Dickdarm.

Die Fettsucht entspricht dem Sammeln des Habens und der Dinge von gestern. Man lagert Fett an, welches sich aus dem, was gestern gegessen wurde, gebildet hat. Gibt man das Gestern, vielleicht eine alte Illusion, nicht ab, so trägt man es mit sich herum. Das Übergewicht wirkt wie ein Symbol für diesen Ballast. Immer wieder berichten Kranke glaubhaft, daß dieses Problem bei Unruhe und Streß zunehme trotz konstanter Ernährung. Dies ist erklärlich, da dabei der Impuls verstärkt wird, sich vor der Unruhe zu schützen und mehr träge Elemente, also Fett zu sammeln. Der typische Charakter der wohlbeleibten Menschen, welche auffällig oft ausgesprochen sanft erscheinen, auch gleichmäßig und nicht aus der Ruhe zu bringen, rundet das Bild ab.

Mit dieser Ruhe und Bedächtigkeit erfüllt der Dickdarm die Wünsche derer, die nicht den lustigen, aber unruhigeren Weg gehen wollten. Sie lernen den Herrscher Herz nicht kennen, sie spüren nur dessen Folgen. Vielleicht erscheint dieser Weg aufgrund seiner Klarheit und Abschätzbarkeit auf den ersten Blick als der einfachere, weshalb unser Leben auch in der Regel ähnlich dem der Teilchen verläuft, die sich zum Dickdarm hin entscheiden. Wir gehen zwar durch den Frühling der Leber, halten dann aber doch häufig an den Vorstellungen fest, die wir einmal getroffen haben. Wer sattelt schon mit vierzig noch einmal um, wenn er erkennt, daß die alte Vorstellung ins heutige Leben nicht mehr paßt. Diese Trägheit des Dickdarmes führt zum Sammeln der alten Produkte und drückt den Spaß am Sein zugunsten dem des Habens gern ein wenig in die Ecke. Dann wird aus der Vielfalt des Frühlings Leber die *Einfalt* des Dickdarmes, in der es nur den einmal eingeschlagenen, geradlinig fortgesetzten Weg zu geben scheint. Stecken wir in einer solchen Situation, ist es wichtig, daß wir in der dann entstehenden Einbahnstraße des Habens unsere geistige Vielfalt, unsere geistigen Ideen und Vorstellungen nicht auch diesem trägen Element unterwerfen.

In einer Welt, in der entsprechend dem Trägheitsgesetz ein jedes Teilchen so weitermachen will wie bisher, scheint es wichtig, daß wir nicht vergessen, daß sogar in unserem Körper Organe leben, die zeigen, daß es auch anders gehen kann, als es die Erwartung der Trägheit verspricht. Dieses Prinzip ist verbreiteter, als wir meinen, dies zeigt uns die moderne Chaostheorie. Beide Prinzipien, das des Dickdarmes mit seiner Erwartung, es möge immer geradeaus wie bisher weitergehen, und das der Milz, welche andererseits das Abenteuer des Unerwarteten liebt, scheinen auch der heutigen Wissenschaft noch schwer vereinbar zu sein. Dennoch erfassen wir solche Umstände, die wir nicht wie beim Dickdarm klar vorausberechnen können, mit dem Prinzip der *Wahrscheinlichkeit*. Auf diesem Prinzip beruht die Ruhe des Dickdarmes und die des Flugreisenden, der weiß, daß es höchst unwahrscheinlich ist, daß eine Tragfläche abbrechen wird. Auf ihm beruht jedoch auch der Kummer des Lottospielers, der feststellt, daß es höchst unwahrscheinlich ist, daß er gewinnen wird. So erhofft der Lottospieler in unserer vom Trägheitsgesetz beherrschten Welt das unwahrscheinliche Zufallsprinzip der Milz, wohingegen der Flugreisende es fürchtet. Bei unserer so sehr auf das Dickdarmprinzip abgestellten Denkensweise sollten wir trotz der Produkte und Früchte dieses Herbstprinzips nicht übersehen, daß es auch in unserem Körper nur eines der großen Prinzipien ist und keineswegs das beherrschende. Sonst kommen wir zu der seltsamen Realität, daß Millionen von Menschen die Unwahrscheinlichkeit eines brechenden Flugzeugflügels ebenso verdrängen wie die Möglichkeit eines so unwahrscheinlichen und doch geschehenen Tschernobyl-Unfalles, andererseits aber auch Millionen von Menschen das gleiche Prinzip beim Lotto geradezu herbeisehnen.

Diese seltsame Bewußtseinsspaltung, der wir heute noch zu erliegen scheinen, wird im Körper durch das Sonnengeflecht vereint. Die Sonne, der strahlende Verbinder der verschiedenartigsten Planeten, sollte uns ein Symbol dafür sein, daß wir diese Spaltung in unserem Bewußtsein zumindest verringern können, wenn wir beide, den fröhlich heiteren Weg der Milz und den produktiven und sanften des Dickdarmes, zu verwirklichen suchen.

Beispiele

Patient 18:

Eine alte Dame leidet an immer wiederkehrenden Blasenentzündungen. Dies zieht sich nun schon fast dreißig Jahre hin; gerade jetzt hat sie einen erneuten Infekt durchgemacht. Stete Ursache waren Darmbakterien. Diese Bakterien sind Bewohner jeden menschlichen Darmes; wir brauchen sie, damit sie das auflösen, was wir selbst mit unseren Verdauungssäften nicht verdauen können. Sie wohnen im Darm, sie wohnen wie „mit uns unter einem Dach".

Daher die Fragen an die Kranke, ob sie vielleicht im engsten Kreis Probleme mit Menschen habe, die sie vielleicht abwehren wolle. Sie bestätigt spontan, daß sie, obwohl selbst schon eine alte Dame, eine uralte Freundin pflege und hege, diese sie aber schikaniere und unentwegt herumschicke, bis sie selbst völlig erschöpft sei. Im Gespräch zeigt sich, daß die Freundschaft eigentlich gar nicht (mehr) besteht und es sich vielmehr um ein parasitäres Verhältnis handelt, so wie die Darmbakterien jetzt einfach in die Harnblase eingedrungen sind und ihr dort heftige Beschwerden auslösen. In gleicher Art scheint die frühere Freundin für sie jetzt ein unerträglicher Ballast zu sein, von dem zu lösen sie sich nicht traut, obwohl sie selbst zunehmend gebrechlicher wird und es im Grunde nicht mehr schaffen kann. Parallel dazu arbeitet sie noch weiterhin in ihrem sozialen Beruf, da sie keine Nachfolgerin findet, aber die Klientel nicht sitzenlassen will.

Verstehen Sie hier das zunächst der Lunge nicht unähnliche Dickdarmelement? Sie scheint zu meinen, es müsse immer unverändert weitergehen und hat die Jahreszeiten des Lebens nicht ausreichend wahrgenommen. Jene, die ihr in früheren Zeiten lieb waren und die sie auch versorgen konnte, ihre Klientel wie die fragliche Freundin, sind ihr jetzt zu einer Last geworden, welche zu lösen der Erlösung eines Stuhlganges nach tagelanger Verstopfung gleichkäme. Dieses ihr Problem, oder die Tendenz dazu, ist offensichtlich zumindest unbewußt schon lange vorhanden, darauf deuten die jahrzehntelangen Infekte hin.

Patient 19:

Eine Lehrerin im mittleren Lebensalter leidet an einer schweren chronischen Verstopfung mit immer wiederkehrenden Dickdarmentzündungen. Dabei leidet sie an einem ausgeprägten, von Darmbakterien ausgelösten Mundgeruch. Sie ist an einem Brusttumor rechts operiert worden (Magenmeridian).

Sie berichtet, sie kämpfe *furcht-bar* mit Wetterumschwüngen (plötzlichen Veränderungen!). Sie leide an bleischweren Füßen, schleiche den Berg hinauf und schleppe die Füße nach. Komme eine Darmkolik, so entstehe dabei ein furchtbarer Druck. Sie malt das Bild der Trägheit des Dickdarmes und eines gestörten Gallenprinzips. Sie berichtet über eine große Schwäche im Sexualbereich, wörtlich „eine Art Abgelähmtsein durch die fehlende Mitte".

Sie sei hochempfindlich auf Sonnenstrahlen, diese verschlimmerten ihren Zustand! Solche immer wiederkehrenden Hinweise zeigen, wie intensiv Symbole und Realität, Sonnengeflecht und Sonne, miteinander untrennbar im unbewußten und körperlichen Bereich verwoben zu sein scheinen.

Eine „große Leblosigkeit" im Bereich einer Narbe störe sie auch. Die Leblosigkeit, die übermäßige Trägheit bis hin zum Tod, erinnert an den Satz von *Paracelsus,* den wir zitiert haben.

Ausgesprochen gerne esse sie Süßspeisen, ganz besonders mit süßer Sahne. Hier findet sie Milch, das mütterliche Symbol der Milz, den Zucker als das Symbol der Bauchspeicheldrüse und das Fett, das Symbol des Dickdarmes. Sie bietet Hinweise über Hinweise.

Die Prinzipien des Dickdarmes:

- Sanft, beschaulich, berechenbar wie eine Uhr, meßbare, schrittweise vorrückende Zeit.
- Beharrlichkeit. Kein Zurück, Endgültigkeit.
- Gleichmäßig, gerade, so weiter wie bisher; starr, tot.
- Verlangt nach der Galle zur Abwendung der Unruhe. Furcht vor dem Chaos, liebt klar berechenbare Daten.
- „Geschäft", Produkt, Herbst, Leistung. Selbstproduzierte Daten, Tradition.
- Dickdarm vom Nervensystem in zwei Teile unterteilt; zwei Prinzipien: Behalten und Loslassen.
- *End-liche* Befreiung. *Entlastung.* Rechtzeitiges Lösen vom geliebten Gestern. Ende einer Reise. Abgabe des nicht mehr Nützlichen. Warten auf endgültige Entleerung, Geduld. Regelmäßige Müllentleerung. Verwalter der Produkte, Ordner.
- Kümmern um das, was man hat, hegt und pflegt; Kummer.
- Chance der Gewöhnung an den Zeitfluß. Produkt eines langen Marsches der Imperfektion. Gewöhnung, Umstellung unerwünscht.
- *Ein-falt* des Dickdarmes, Einbahnstraße.

- Hilfen durch „Ballast"-stoffe, Salz und Wasser.
- Gefahr des Überbeschäftigtseins, des Perfektionsdranges; „i-Tüpfe-le-Scheißer".
- Angst zu versagen. Durchfall als Angst vor Ereignissen.
- Enge Beziehung zu Haut.
- Fett und Bewahren von Gestern, Schutz vor Unruhe.
- Lösung: Mut, Geliebtes, aber Überaltertes abzugeben, um Neuem Platz zu machen. Gleichgewicht zwischen Abgeben und Aufnehmen.

Wir raten dem am Dickdarm oder seinem Prinzip Erkrankten:

Durchblick und Berechenbarkeit sind ein ganz wesentlicher Faktor im Leben. Auf ihn kann man bauen, er gibt Sicherheit und Ruhe. Die Geradlinigkeit und Kontinuität werden Ihre Freunde vielleicht an Ihnen schätzen.

Es mag sein, daß unerwartete Umstände Sie etwas überraschen können, Ihre halbverwirklichten Pläne durcheinanderbringen und sie um manche Frucht zu bringen scheinen. Liefe jedoch alles exakt nach einem einmal gefaßten Plan, so paßten die schließlich vorliegenden Produkte sehr wahrscheinlich oft nicht mehr in die Realität, da diese nicht so linear geradlinig konstruiert ist wie die Pläne. An jeder programmierten Volkswirtschaft kann man diese Realität ablesen.

Das Leben scheint sich im Spannungsfeld zwischen der berechenbaren Geradlinigkeit und der kreativen Unberechenbarkeit abzuspielen, die das Neue hervorbringt, so unerwartet herausschießend wie die Blätter im Frühling. Lieben Sie also die Beschaulichkeit, aber verdrängen Sie nicht das lebendige, jugendliche Element des Frühlings, das manche in langer Mühe entstandene Struktur zerstört, doch auch den Boden für eine neue schafft.

Schauen Sie, ob nicht irgend etwas schon allzulange das gleiche geblieben ist. Haben Sie vielleicht das Gefühl, daß manches schon allzusehr Patina angesetzt hat? Sind Sie schon zum zwanzigsten Mal an den gleichen Urlaubsort gefahren, so wäre es eine Überlegung wert, ob Sie nicht Lust verspüren, diesmal woanders hinzufahren, und die einundzwanzigste Wiederholung nur deshalb geplant haben, weil alle es schon so gewohnt waren.

Gewöhnung und Kontinuität geben Sicherheit, können im Übermaß aber auch den Antrieb rauben und eine tödliche Lähmung verbreiten. Loslassen heißt freimachen, verspricht Freiheit und neue Freude, wie die Milz. Wenn also die Wohnung, die früher perfekt für Sie lag und die manche Erinnerungen an schöne Jahre birgt, eines Tages sich nicht mehr mit der neuen Arbeit verbinden läßt oder den Nachwuchs nicht aufzunehmen vermag, so ist es besser, die Wohnung abzugeben, als sich wegen der an ihr hängenden Illusionen, die Sie mit dem Gestern verbinden, im Heute zu quälen. Jeder Apfel muß einmal gegessen werden, sonst fault er.

Das Prinzip der Nieren

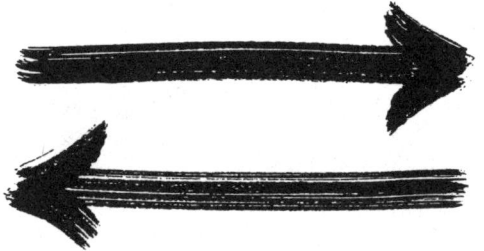

Über den Dickdarm haben die Nahrungsteilchen, die wir nicht oder nicht mehr gebrauchen konnten, unseren Körper wieder verlassen. Andere Teilchen sind „wir", sind unsere Haut oder beispielsweise unser Magen geworden. Etliche Stationen auf diesen Wegen haben wir gründlich betrachtet, und das Gefühl wird sich vermutlich einschleichen, nunmehr seien die wesentlichen Prinzipien dargestellt. Dabei haben wir ein wichtiges Organpaar nur am Rande erwähnt, das in Höhe der untersten am Rücken tastbaren Rippe, aber noch im Bauchraum sitzt. Immerhin pumpt das Herz mit jedem Pulsschlag ein Viertel des gesamten Blutvolumens dorthin. So nebensächlich können die nur gut zehn Zentimeter großen Nieren folglich nicht sein. In ihrer über Jahrmillionen entwickelten, durch den gleichnamigen Tisch bekannten Form verbirgt sich ein aufwendiges Inneres, welches einen höchst merkwürdigen Mechanismus beherbergt.

Das mit großem Druck anströmende Blut fließt bis hin zu den dünnhäutigsten kleinen Gefäßchen. Ein Teil dieser Gefäße stülpt sich nun hinein in kleine becherförmige Kapseln und marschiert eigenartigerweise sofort wieder zurück und heraus aus ihnen. Dieser Weg erscheint *sinnlos,* denn was für ein Sinn mag in einem Transport liegen, der an der gleichen Stelle wieder landet, wo er angefangen hat? Es passiert aber noch etwas bei der Runde durch diese Becherchen. Die dünne Haut der Blutgefäße wirkt bei dem hohen Druck des Blutes wie ein *Filter,* und immerhin ein Fünftel der Blutflüssigkeit zusammen mit jenen Teilchen, die klein genug sind, um mit durch dieses Sieb zu rutschen, werden durch die Wand des Blutgefäßes herausgedrückt, landen in diesen Becherchen und gehen so dem Blut verloren. Aus diesen becherartigen Töpfchen führt ein Ablaufkanal in die Harnblase. Gelangte aber wirklich all diese dem Blut verlorene Flüssigkeit in die Harnblase, so landeten dort schließlich täglich 180 (!) Liter Urin. Diesen Tag überlebten wir kaum, denn wie wollten wir die 180 Liter abgegebene Flüssigkeit durch Trinken ersetzen? Deshalb hat die Niere hinter das siebartige Blutgefäß, durch welches dem Blut nicht nur Wasser, sondern Nährstoffe wie Salz und Zucker entschwinden, noch einen weiteren Mechanismus gebaut. Dazu ziehen die Ablaufkanäle aus den Becherchen eine lange, gerade Strecke in die eine Richtung, drehen dann eine enge Schleife wie auf einer Pferderennbahn, und zurück geht es die gleiche Strecke. Auch hier treffen wir wieder auf die scheinbare

Sinn- und *Richtungslosigkeit,* denn anstatt zu einem Ziel zu führen, geht es wieder zurück.

Und doch steckt ein Sinn dahinter; parallel zu dieser seltsamen Pferderennbahn läuft ein Blutgefäß, das in jener mühsamen Art, die wir schon beim Dünndarm kennengelernt haben, wichtige Stoffe wie das Salz einzeln, Teilchen für Teilchen, zurück ins Blut holt und damit dem Organismus gewinnt. Mit dem Salz aber zieht das Wasser zurück ins Blut; so geschieht das Erstaunliche, daß neunundneunzig Prozent dessen, was ursprünglich in die becherartige Kapsel abgegeben wurde, wieder zurück ins Blut gerettet wird, bevor es in der Harnblase endgültig verloren wäre. So passiert in den Nieren das scheinbar Sinnlose, daß zunächst einmal eine Unmenge Wasser und Salze und Zucker aus dem Blut unter großem Druck herausgepreßt wird, um schließlich mühevoll wieder hereingeholt zu werden. Was mag dies bedeuten, wo liegt der Sinn?

Unübersehbar treffen wir bei der Niere immer wieder auf eine Bewegung in einer Richtung, der eine Bewegung in der entgegengesetzten Richtung folgt, wie ein Hin- und Herpendeln oder ein von der Wand zurückgeworfener Schall, der *Widerhall* [51], den schon die alten Chinesen der Niere zuordneten, oder reflektiertes Licht, weshalb der Vollmond bei diesen Kranken oft eine Rolle spielt. Auch beim Herzen hatten wir eine gleichmäßige Hin- und Herbewegung gefunden; doch war diese außerordentlich rasch vor sich gegangen, und außerdem hatten sich hier zwei Teile aufeinanderzubewegt, was wir in der Niere nicht finden können. Doch fällt eine Verwandtschaft zwischen beiden Organen ins Auge, die auch der Volksmund kennt, wenn man sich vom Arzt „auf *Herz und Nieren*" überprüfen läßt und damit vom Scheitel bis zur Sohle meint. Sollten Herz und Nieren Gegenpole sein wie der Scheitel und die Sohlen? Die alten Chinesen zumindest haben dem sommerlichen Herzen die Nieren als Winter gegenübergestellt. Paßt dies zu unseren Beobachtungen?

Das Typische der Nieren sind Vorgänge, die zum größten Teil gleich wieder aufgehoben werden, so daß ein deutliches Fortschreiten nicht sichtbar wird. Eigentlich geht etwas vor sich, ohne wirklich „vor sich" zu gehen. Während schon der mächtige und spürbare Schlag des Herzens dessen Aktivität anzeigt, erinnert die Bewegung in den Nieren eher an ein auf der Stelle treten; „wie ein *Standquartier,* in dem sich die Truppen sammeln", schrieb ein alter Chinese [52]. Jenes bedächtige Treten auf der Stelle, das nachdenkliche Umhergehen in einem Zimmer wie das *Pendeln* einer Uhr, vermittelt gerade wegen der Art seiner Bewegung ein Bild der Ruhe, aber auch des Winters.

Auch der Winter mag auf den ersten Blick sinnlos erscheinen, so gänzlich anders als die anderen Jahreszeiten. Kaum etwas regt sich noch, alles ist *wie tiefgefroren,* kein Fließen des zu Eis verdichteten Baches. Dieses winterliche Nierenbild des Nichtfließens trotz des hohen Druckes, mit welchem das Blut in die Nieren einströmt, durch das *Zurückhalten,* bei dem nur weniger als ein Prozent dessen, was eigentlich fließen könnte, tröpfchenweise in den Urin abgegeben wird, finden wir auch in der Psyche. Dies ist nicht schwer vorzustellen. Fließt oder bewegt sich etwas nicht trotz hohen Druckes, so hängt das mit einem Gegendruck, einem *Widerstand* zusammen. Er führt dazu, daß man Auswege sucht und schaut, wie man dem *hohen Druck* ausweichen kann. So „verdrückt" sich alles, was durchpaßt, durch die Poren der hauchdünnen Gefäße und entflieht in die Becherchen. Es erinnert an die Luft, die man in eine Flöte hineinbläst und die an den offen gelassenen Löchern wieder herauspfeift. Hier haben wir aber nun keineswegs ein sanftes Flötenspiel vor uns, sondern der hohe Druck ließe in einer Flöte eher die schrillen Pfiffe einer Alarmsirene erklingen. Die Niere zeichnet nicht etwa das lustige Bild der Milz, sondern eines von Druck und Gegendruck, Widerstand und Enge.

Von dem Wort „Enge" stammt das Wort *Angst* ab. Wo Druck herrscht und Widerstand, da ist auch die Angst zu Hause als eines der großen Stichworte der Niere. Jene *braucht* den *Druck,* sonst hörte sie auf zu arbeiten. Angst entspricht dem Druck, für den wir keine Lösung sehen, *weder* einen *Ausweg* noch ein *Ziel.* Dieses Gefühl der *Ziel-* oder *Sinnlosigkeit* empfanden wir schon beim Zurückholen von 179 der 180 Liter gelösten Urins. Es ist, als gelangte man an eine Mauer und würde zurückgeworfen wie der *Widerhall.* Hier tritt eine Gegenkraft in Erscheinung, die zu einer *Verschlossenheit* des Weges führt als Pendant zur Entschlossenheit des Herzens, und bildet einen Rückstau oder Stausee durch das an der Mauer hochgedrängte Wasser. Wasser wie Mauer sind an diesem Bild beteiligt. Wasser allein zerflösse in alle Himmelsrichtungen und riefe niemals einen Stausee hervor; eine Staumauer allein und ohne Wasser brächte ihn ebensowenig zustande. Erst beide zusammen führen zum Stau, beide gilt es zu beachten.

„Den Nieren entspricht das Wasser", schrieb der Gelbe Kaiser [51, 53]. Die Chinesen liebten das Wasser wegen seiner ungewöhnlichen Fähigkeiten. Es kann außerordentlich vieles aufnehmen, *lösen* und verändern. Wer kennt nicht die Farben des Malkastens, denen man Wasser beimengt, wodurch sie plötzlich fließen können, nachdem sie zuvor steinhart waren, wie ein Zuckerstück in der Teetasse, das unseren Augen völlig entschwindet, wenn es sich auflöst. Der alte *Lao Tse* schwärmte vom Wasser als einzigem Stoff, der nicht zerbrechen könne und damit eigentlich der stabilste sei. Wasser zeigt auch den Weg der *Gerechtigkeit.* Füllt man es in einen Gummisack oder Luftballon, so drückt es diesen rundherum gleichmäßig ohne jede Spitze auseinander und verteilt alle Lasten und Gaben gleichmäßig. Das Gegenteil beobachtet man, steckt man in einen solchen Ballon ein paar Steine, die deutlich ihre Kontur herausdrücken. Das Wasser ist eben *konturlos.* Erst wenn es auf Widerstand stößt und eine Staumauer es passiv formt, entsteht die Kontur eines Stausees. Werden das Blut und die in ihm gelösten Stoffe durch die Kraft des Herzens in die Niere gepumpt, stoßen sie dort auf eine große *Gegen-* und *Rückhaltekraft,* die auch bei der Betrachtung eines Staudammes fasziniert. Darin liegt unverkennbar jene Ruhe, die von einem Spaziergang an einem Stausee ausgeht. „Die Nieren erzeugen die Kraft", lesen wir beim Gelben Kaiser [2], eine geballte und gestaute, aber eine ruhige Kraft.

Wächst der Stau zu sehr an, weil sich die Blutgefäße der Nieren verengen, so wird der Druck so unerträglich wie das zunehmende Aufblasen eines Luftballons ohne gleichzeitigen Abfluß, und es entsteht eine Art des Bluthochdrucks. Das Herz kann die Niere nicht zwingen, ihren Widerstand und ihre Gegenkraft zu erniedrigen. So muß es die eigene Kraft erhöhen, um ihrem Gegendruck standzuhalten. Dieser Wettkampf wird auf die Dauer zu einem Wettrüsten, worunter das Herz ganz erheblich leiden kann. Hier scheint das Prinzip Herz, die Liebe, Öffnung und Entschlossenheit, vom Nierenprinzip der Verschlossenheit und der Furcht überwältigt zu werden. Beide Prinzipien halten sich beim Gesunden die Waage, doch sollte wie bei Herz und Nieren die Entschlossenheit ihren Gegenpol regelmäßig ein wenig übersteigen, damit Aktivität entstehen kann und *Vor-gänge* vor sich gehen können. Wer kennt nicht die Überwindung innerer Widerstände, um etwas durchziehen zu können, vor dem er sich vielleicht ein wenig fürchtet. Davor und danach, in den Phasen der Ruhe, mag dann durchaus der Widerstand die Aktivität wieder überragen, wie auf einer Kinderwippe, wo einmal der eine, einmal der andere oben ist.

Dieses Wechselspiel zwischen Herz und Niere entspricht dem von Tag und Nacht. Am Tag ist das Herz mit dem Mut und der Entschlossenheit in der Regel stärker als die Passivität und der Widerstand; so bringen wir einiges *zu-wege*. Nachts hingegen überwiegt die Gegenkraft, und wir liegen im Bett und rühren uns kaum; ein außerirdischer Besucher könnte meinen, wir seien gelähmt. So wird es nicht verwundern, daß *Lähmungen* in den großen Bereich des Prinzips der Niere gehören. Hier scheint der innere Widerstand oder die Angst den Mut zu besiegen, als sei man „vor Angst gelähmt". Das Prinzip der Nacht mit ihrer Ruhe weicht nicht, vielleicht auch nur, weil unbewußt die Passivität zu Recht auch als positiv empfunden wird und die Neugier des Frühlings die körperliche Seele nicht aus ihrem Dornröschenschlaf zu wecken vermag. Die mögliche *Starre* erinnert nicht an den weichen Druck des fließenden Wassers, sondern an den gefrorenen, äußerlich scheinbar toten Fluß, der den Frühling, der ihm das kalte Eis schollenartig zerbricht, zu fürchten scheint.

Tatsächlich treffen Nierenkrankheiten nicht selten mit *Kälte* zusammen; wer kennt nicht die Nieren- und Blasenentzündungen durch Kälte, kalte Füße. „Kalte Füße bekommt" man aber auch aus Angst. Dann rieselt es kalt den Rücken hinunter, und man schaudert nicht nur vor Kälte, sondern auch aus Angst. Der tiefgefrorene Fluß, der nicht weiterfließen will, die Angst, die zurückschreckt, und die Niere, die auf halber Strecke wieder umkehrt, scheinen das *Gestern mehr als die erwartete Zukunft zu schätzen* und daher eher im Gestern verbleiben zu wollen, als mit dem Heute ins Morgen zu gelangen.

Die Sehnsucht nach einer unfaßbaren Vergangenheit zieht sich wie ein roter Faden durch das Nierenprinzip; ihm kann das *Lösen von der Vergangenheit* auffallend schwerfallen. Wir kennen dies als Neigung älterer Menschen, gern in der Vergangenheit zu schwelgen mit der Gefahr, darüber eine noch lebendige Gegenwart zu übersehen. Die letzte Jahreszeit des körperlichen Lebens, das *Alter,* ist den Nieren auch sonst verwandt. Der alte Mensch ist bedächtiger und nicht mehr so impulsiv wie der Frühling und der Sommer. Er zieht sich leichter zurück und liebt die Ruhe. Nur wenn dieses Prinzip andere unterjocht und ein Ungleichgewicht hervorruft, entstehen daraus Probleme. Es leistet eine wichtige Aufgabe durch seinen konstanten Widerstand zum feurigen Herzen, welches ansonsten in seiner schier unermüdlichen Energie leicht zuviel des Guten täte. So wie das Feuer vom Wasser gelöscht, so wird das Feuer Herz in der Psyche vom Wasser Niere im Gleichgewicht gehalten. Dann treffen wir auf vollendete Großeltern, welche aus ihrer Vergangenheit für das Heute schöpfen können und doch das Morgen in Gestalt der Unruhe ihrer Enkel und der scheinbaren Bedrohnisse einer sich verändernden Welt mit einbeziehen können. Die Kraft der Nieren erwächst aus dem Herzen, aus dem Gespür für das Weiterfließen der Zeit, wenn das Gestern geschätzt, aber auch das Heute und das Morgen nicht unterschätzt wird und dadurch vor dem Morgen keine Angst entsteht.

„Angst ist lediglich die bewußte Erlebnisseite der unbewußt abgewehrten Regung" [54], schreibt der Tiefenpsychologe *Eugen Drewermann*. Wer unbewußt die Regung, also die Bewegung, das *Vor-gehen* der Zeit und den nächsten Schritt abwehrt und zurück ins Gestern möchte, der erlebt typischerweise Angst. Wer hingegen weiß, daß es auch einmal so laufen kann wie in der Niere, drei Schritte vor – und drei Schritte zurück, ohne daß er dadurch verzweifelt, der fürchtet sich nicht. Was aber für ein Sinn in jenem Treten auf der Stelle stecken mag, dies bleibt die Gretchenfrage des Nierenprinzips. Es ist die Frage nach dem Sinn des Winters wie des Alters.

Wie es die Frage aufwirft, so gibt uns das Organ Niere auch die Antwort. Der Grund für dieses Zurückkehren liegt in einer besonderen Freundschaft. Daß wir nicht 180 Liter Urin pro Tag produzieren, sondern fast alles *Wasser* wieder ins Blut zurückkehrt, liegt nicht etwa darin, daß das Wasser wieder zwangsweise zurückgeholt würde aus dem Urinkanälchen. Es kehrt vielmehr freiwillig zurück ins Blut! Es folgt dem *Salz,* das allerdings zuvor mühsam aus jenem Kanälchen ins Blut zurückgepumpt wurde. Dessen Attraktion bewirkt, daß auch das Wasser den Rückweg antritt. Das Wasser bringt nun wiederum Salz mit, es „reißt es mit sich" [55], und so gelangen schließlich beide, Salz und Wasser, wieder zurück ins Blut.

Es erstaunt schon, wie *attraktiv* das Salz dem Wasser und das Wasser dem Salz erscheint, daß sie sich so anziehen, gar an sich reißen. Mancher wird den Trick kennen, mit dem man frische Flecken aus einer Tischdecke heraussaugen kann, indem man Salz darauf kippt, das die Flüssigkeit an- und herauszieht. Andererseits löst sich das Salz in Wasser äußerst schnell auf und wird von diesem so aufgenommen, daß man es mit dem Auge nicht mehr herausfinden kann. Die Kombination beider, salzhaltiges Wasser, gilt seit Jahrtausenden als ein heilender Stoff, von dem zahlreiche Kurorte leben. Völlig salzloses Wasser hingegen empfindet unser Geschmack als äußerst fade. Die richtige Kombination von Wasser und Salz bewirkt auch hier den Wohlgeschmack, das Wohlbefinden. Können uns diese beiden besonderen Stoffe des Nierenprinzips die Antwort auf die Frage nach seinem Sinn geben?

Das Salz kennen wir schon, erinnern wir uns nur an Frau Lot, die die Katastrophe von Sodom überlebt hatte und sich nicht lösen konnte von Sodom, sich „nach Sodom umdrehte". Hören Sie hier die Niere? Sie drehte sich um nach dem Ort, von dem sie ausgegangen war. Dies genau hatten wir sowohl bei den Blutgefäßen in der becherförmigen Kapsel als auch bei den Harnabflußröhrchen beobachtet. Die Schwäche der Frau Lot, sich nicht vom Gestern lösen zu können, entspricht diesem Bild. So scheint das Salz allein nur auf die Schwäche, nicht auf den Sinn der Niere hinzudeuten. Nun aber kommt das Wasser hinzu. Das Salz findet es außerordentlich attraktiv, wie wir gesehen haben, es scheint es zu „lieben". Das Wasser seinerseits, dieses Symbol des Geistes und des Weiterfließens, der Gerechtigkeit und des Gleichmaßes, aber auch der Stoff mit der mangelnden Kontur, der nur passiv und gestaut Formen annimmt, hat größtes Interesse am Salz und nimmt es gänzlich auf. Was mag ihm das Salz bringen, daß es sich so nach ihm sehnt?

Das Salz bringt dem Wasser, was diesem fehlt, und das Salz erhält dafür vom Wasser das, was es selbst nicht vermag. Das Prinzip Salz, jener alte, trocken verknöcherte, wie gelähmt unbewegliche Kranke als Bild dessen, der nur immer und immer wieder an das unzerstörte Sodom oder Tschernobyl zurückdenken und nur im Gestern das Gute finden kann, wird durch das Wasser gelöst, das dabei zeigt, daß selbst er in der Zeit weitergehen, fließen kann. Dann wird aus dem ungelösten und harten Salz als der *Sehnsucht nach dem Vergangenen* das gelöste

Salz, und das ist die *Er-fahrung.* Erfahrung andererseits gibt dem kontur- und profillosen Wasser alias Geist ein Gesicht, so wie ein alter, verwachsener, knorriger Baum ein individuelleres Gesicht zeigt als ein junges Pflänzchen. Dabei hat dann dieser knochige Alte, der nur immer von gestern geredet hat und damit alle anderen gelangweilt hat, nunmehr seinen Sinn gefunden. Nun berichtet er nicht nur von gestern, sondern von den *Konsequenzen von gestern für morgen,* der Erfahrung, die *Perspektiven eröffnet.* Er ist nun, wie der Volksmund sagt, „mit allen Wassern gewaschen", als habe er die verschiedensten Zusammensetzungen von Wasser und Salz erlebt, von Psyche und Leid.

In seiner Ruhephase, ob Alter, Abend oder Winter, kann er die Erfahrung aus der *Rückbesinnung* gewinnen, dem oben erwähnten Widerhall der Niere. Damit löst er das Leid von gestern, sei es Sodom, Auschwitz oder Tschernobyl, und kann auch das Heute *beein-fluss-en.* Gelöst und entkrampft gibt es ihm eine ungemeine *Kraft,* die *der Erfahrung,* weil sie nur die *Folgerung aus dem Gestern,* aber *nicht das Gestern selbst bewahrt.* Beherrscht er diese Kunst, werden alle Generationen zu ihm kommen, um an seiner Erfahrung teilzuhaben, da sie jetzt ins Morgen weist, die Konsequenzen für das Morgen zeigt, und sich nicht nur am Gestern erfreut oder über dieses lamentiert.

Beide Symbole, Wasser und Salz, üben also nicht nur in körperlicher Sicht eine solche Attraktivität aufeinander aus, daß sie sogar bereit sind, die seltsamen und scheinbar auf der Stelle tretenden Bahnen in der Niere zu beschreiben. Die Antwort auf die Frage nach dem Sinn der Niere und des seltsamen Verhaltens von Wasser und Salz, einander aus dem Blut und zurück ins Blut nachzulaufen, liegt nun auf der Hand. Hier wird „rückkehrend" *vor-gegangen,* nicht um vorwärts zu fahren und die Wirklichkeit zu *er-fahren* wie beim Herzen, sondern um noch einmal ins Gestern zurückzukehren und die Erfahrung daraus wie das Salz für das Morgen zu gewinnen, Konsequenzen für das Heute und Morgen aus dem Gestern zu ziehen, zu *lernen.* Der Winter, der das alte Jahr beschließt, will in das neue, in das er mündet, die Erfahrung des alten hinüberretten. Er will nicht vergessen, was der Frühling der erwartenden und träumenden Leber im Sommer des Herzens und der Realität erlebt hat, und auch das Gefühl der reifen, ertragreichen Fülle des Herbstes der Lunge und deren Leid, daß die Erwartungen des Frühlings nicht immer den Tatsachen entsprachen, nicht verlieren.

Das Nierenprinzip als Winter folgt somit dem Herbst der Lunge. Es ist ein würdiger Nachfolger, denn es löst das mit der Lunge so intensiv verwobene Leiden und Dulden durch ruhige Rückbesinnung und gestaltet daraus die bleibende Erfahrung. Es kann aus diesem Nachteil des Leidens sogar eine Kraft gewinnen, die Kraft des Erfahrenen, der „breitere Schultern" mitzubringen scheint, der mehr ertragen und erdulden kann, weil er mit der Erfahrung die *Ge-duld* mitbringt, die aus dem *Überblick* erwächst. Die Kunst des geduldigen und zielsicheren Wartens, die mit dem Wissen um den Hintergrund aus der Erfahrung erwächst, führt zur inneren Ruhe des Nierenprinzips und gibt ihm seine ungeheure Kraft, wie eine geduldige und langsame Aufladung. So ungeduldig wie ein frühlingshafter Dreijähriger voller Ungestüm und in Unkenntnis der Gefahren manches geradezu fahrlässig im Überfluß der unerfahrenen Kräfte zerstört, so ruhig und scheinbar lässig kann der Erfahrene, kann das Nierenprinzip Probleme mit wenigen Handgriffen lösen.

Menschen, die das Geschehen mit *erfahrener Besonnenheit* und *zielsicherem Warten* überblicken können, scheinen wie das gelöste „Salz der Erde" jenes Charisma auszustrahlen, dem man sich gerne anvertraut. Es erwächst aus dem Wissen, daß es eine unabdingbare Eigenschaft des Lebens zu sein scheint, daß es nicht etwa das Leid meidet, sondern es wie das Wasser das Salz in bestimmten Mengen regelrecht anzieht. Man verfolge nur, wie ein Kind bei seinen ersten Gehversuchen sich gleich wieder aufrappelt, wenn es nach den ersten Schritten schmerzhaft jammernd hinfällt, und sich beim erneuten Versuch wieder wehtut und doch dieses leidvolle Unternehmen immer und immer wiederholt. Hätte es nicht jenen Frühlingsdrang, der ihm das Morgen so begehrlich macht, daß es dafür heute Leid in Kauf nimmt, so bliebe es wohl auf dem Boden sitzen und gäbe das Laufenlernen auf, verpaßte damit Fortschreiten und Erfahrung. So provoziert der Anfang, das Frühlingsprinzip der Leber, die Erfahrung der Blutkörperchen und der anderen Teilchen im Blut, und sie stürzen sich hinein, als gäbe es etwas zu gewinnen. Wenn sie danach mit ihren Blessuren in die Phase des Winters kommen, so werden sie, wenn sie *weise* wie die Nieren sind, wissen, was es zu gewinnen gab: die Erfahrung.

Erfahrung scheint also ein Gewinn zu sein, eine Art des *Habens*. Doch muß dieses im Gegensatz zu den trägen Strukturen aus dem Gestern, die sich in Galle und Dickdarm so schwer dem Zeitfluß anpassen konnten, den Körper nicht notwendig verlassen. Das Haben der Niere können wir getrost ins Morgen mitnehmen, da es uns dort nicht etwa behindern wird, sondern im Gegenteil hilft, neuerliche Probleme zu meistern. Damit antwortet die Niere auf die Schwäche der Leber. Jene hat zwar ein enormes Wissenssystem zusammengedacht, doch steht sie noch vor dessen Nagelprobe wie ein Student nach dem Staatsexamen, der erst an einer reellen Berufswelt erfahren wird, ob sein Bücherwissen eine Träumerei bleibt, die nur ein Eigenleben in der Phantasie entwickeln kann, oder ob es sich an der Realität bewährt. Die Erfahrung der Niere hat diese Probe hinter sich wie ein weiser Meister, ein Meister der vorhergehenden Organe. Der Dünndarm hatte geglaubt, es könne zu einer sinnvollen Gestaltung kommen, die Leber hatte es geplant, das Herz verwirklicht, die Lunge verwaltet und erlitten sowie die Früchte hervorgebracht, die Milz hatte auf den Spaß an der ganzen Geschichte hingewiesen, die Niere nun schließt diesen Zyklus in der Form unserer Märchen ab mit dem Satz: „Und die Moral von der Geschicht...“.

Wie bei einem Jahresabschluß rückblickend gewinnt die Niere Erfahrung durch ruhiges Überdenken und Wiedergeben nach *genauem Hinhören*. „Die Nieren regieren die Ohren“, meinte der Gelbe Kaiser [53], und dieses aus unserer Sicht zunächst so abstrus erscheinende Wort wird hier wie selbstverständlich. Die Ohren arbeiten in der Ruhepause des den vergangenen Tag wie ein Winter verarbeitenden Schlafes. Sie und nicht die Augen melden einen nächtlichen Störer so wie den morgendlich rasselnden Wecker. Sie weisen damit auf die Lebendigkeit dieser scheinbar leeren Ruhe hin, die vor allem in die Zeit vor oder kurz nach Mitternacht fällt, bevor der Frühling des neuen Tages anfängt, sich mit ersten Plänen unbewußt zu melden. Daher werden hier auch Symptome dieses Prinzips wie die Angst spürbarer, und wir sprechen von einer Geisterstunde.

Werden Tag für Tag und Jahr für Jahr Erfahrungen verarbeitet und aufeinander aufgebaut, entwickelt sich ein Mensch wie ein Baum zu einem unverwechselbaren Individuum mit für ihn typischen Strukturen wie Jahresringe, die *Kontinuität* mit sich bringen. Diese Kontinuität hilft ihm, daß er sich und seine Individualität nicht in der Weite verliert wie ein Wasser ohne den formenden Widerstand eines Berges oder Dammes, sondern daß er wie der Stausee sein ganz typisches, von seiner Erfahrung geprägtes Ich, seine „Form“ bewahren und weiterentwickeln kann. So wie der Stausee nur durch den Staudamm eine Form erhält, so erhält die Seele des Menschen offensichtlich durch den Widerstand, auf den sie stößt und an dem sie leiden oder sich als Herausforderung freuen wird, ihr ureigenes Format. Alles, was dem Menschen zugestoßen ist, positiv wie negativ, all diese *In-form-ationen* formen ihn in seine ureigene Form, die sich bei stets neuen *In-form-ationen* auch immer wieder von neuem fließend verändert, wenn er sich der nachdenklichen, hinterdenkenden Phase des Nierenprinzips nicht verschließt. Diese Form ist sein eigentliches Haben. Hat unsere leber- und dickdarmkranke Kultur vergessen, daß wir *nichts dauerhaft haben außer der Erfahrung?* Dies wäre erstaunlich, denn gerade die modernen gedanklichen Höhenflüge haben die persönliche Erfahrung wiederentdeckt. Bereits *Galileo Galilei,* einer unserer großen Denkerfürsten, stellte fest, daß Geschmack, Gerüche oder Farben „nichts weiter als reine Namen" [56] seien, die in dem Moment verschwänden, wenn derjenige, der das geschmeckt habe oder gerochen habe, nicht mehr existiere. *Wahr-nehmungen* nennen wir sie, weil sie für wahr genommen werden; sie hängen von dem ab, der sie für wahr nimmt. Daher bedarf der, der die Konsequenz aus den Wahrnehmungen zu ziehen versucht, wie die Niere eines möglichst *eigenständigen Standpunktes.*

Interessanterweise erhalten die Nieren einen außerordentlich präzisen *eigenen* Blutdruck in sich, solange der Blutdruck im übrigen Blutkreislauf nur einigermaßen stimmt. Das Nierenprinzip als unbestechliche Pendeluhr erscheint wie der Versuch, eine ruhige Insel zu installieren, von welcher aus man möglichst ungestört die Umstände rundherum berücksichtigen und beurteilen, also für wahr nehmen kann. Je unabhängiger es von seiner Umgebung sein wird, um so unabhängiger wird seine *Wahr-nehmung* sein. So sind die Nieren wie jeder Ruhepol, wie der Winter, ein Symbol der *Unabhängigkeit.* Ob es schneit oder unerwartet warm ist, stürmt oder lähmend friert, was anderen Jahreszeiten zu schaffen machte, den Winter stört es nicht. Das in der Beziehung zu den anderen Organen ruhende und bewahrende Prinzip scheint am ehesten geeignet, Feststellungen zu treffen, auf die man auch morgen noch bauen kann. „Die Nieren bewahren die *Quintessenz*", schrieb des Gelbe Kaiser dazu [57]. Quintessenz heißt wörtlich fünftes Dasein, wie eine fünfte Jahreszeit. Etwas ähnliches hatten wir bei der Milz gesehen. Doch während die Milz versucht, subjektive Erfahrung zu leben und zu verwirklichen, zieht das Nierenprinzip wie der Winter oder das Alter die *Summe* aus den Erlebnissen des Jahres oder des Lebens.

Ohne einen solchen bleibenden, möglichst unabhängigen *Ruhepol* könnten wir nichts messen. Jedes Maß beruht auf dem Vergleich mit etwas, von dem wir glauben, daß es *konstant* geblieben ist, man denke nur an das Meter. Auch im seelischen Bereich bedarf es zum Begreifen von Wahrheiten dieses scheinbar zeitlosen Ruhepoles. Man nimmt jemanden zur Seite und setzt sich in Ruhe hin, will man wirklich etwas über ihn erfahren. Man vergißt die Zeit, schenkt sie ihm in dem Wissen, daß diese Zeitlosigkeit eine unabdingbare Bedingung für den Versuch ist, ihn möglichst umfassend und überschauend zu begreifen wie ein alter zeitloser Weiser. Die *Freiheit von* der Zeit und den vorübergegangenen Umständen, der *Mode* von gestern, ersehnt das Nierenprinzip wie der Winter, der versucht, das nicht Bleibende aus dem Vergangenen herauszuarbeiten, zu bewältigen und auszuscheiden. Dieses Sterben des bleibend Gestrigen gibt dem nächsten Frühling die Chance, sich wirklich frei neu zu gestalten, gestärkt durch die als bleibend erkannten Erfahrungen des letzten Jahres.

Der Tod als zumindest scheinbar stillstehender Zeitpunkt, der die Vergangenheit an sich vorbeifließen läßt, wird nicht umsonst oft mit dem Winter verglichen. Ihn stellt der Arzt in der Regel durch den Stillstand des Kreislaufes fest, das Ende der periodischen Bewegung des Herzens. Hier ist typischerweise nichts mehr festzustellen, nur die *Nicht-bewegung,* die Ruhe. Ohne feststellbare *Be-weg-ung* weiß man aber nicht, woher und wohin es geht, da kein Weg zurückgelegt wird, der Anfang oder Ende aufwiese. Daher wird der Tod einfach als *Nicht-leben* definiert; er liegt außerhalb unserer Erfahrungswelt und bleibt auch dem Nierenprinzip unbegreifbar.

Das Heute ist die einzige lebendige Zeit, gestern ist tot und nicht mehr zu ändern, morgen liegt noch nicht in unserer Hand, nur die jetzige Sekunde können wir verändern. Das *überschauende* Prinzip der Niere weiß, daß wir die Moderne und die Jugend derer von gestern sind und gleichzeitig die Alten derer von morgen und die Primitiven derer von übermorgen. Deswegen ahnt es, daß ein Überleben eines Menschen wie einer Idee im Heute nur möglich ist, wenn das Gestern wirklich bis zum Grund verarbeitet wird und klar und integer dem Morgen übermittelt wird, da dieses jeden Makel aufdecken wird. Die gesunde Niere als ein Organ der *wahrhaftigen Beurteilung löst* dann auch die *Angst.* „Bist du wahrhaftig, so schwindet Blut und weicht Angst", sagten die alten Chinesen [59].

Die Niere will die mühsam und in Ruhe aus einem möglichst neutralen Blickwinkel heraus gefundenen *Erfahrungstatsachen über* die *Vorstellungen* setzen. Darin ist sie ein direkter Gegenspieler zur Leber, die sie damit aber auch heilt, weil sie den Vorstellungen und Träumen ihre Blindheit zu nehmen vermag. Denn „ein Kerl, der spekuliert, ist wie ein Tier, auf dürrer Heide von einem bösen Geist im Kreis herumgeführt, und rings umher liegt schöne grüne Weide" [60]. Dieser blinden Spekulation setzt die Niere die handfeste Erfahrung an der Realität gegenüber, auch wenn sie der gängigen Vorstellungswelt damit zunächst Bauchschmerzen verursachen mag. Ein neues Jahr und ein neuer Frühling künden sich auf diese Weise – heimlich vielleicht – an.

Mit dem Mut zur persönlichen Erfahrung gebärt dieses Prinzip neue große Wahrheiten, ob bei revolutionären Wissenschaftlern oder Religionsgründern mit dem immer wiederkehrenden Aufruf „Augen habt Ihr und seht nicht" [61]. Genau schauen, hinterschauen und hinterdenken will es. „Die Furcht schadet den Nieren, aber das Nachdenken siegt über die Furcht" [53], wußte auch der Gelbe Kaiser. Dieses Nachdenken als ein wahrhaftiges Hin(ter)schauen fordert, alle *Vor-urteile* vorübergehend zur Seite zu stellen und die neue Erfahrung *integer,* also unberührt zu betrachten, als sei sie die erste, *un-vor-eingenommen,* soweit dies möglich ist, und dadurch ihr sauberes *Integrieren* zu ermöglichen. Dahinter steht die Ahnung, daß kein Wissen ein ewiges ist und erfahrene Wahrheit sich stetig weiterentwickeln wird. Mit diesem Mut zur Integrität nach dem Motto *Gandhis,* daß man ihm die Knochen zerschlagen könne, aber nicht die Wahrheit nehmen könne, *beantwortet* die Niere die *Fragen* all ihrer *vorhergehenden* Prinzipien. Deshalb wahrt sie die Quintessenz und Summe dieser ihrer Vorgänger. Ihre Kraft ist der *Mut hinzuschauen,* selbst wenn die dabei erfahrene Wahrheit unerwartet oder unangenehm und leidvoll ist. Immer wieder zeigt sich im Alltag, daß auf diese Weise tatsächlich Angst gelöst werden kann. Deshalb wird ein schwaches Nierenprinzip immer von Angst begleitet sein.

Die gesunde Niere will diese Quintessenz durchsetzen, ohne die anderen Prinzipien zu unterjochen. Wie die Volkslieder den Kampf zwischen Winter und folgendem Frühling besingen, so handeln zahlreiche Dramen vom spannungsgeladenen Kampf eines Winters, der dem neuen Frühling eine Chance bieten will, sich gegen überalterte Vorstellungen des vergangenen Frühlings durchzusetzen [62], so wie ein Großvater seinen Enkel unterstützt. Der Frühling der Leber, der eine fixe Planung und ein starres Vorstellungssystem aufgebaut hat, verliert im gesunden Winter all das, was sich in der Erfahrung der Realität nicht bewährt hat oder nicht mehr bewährt, vielleicht nur, weil es einer Veränderung abhold ist. Natürlich wird er sich dagegen wehren, wenn er dessen Sinn nicht sieht oder einsieht, wenn ihm das Hinschauen der Niere fehlt. So läßt *Schiller* den starren und typischerweise fast blinden greisen Kardinal in „Don Carlos", dem die sommerliche Wahrnehmung der Wirklichkeit und die winterliche Konsequenz aus dieser Erfahrung fehlt, wie einen überalterten, festgefahrenen Frühling äußern: „Vor dem Glauben gilt kein Richteramt der Natur" [63]. Hier verkennen die Vorstellung oder der Glaube ihren Meister, die Erfahrung. Diesem Glauben fehlt die Integrität und Wahrheitsliebe der Niere, der Glaube aus Erfahrung.

Eine fantastische Erwiderung liest man in den Memoiren von *Carl Gustav Jung,* einem jener großen Ärzte, die versuchten, Denksysteme nicht über Erfahrungen zu setzen, wenn er schreibt: „Als die Erzsünde des Glaubens erschien mir die Tatsache, daß er der Erfahrung vorgriff" [64]. Wahrheiten lassen sich erfahren, und auf diese Erfahrungen baut ein gesundes Individuum seine Vorstellungen. *Schillers* greisem Kardinal, der Andersdenkende als Ketzer foltert, damit sie nicht ihre eigenen Erfahrungen über das blinde Glaubenssystem setzen und aus dem rigiden Vorstellungssystem ausbrechen, fehlt das Bewußtsein, daß Kritiker als Nierenprinzipien erst ein System zum Leben erwecken, aber nur, wenn es bereit ist, überholte Auffassungen wie die Blätter im Winter fallen zu lassen. Hier kämpft der alte General Leber, der aus dem Glauben, den wir beim Dünndarm fanden, ein Vorstellungssystem entwickelt hat, gegen die weise Niere, die ihm doch einen neuen Frühling bescheren könnte. Der Effekt muß eine Schwächung beider sein, denn sie leben voneinander. Die Leber kann die Niere sowenig ersetzen wie die Niere die Leber. Eine gesunde Verbindung von beiden jedoch wirkt ungemein überzeugend, bringt die Quintessenz des Frühlings über den Winter, in einer Spannung, aus der das Jahr lebt und immer wieder neu entsteht. Hier in der Niere entsteht nach der Verarbeitung der Erfahrung die *Weisheit,* während die Leber, wie es die Schlange Adam und Eva voraussagte, nur die Klugheit hervorbrachte.

Die Leber versucht, einen perfekten Plan zu entwerfen. Was nicht hineinpaßt und ihr fremd- oder eigenartig erscheint, wird verändert oder eliminiert. Die Niere übergeht nichts, wenn es nicht in ein Denkschema passen sollte, sondern versucht, alles zu *integrieren,* was ihr irgendwie auffällt, gerade auch sonderbare Realitäten, also von der üblichen Vorstellung *abge-sonderte.* Dadurch erscheint jene gar nicht mehr so *sonder-bar* oder *eigen-tümlich.* Die Niere versucht also, möglichst *alles zu integrieren.* Dem Integrieren aller Erfahrungen folgt logisch die *Integrität.* Hat ein Mensch alle Erfahrungen in sein Denken und Fühlen konsequent integriert mit all ihren scheinbar unvereinbaren Widersprüchen, so ist er zu einer Einheit und einem Ganzen geworden, widerspruchslos mit sich im Reinen und damit *integer.* Ist alles integriert, wird wenig überraschen, und innere Ruhe kehrt ein. Um dies zu erhalten, ist ein *stetig wiederholtes Integrieren* vonnöten angesichts der Veränderung der Realität im Fluß der Zeit, so wie am Ende eines jeden Jahreszyklus immer wieder ein Winter folgt. Auch künftig werden neue zunächst eigenartig, fremd und nicht integrierbar erscheinende Tatsachen auftauchen, die vielleicht ähnlich wie die erfahrenen, aber ihnen nicht unbedingt gleich sein dürften und daher ein erneutes grundsätzliches Überdenken einfordern.

Viele alte Philosophen waren der Auffassung, daß einen Menschen mit einem solchen innerlich integren Zustand zumindest im geistigen und seelischen Bereich keine Störung von außen treffen könne. So schreibt der Gelbe Kaiser, daß dann „die Menschen sich nicht vor äußeren Phänomenen fürchteten" [45]. *Lao Tse* hat dies sehr bildhaft umschrieben:

„Wer es versteht, richtig zu leben,
kann überall hingehen,
ohne Angst vor dem Nashorn oder dem Tiger;
er wird auch nicht verwundet werden im Kampf.

Das Nashorn findet an ihm keine Stelle,
wo es sein Horn hineinstoßen könnte,
und der Tiger findet keinen Platz für seine Pranken;
ebenso finden auch andere Waffen keine Stellen,
wo sie treffen könnten." [65]

Auch eine Fensterscheibe reagiert nur auf bestimmte Lastwagen mit klirrender Resonanz; sie haben „ihren Ton getroffen". Ob die menschliche Psyche ähnlich reagiert und nur auf etwas mit Unruhe anspricht, das sie vor ihre Türe gestellt, nicht integriert hat? Dabei ist das Ideal des Nierenprinzips der Integration von Vorstellungen anhand deren Fruchtbarkeit in der Realität, die sich aus *Übereinstimmungen* und *Fehleinschätzungen* ergibt, natürlicherweise eine stete Utopie, eine Näherung. Nie wird die Erfahrung sich von der Vorstellung befreien können, da in jedem Wort, das wir sprechen, bereits eine fixe Vorstellung beheimatet ist. So ist auch das Ziel der Niere eine Illusion, ein angenähertes Traumziel. Vielleicht läuft es uns selbst durch die Veränderungen der Realität unserer Umgebung stets ein wenig davon, so daß wir es möglicherweise nie erreichen, aber ihm doch immer wieder nahe sein können. Daher bleibt die *Weisheit* eine stete Aufgabe und ein *unent-wegter Vor-gang* in Richtung auf ein Ziel, wohl wissend, daß dieses Ziel nicht erreichbar ist, sondern nur der Weg dorthin.

Als Lohn befreit diese Mühe der verarbeiteten, überdachten Erfahrung von der Angst. Je mehr Erfahrungen wir sammeln können, um so eher können wir glauben, daß sie der Realität entsprechen. Dies können viele Erfahrungen oder die Erfahrungen vieler Menschen sein. Dies führt zum Zusammenschluß in Glaubensgemeinschaften, die religiös sein, die sich aber auch Wissenschaften nennen können. Jede Wissenschaft ist eine Glaubensgemeinschaft, in der die Erfahrungen vieler zusammengetragen und zu einem großen Denkschema verarbeitet werden. Es ist selbstverständlich, daß der Einzelne nie auch nur annähernd alle Erfahrungen selbst machen wird oder machen kann. Daher muß er die meisten Erfahrungen anderer glauben, und dies ist die Achillesferse aller sogenannten Wissenschaften, die man daher eher Glaubensgemeinschaften nennen müßte. So geht es einer Wissenschaft wie einer alten Religion, sie muß sich ständig am Heute, an der neuen Erfahrung orientieren, und schafft sie dies nicht, so wird sie nierenkrank wie der alte Kardinal bei Don Carlos. Dann hält sie ihre alten Erfahrungen für unumstößliche Traditionen, und neue Erfahrungen, die jenen mit der Zeit immer mehr widersprechen und ein deutlich erweitertes Denkmodell verlangen, werden von ihr wie von einem inquisitorischen Kardinal verketzert. Hier wird die Niere vom Frühling der Leber unterjocht, dessen Stärke wie Schwäche die Thesen- oder Schulenbildung ist.

Vergessen wir also nicht, daß unsere Denkschemata uns zwar zur Klugheit, aber erst die stete und kontinuierliche Verarbeitung wirklich aller uns vor Augen tretender Fakten uns zur Weisheit führen, und daß wir das Heute nur wirklich sehen, wenn wir nicht nur die *Vor-sicht* der Leber, sondern auch die *Rück-sicht* der Niere in Betracht ziehen. „Scharfsinn" sprach ihr daher der Gelbe Kaiser zu [2]. *„Wer weiß, aber glaubt, daß er nichts weiß,* ist groß", beschreibt dieses Motto des *Sokrates* trefflich *Lao Tse* [67]. *Galileo Galilei* wußte von dieser Einschränkung unseres Wissens und hat dadurch Aussagen gefunden, die offensichtlich recht *„objektiv"* waren. Objektiv ist ein Traumwort vieler Menschen, objektiv ist „wahr". Objektiv heißt aber eine *Wahr-nehmung* unabhängig von den Erfahrungen des Individuums, und eben dies, so lehrt das Nierenprinzip, ist nicht möglich. *Wahr-nehmungen* werden immer von einem Individuum für wahr genommen und sind die Reaktion des Einzelnen, zum Beispiel eines Menschen, auf das, was er sieht, zum Beispiel ein Bild. Ein Bild kann nicht gesehen werden, wenn keiner da ist, der sieht. Deshalb wird immer dann Unsicherheit und Angst entstehen, wenn man meint, sehen zu können und zu wissen, *ohne wirklich selbst hinzuschauen.*

Die Lösung der Angst geschieht mit den Augen, durch Sehen, durch Wegnehmen des Brettes vor dem Kopf, welches die Vorstellung der Leber hingezimmert hat, hinterfragend wie ein Kind. Dann verschwindet die Angst in der Regel von allein. Sie verschwindet wie die Dunkelheit, die das Zimmer verläßt, wenn wir die Lampe anmachen. Kein Mensch wird zuerst die Dunkelheit aus dem Fenster werfen, denn das führt zu nichts, sie bleibt, solange kein Licht da ist. Dazu muß der Nierenprinzipkranke jedoch in eben jenes Loch hinuntersteigen, welches er fürchtet, um genau das anzuschauen, was er bisher nicht anzuschauen wagte. Nur durch die Tortur, dem, was er aus meist unbewußter Angst nicht für wahr nehmen will, klar und exakt wie ein Steuerprüfer in die Augen zu sehen, sei es ein drohender Konkurs oder das bevorstehende Abitur, kann er den Hintergrund der Angst erfahren. Erstaunlicherweise ist damit der größte Teil der Lösungsarbeit in der Regel getan. Wer dieses Loch oder Tal meidet, wer als Angstkranker die Angst sich nicht anzuschauen traut, wird sie kaum lösen können. Hier gilt: *den Tiefpunkt meiden heißt den Höhepunkt meiden.* Wenn ein Kranker in dieses sein „Angsttief" hinabsteigt, ist es wichtig, daß er nicht irgendwelche Schuld sucht, sondern höchstens Fehler, also Umstände, die er für die Zukunft korrigieren kann. Häufig wird er allein durch das Ansehen dessen, was die Angst auslöst oder auslöste, diese so mindern, daß ihre Lösung kein langzeitiges Problem mehr darstellt. Nur so kommt er an deren *Wurzel* und kann sie ans Tageslicht bringen; so kann er erkennen, daß das Gefürchtete nicht größer als er selbst und daher zu bewältigen ist. Es ist, als würde er die *Angst zunächst gebären, um sie dann zu heilen.* An diesem Punkt will die Psychoanalyse helfen, die Homöopathie scheint es in manchen Fällen noch schneller und tiefgreifender zu vermögen, sie ist der Analytischen Psychologie nach *Jung* vielfach verwandt [66]. Die Situation erinnert ein wenig an den Schiffbrüchigen, dem nicht Jammern noch Angst noch Wut hilft, sondern der nur dann Chancen hat, wenn er klar das anschaut, was er fürchtet, und daraus Konsequenzen zieht. „Wer die Schwierigkeiten erkennt, kann sie vermeiden. Der Weise stößt nicht auf Schwierigkeiten. Er stößt nicht auf Schwierigkeiten, weil er sie erkennt," schreibt *Lao Tse* [67].

Er wird dabei auch Tatsachen erkennen, die seinem Unbewußten entspringen, als eine Art des *auf sich selbst Hörens.* Dies bringt die wahre innere Ruhe mit sich, ein gutes Gewissen ist ein sanftes Ruhekissen. Der Schlaf als eine Umstellung auf einen Ruhepol hin und als Fähigkeit, jeden Abend einen Winter einzulegen, um danach wieder einen kräftigen Frühling hervorzubringen, bedarf des Mutes der Niere zur *Klärung* der Probleme von gestern, sonst werden diese den Schlaf rauben und das Gestern wird im nächtlichen Heute nachleben, bis es zur Ruhe gekommen ist durch klares Anschauen und Integrieren in das heutige Weltbild oder Denken.

Der *All-Bezwinger,* wie *Homer* den Schlaf zu Recht genannt haben soll, der unabwendbar schließlich eine jede Schaffensperiode wie ein Winter ein Jahr abschließen wird als Ruhe nach dem Sturm, kann aber nicht nur zu schwach, sondern auch zu stark ausgeprägt sein. Dann wird er keinen neuen Sturm zulassen wollen, die Ruhe wird zur Lähmung, zur übermäßigen Trägheit, der Kranke wird schließlich bewegungsunfähig wie durch Kälte erstarrtes, nicht fließendes Wasser, und malt das Bild des übermächtig starken Nierenprinzips, welches das der Leber unterdrückt. Der Kranke wird unfähig, auf etwas Neues zu reagieren, mit einer sogenannten Regulationsstarre bis hin zur Lähmung; als „träg" und „wortkarg" beschreibt ihn der Gelbe Kaiser [58]. Er erinnert an das Kaninchen, welches angstvoll starr sitzen bleibt, anstatt sein Heil in der Aktivität zu suchen. Menschen mit *Altersstarre,* ob sie sich geistig oder körperlich, in einer Versteifung eines Gelenkes oder der Unfähigkeit umzudenken äußert, wirken nicht etwa stärker, sondern gebrechlicher; *Schillers* Bogen zerbräche hier noch früher.

Das hier verlorene, belebende Interesse des Frühlings der Leber ist die Arznei, die diese übermächtige Niere heilen kann. Dies zeigt sich in alltäglichen Vorgängen. Der Großvater wird durch den Frühling der Enkel motiviert. Sie wollen von seiner Erfahrung zehren und er von ihrem jugendlichen Frohsinn und Vorwärtsdrang; daher ist diese Beziehung oft so glücklich. Beide verbindet zudem häufig eine gewisse Reserve gegenüber denen, die als Generation des Sommers zwischen ihnen stehen. Der Sommer als das aktive Heute ermöglicht aber beiden ihre Träume, dem Großvater den von gestern, dem Enkelkind den von morgen. Beide Prinzipien, Leber wie Niere, sollten daher nicht das Prinzip des Herzens, die verbindende Sonne, in ihrer unermüdlichen Aktivität vernachlässigen, auch wenn sie dem Herzen als dem heute Handelnden Fehler vorwerfen können, die sie selbst schon von daher nicht tun, als sie tatsächlich nicht in der aktiven Phase sind. Jene Zuschauer des Lebens mahnt ein spanisches Sprichwort vor der Unterschätzung der alles ernährenden Erfahrung des Herzens, des Sommers: „Man kann die Stierkämpfe sehr gut kritisieren, solange man hinter der Barriere sitzt" [68].

Die lebendige Wahrnehmung des Aktiven verhindert auch, daß das Nierenprinzip, dieses Schreiten auf der Stelle, in *Langeweile* gerät. Es kann erheblich unter ihr leiden, wie wir dies auch bei alten Menschen sehen, wenn sie für jede Abwechslung und jedes Frühlingsprinzip dankbar sind. Ein überstarkes Nierenprinzip kann zu einem geistigen Leben in vergangenen Zeiten führen, zum ständigen Erzählen von Kriegserlebnissen oder Jugendfreundschaften, und schließlich zu einem seelenzerstörenden Faktor werden wie das Salz ohne Wasser, welches die Häuser am Meer zerfrißt. Dann werden aus lebensfrohen Menschen todessüchtige, die sich äußern in Sätzen wie: „Die Konsequenz meiner Philosophie ist *Resignation.*" Da erinnert die Seele an einen Salzsee, an dessen Ufern kaum etwas vom Leben zeugt, sondern alles wie tiefgefroren erstarrt ist. *Schwäche verbunden mit Starre* weist auf ein krankhaft übersteigertes Nierenprinzip hin.

Das gesunde Nierenprinzip hingegen verkörpert eine große Kraft; mit allen Wassern gewaschen zu sein und große Erfahrung erworben zu haben ist eine unbezahlbare Stärke. Dieses geistige Haben zeigt sich oft erst in seiner Anwendung und ist oft verborgen, beispielsweise bei einem lange unterschätzten Berufskollegen, der erst in einer bestimmten Situation seine Erfahrung anbringen kann und damit seine Leistungsfähigkeit offenbart. Das geistige Haben, das wir jetzt an ihm erkennen, hat er langsam aufgebaut. Er hat es sich durch das *Vorgehen* durch viele Täler und Höhen mühsam erworben. Hätte er von vornherein übermäßig viel Anerkennung von seiner Umgebung verspürt, so hätte ihn dies kaum zum Durchschreiten dieser Täler motiviert. So kommt es zu der erstaunlichen Tatsache, daß zuviel Anerkennung diese widerstandsreiche Nierenkraft zerfrißt. Zähne mit ihrem harten Widerstand gehören zum Nierenmeridian. So wie zuviel Zuckergenuß die Zähne, so zerstört zuviel Anerkennung die geistige *Substanz* der Erfahrung. Der Volksmund weiß davon; denn wenn „einem etwas an die Nieren geht", dann geht es einem an die Substanz. Diese Substanz, diese Urkraft, wird im Schlaf nachgetankt; davon zehrt der nächste Tag, wie der Winter die Wurzeln für das kommende Jahr legt. Hierzu bedarf es eines guten Mittelmaßes. Zuwenig Ruhe könnte die Kraft nicht wiederherstellen, doch auch zuviel Ruhe zehrte sie aus. Während die nächtliche Ruhigstellung der Beine kräftigt, bewirkt deren wochenlange Ruhe in einem Gips Abmagerung und Schwäche.

Das Sammeln von Kraft ist ein Traum aller Menschen und regt die Phantasie an; es wird oft symbolisiert im Bild des *Kelches,* um den sich Mythen wie die Gralssage ranken. Interessanterweise hat die Niere körperlich tatsächlich Nierenkelche, in denen der Urin aufgefangen wird, und wie ein Kelch hat sie die Aufgabe des Bewahrens. Bei chronischen Nierenerkrankungen werden häufig wichtige Substanzen nicht bewahrt und gehen über den Urin verloren, beispielsweise Eiweiße, die normalerweise kaum durch den Filter der Nierengefäßchen verlorengehen. *Eiweiß* ist im Körper der Stoff, den man am ehesten als Bausubstanz betrachten könnte. Ein chronisch Nierenkranker büßt also tatsächlich Substanz ein. Bei *Substanzverlust* ist das Nierenprinzip schwach, dies gilt auch bei so scheinbar fernliegenden Beschwerden wie einem *Haarausfall.* Genaue Befragung und vorurteilsfreies Anschauen bestätigen es.

Nicht nur die *Über-zeugungskraft,* auch das Weitergeben von Substanz als Zeugungskraft gehört zum Nierenprinzip, doch nicht allein, sowenig wie Sexualität als reine Fortpflanzung funktioniert. Hier spielt das Gefühl der Freiheit und des unbedrohten Wohlbefindens im Paradiesgarten der Milz mit hinein. Eine vorzeitige Ejakulation spricht in der Regel für eine übermächtige Vorstellung der Leber. Auch bei der weiblichen Sexualität verbinden sich alle Prinzipien, wie beim Magen schon besprochen. Die Eierstöcke bewahren die Eizellen, die sich in ihnen nicht vermehren, sondern geduldig warten, bis eine nach der anderen, Monat für Monat, ihre Verwirklichung erfährt. Die Gebärmutter sieht tatsächlich aus wie ein Kelch, in dem das Ungeborene geborgen bleibt, bis die Geburt ihm den Übergang vom Winter zum Frühling zeigt. Wegen dieser Nähe zur Urkraft des Lebens und *Vitalität* sollten wir unseren *Unter-leib* nicht als unter unserem Leib erfahren, sondern als gleichwertigen Anteil unseres Selbst. Nicht umsonst nennen wir ihn auch den innersten oder Intimbereich. Niere hat auch mit unserem *Innersten* zu tun, und Nierenprinzipkrankheiten sitzen daher meistens auch sehr tief.

Hier kann die Milz, dieser heitere und lustige Geselle, zur Heilung verhelfen. Aber der zu starke Ruhepol, jener übergroße Stau eines Baches, löst sich auch selbst; je höher ein Stau ansteigen wird, um so eher werden die Wassermassen den Staudamm wegdrücken. Dann erinnert das fließende Herzprinzip als ihr anderes Gegenüber die Niere daran, daß nichts unverändert bleibt. Sowenig wie die Leber ihre Vorstellung ins Morgen festschreiben kann, sowenig darf Erfahrung von gestern als fixierte Tradition dem Heute den Weg verstellen. Sie entspräche einem *Nierenstein,* der als riesige Ansammlung ungelösten Salzes die ganze Niere blockieren und zu einer sehr schmerzhaften Kolik führen kann. Typischerweise wird dieser an einer Übermacht des ruhigen Nierenprinzips Kranke durch eine Nierenkolik zu äußerster Aktivität und Unruhe angeregt; er liegt fast nie im Bett, sondern läuft ruhelos umher. Dagegen wird die überaktive Galle bei einer Gallenkolik extrem ruhig ans Bett gefesselt. Prinzipien verwirklichen sich meist bis ins Detail, ohne daß sich der Kranke dessen bewußt wäre. Ihm hilft die konkrete, greifbare Erfahrung des Heute, das Herz. Es gibt der alterfahrenen Niere, die in Ewigkeiten denkt, den Situationsbericht von heute, den sie unvoreingenommen wahrnehmen sollte, damit sie nicht gebunden in der alten Erfahrung in Versuchung kommt, die Wahrheiten von heute wegzutäuschen und geistig zu verkrusten. Die Niere andererseits kann dem Herzprinzip die *Sicherheit* alter, *gestriger* Erfahrungsdaten liefern, die es mit den Wünschen der Leber für das *Morgen zu einem gelungenen und lebendigen Heute verbinden* kann.

In Situationen, in denen es auf Sicherheit ankommt, greift das Herz tatsächlich auf das Nierenprinzip zurück. Am oberen Pol der Nieren liegen die Nebennieren. Sie produzieren das Streßhormon, welches wir dann brauchen, wenn wir all unsere Erfahrungen und all unsere Kraft in einer Notsituation schnell zur Hand haben müssen. Dann wird die Lunge zur tiefen Atmung angeregt, und dies beschwingende, belebende Prinzip wird aktiv in Gemeinsamkeit mit Herz und Nieren. Auch bei der körperlichen Liebe wird dieses Hormon ausgeschüttet, wenn das Leberprinzip des Frühlings seine Erwartungen erfüllt sieht und die Milz ihrem Spieldrang nachgeben darf und bei Einklang von Körper und Seele alle Prinzipien sich miteinander verwirklichen. Dabei läßt sich leicht feststellen, daß das glückliche, *selbstvergessen* spielende Denken der Milz einerseits und das *(selbst-)bewußt* das Glück reflektierend wahrnehmende Denken der Niere andererseits nicht parallel laufen können. All diese Prinzipien haben eine Folgerichtigkeit, und typischerweise wird auch ein liebender *Faust* erst nach dem Augenblick feststellen, daß er so schön war [33].

Hier ruft die Niere, die wie ein Fotograf diese Augenblicke objektiv festhalten möchte, das „Verweile doch!", doch verweilen ist für das Herzprinzip tödlich. Es erinnert den älteren Menschen daran, daß sein Leben in Fotoalben die Realität nicht ersetzen kann; nur eine Abwechslung beider wird einen Menschen wirklich befriedigen.

Ist das Nierenprinzip im Zusammenspiel mit seinen Vorgängern ausgeglichen und zufrieden, so wird es zunehmende Weisheit erwerben und zu denen gehören, die vorher klug sind und nicht erst nachher. Es wird die Weisheit erwerben, die Blätter abzuwerfen, wenn die Last des

Schnees zu erwarten ist, und dadurch das Brechen der Äste nicht erleiden. So hilft es, das menschliche Leiden zu verringern, den Winter zu durchleben und aus ihm die Kraft und den Willen für eine neue Tat, für einen neuen Frühling zu gewinnen. Erinnern wir uns an die Leber: „Wenn nicht in die Enge getrieben, kein Durchbruch" [17].

Nun startet der erneute Durchbruch, der den Traum der Niere von einem neuen Leben mit ihrem reichen Erfahrungsschatz verwirklichen kann, wenn sie die Gedanken des bedeutenden Altchina-Kenners *Richard Wilhelm* beherzigt: „Wir dürfen nicht versuchen wollen, das was wir als wertvollstes aus der Vergangenheit haben, nun als Gestaltetes aufzubewahren, in konservativer Weise all dies Schöne, das uns lieb geworden ist, beisammen zu halten und nicht zerstören zu lassen. Auf diese Weise würde das Schöne gefrieren und erstarren. ...Die neue Zeit muß in Kontakt bleiben mit der alten Zeit" [69], bleiben können! Die neue Zeit, das ist der Frühling, das ist die Leber, die zwischenzeitlich bereits vom Magen Nachschub bekommen hat und weiter daran arbeitet, ein schönes neues Morgen zu planen. Doch sind wir noch nicht am Ende unserer Betrachtung. Der Urin durchfließt noch ein Organ, die Harnblase, das uns kurz, aber doch gewichtig beschäftigen wird.

Beispiele

Patient 20:

„Nieren"- und „Lungen"probleme

Die fünfzigjährige Kranke leidet an einer unerklärten Schwäche, auch bei unserer Untersuchung muß sie liegen. Sie hat das Gefühl einer „Versteinerung, wie wenn sie verhakt wäre". Sie leide noch an den seelischen Folgen psychischer Quälereien ihres Vaters, aber auch anderer. Bei einer ausgeprägten Nierenschwäche versuche sie, mit Diät die künstliche Niere zu umgehen. Harnblasenentzündungen wiederholen sich, die Blase habe Ausstülpungen gebildet. Der Urin sei nicht klar. Ihr verstorbener Mann habe MS gehabt und sei unendlich aggressiv geworden. Sie habe sich aufgeopfert, auch hinterher noch für andere.

Diese am Nierenprinzip kranke Frau war offensichtlich zuerst am Lungenprinzip erkrankt, ihr Verwalter zwischen innen und außen, zwischen den Taten für andere und denen für sie selbst hat nicht ausreichend funktioniert. Die Auszehrung ihrer eigenen „Substanz" ist eine typische Voraussetzung ihres jetzigen Zustandes. Jetzt pflegen andere sie, sie ist selbst krank, und ihr Lungenprinzip wird sich freuen, denn jetzt bekommt sie alles zurück, was sie vorher den anderen gegeben hat. Sie als Individuum freut sich natürlich über ihren Zustand gar nicht.

Sie berichtet, daß sie das Gefühl von Kraft bekomme, wenn sie Fleisch esse. Das Fleisch als Symbol des Körpers, als das Fleischliche, wird normalerweise rechtzeitig ein überzogenes Lungenprinzip daran erinnern, daß es auch für sich selbst dasein muß. So wimmeln akribische Krankheitsberichte von Symbolen, die alle aufzuführen diesen Rahmen sprengen würde.

Patient 21:

„Nieren"- und „Lungen"probleme

Eine Frau blutet plötzlich massiv und lange aus der Gebärmutter. Sie verliert Blut, „Substanz", sie kann diese in ihrem „Kelch" nicht halten. Diese Kranke sitzt tagelang in ihrem Atelier und malt, sie „hebt dabei ab", wie sie sagt. Diese Überbetonung des Lungenprinzips läßt sie offensichtlich ihren Boden und Ruhepol, ihr Nierenprinzip verlieren, so daß dieses Substanz verliert.

Patient 22:

„Nieren"- und „Galle"problematik

Eine fünfzigjährige Frau hatte Migräne und Hitzewallungen. Nach der ersten Therapie ist keine Migräne mehr aufgetreten, übriggeblieben ist die „fliegende Hitze". Hinter beiden Erkrankungen sieht sie das Bild ihres Vaters, den sie gehaßt habe, weil er getrunken und immer wieder außereheliche Verhältnisse gehabt habe. Die Eltern, die gewöhnlich den Halt symbolisieren, wiesen hier also eine Störung auf; der Vater war selber *halt-los*. Kein Wunder, daß sie auch auf das Symbol der Substanz, das Eiweiß, allergisch geworden war.

Im ersten Schritt war es offensichtlich gelungen, den mitbeteiligten Gallenmeridian zu bessern, der das nicht mehr passende hinauswirft.

Sie meint, sie habe die Konsequenz ziehen können und sich innerlich lösen können vom Bild des gehaßten Vaters.

Nach dem Verschwinden der Migräne bleibt aber der Umstand, daß nach Lösen vom haltlosen Vater ein neuer Halt in ihr noch nicht entstanden ist. Die fliegende Hitze, wie wir sie auch aus Angstzuständen kennen, ist ein Bild dafür, auch für den mangelnden Erdenpol, der ihr Ruhe geben könnte.

Stichworte der Nieren:

- Druck, Angst, Enge, kein Ausweg und kein Ziel, verschlossen.
- Widerstand, *Gegen-Kraft,* Filter, Urkraft.
- Scheinbar sinn-, ziel- und richtungslos, Widerhall, Pendel, Vollmond, *Rück-blick, Rück-besinnung,* Standquartier, Treten auf der Stelle.
- Wasser, konturlos, gerecht; Salz, Leiden und Dulden, *Ge-duld.*
- Wasser und Salz, füreinander attraktiv wie Geist und Erfahrung, dadurch Lösen (von) der Vergangenheit, Konsequenzen von gestern für morgen, bewahrt Erfahrung als Folgerung aus dem Gestern, nicht das Gestern selbst, Quintessenz, Erfahrung als geistiges Haben, als einziges dauerhaftes Haben, Klärung des Gestern.
- Erfahrung aus dem Leid vermindert künftiges Leid.
- *In-form-ationen* aus Gestern formen Heute und Morgen.
- Erfahrung über Vorstellung setzen, Vorstellung (Leber) mit Realität (Herz) vergleichen (Niere).
- Antwort auf Fragen aller vorhergehenden Prinzipien; polar zu Herz, Milz, Leber.
- Zeitloser Überblick, Objektivität, Unabhängigkeit durch eigenständigen Standpunkt, Besonnenheit, genaues Hinhören. Integer alles integrieren, wahrhaftiges Beurteilen, Unvoreingenommenheit; Mut, selbst wirklich hinzuschauen.
- Dadurch Lösung der Angst; Angst gebären, um sie zu heilen.
- Auf sich selbst hören, Unbewußtes *wahr-nehmen,* Wurzel, Tiefe, Innerstes.
- Kelch, Bewahren, Kontinuität, Substanz, Eiweiß, Urkraft, Sicherheit, *Selbst-bewußtsein.*
- Ruhepol, Nacht, Alter, Winter, Tod, Kälte, tiefgefroren.
- Starre, Lähmung, Resignation.

Für diesen Kranken scheint ratsam:

Der scheinbar stillstehende Zeitpunkt, der die Vergangenheit an sich vorbeifließen läßt, bietet sich als Erholungsort des Nierenkranken an. Laufen Sie an einem munteren Gebirgsbach oder mächtigen Strom entlang oder versuchen Sie einfach, das Rinnen des Wassers aus dem Hahn zwischen Ihren Fingern zu spüren. Trinken Sie viel Wasser, nehmen Sie es auf und fühlen Sie, wie es sie wieder fließen läßt.

In der ruhigen Besinnung erscheinen Zeiträume und Jahre wie ein Puzzle, welches man mühevoll zusammensetzt, und ist es zusammengesetzt und fertig, ist es uninteressant geworden; die Quintessenz war das Wesentliche. Man möchte es auflösen und von neuem beginnen.

Wenn Sie verspannt sind, schauen Sie, ob nicht irgend etwas Sie verkrampft, was Sie insgeheim ängstigt.

Üben Sie *wahr-zu-nehmen,* in Ruhe, ohne andere, die Ihnen erzählen, was Sie wahrzunehmen hätten. Schauen Sie, ob das, was man Ihnen erzählt, mit dem, was Sie wahrnehmen, übereinstimmt oder ob da der Schein nicht trügt. Versuchen Sie, hinter den Schein zu schauen, ohne die freundlichen Einflüsterungen von außen, die Ihre Wahrnehmung zerfressen wie der Zucker die Zähne, aber auch ohne Irritation durch das, was Sie erwarten zu sehen. Üben Sie Wahrnehmen an den kleinen Dingen des Alltages. Ist der Bäckerladen tatsächlich grün? Hat der Kellner sich wirklich nicht verrechnet? Lernen Sie, Ihre Wahrnehmung zu überprüfen!

Durch nüchternes Betrachten auch dessen, wovon Sie bisher vielleicht auf geradezu erstaunliche Weise weggeschaut haben, könnten Sie eine Befreiung erleben, die Ihnen neue Vitalität vermittelt. „Bist du wahrhaftig, so schwindet Blut und weicht Angst" [59]. Allerdings nimmt Ihnen niemand diesen Gang ab, bei dem Sie vielleicht ganz schön schwitzen werden, sei es der zum Steuerberater oder der zur Ehefrau, zum Lehrer oder zu sonst irgendeiner Sache, die Sie vielleicht weggeschoben und ausgeklammert haben.

Aber meinen Sie nie, Sie hätten die Wahrheit gekauft. Nur stets neues Überprüfen bewahrt Sie vor dem überraschenden Tiefschlag, der die Unruhe oder Panik auslöst. Erinnern Sie sich? „Wer die Schwierigkeiten erkennt, kann sie vermeiden. Der Weise stößt nicht auf Schwierigkeiten. Er stößt nicht auf Schwierigkeiten, weil er sie erkennt" [67]. Vielleicht lapidar, doch hier ein wertvoller Tip!

Wohl deswegen ist es so wichtig, den Hochmut des Erfahrenen zu meiden und zu wissen, daß man ureigentlich nie etwas wissen wird, nur sehr viel erfahren kann.

Dafür bedarf es der Ruhe, genügend Schlafes und sehr viel Zeit; Geduld also, wenn es heute noch nicht so klappt. Sie haben sehr, sehr viel Zeit. Nur die Ungeduld kann Sie Ihnen stehlen!

Das Prinzip der Harnblase

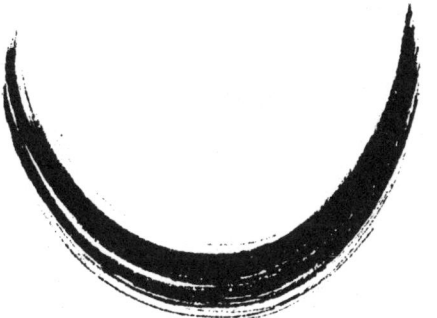

Die Harnblase wirkt wie der gestaute See aus dem Nierenkapitel. Beide Nieren führen ihr den Urin zu, den sie durch die Harnröhre entleert. Deren Anfangsteil kann beim Mann durch eine wachsende Prostata zusammengedrückt und der Urin dann nicht mehr so gut gehalten werden, er „tröpfelt nach". Bei der Frau findet sich ähnliches, wenn die Gebärmutter sich senkt, die normalerweise an Bändern aufgehängt auf der Harnblase ruht.

Das weist auf die intensive Beziehung zwischen Harnblase und Prostata oder Gebärmutter hin. Die Harnblase trägt den Urin, das Wasser, als unbewußtes Symbol des Geistes; in der Gebärmutter kann eine Frau fremdes Leben tragen und ertragen. Manchmal mag es ihr *„unerträg-lich"* erscheinen, wenn sie für die ganze Familie da ist und versucht, die Last der Kinder oder des Mannes auf sich zu nehmen. Körperlich bildete dies eine Senkung des Organs des Ertragens, der Gebärmutter, ab, oder die Unfähigkeit der Harnblase, das Wasser zu halten. Man sieht auch den scheinbaren Versuch, die Fähigkeit des Ertragens zu verstärken, indem die Gebärmutter Muskulatur anbaut; es kommt zu völlig sinnlosen einzelnen Verdickungen der Gebärmutterwand, sogenannten Myomen, als eine Maßnahme am falschen Ort. Will diese Frau sich zuviel für andere Menschen aufladen, mehr für andere tragen, als sie es *er-trägt,* aushält? Ähnlich sieht es bei der Vergrößerung der Prostata, der Vorsteherdrüse, aus, als sei deren Name ein Hinweis. Fühlt sich der Mann beruflich oder familiär als Vorsteher, ohne zu spüren, daß er die Dinge, die er meint, tragen und *aus-halten* zu müssen, sich nicht auf seine Schultern laden kann? Er kann den eigenen Urin nicht mehr halten, dieser läuft ihm typischerweise unmerklich weg, so wie ihm auch die Kraft unmerklich schwindet, wenn er sich auszehrend aufopfert.

Schmerzen beim Lösen des Urins weisen auf Entzündungen hin, die oft immer wiederkehren, aber auch auf aus der Sicht des Kranken *unlösbare* Probleme. Das Beispiel des Dickdarmkapitels hatte dies vorgeführt, jene Frau, die aus moralischen Gründen meinte, sie müsse ihre alte Freundin auch dann noch pflegen, wenn sie selbst sich kaum noch versorgen könne. Da hilft nur eine Standpunktänderung, eine Änderung der eigenen Moral, um zu sehen, daß es der Freundin nichts bringt, wenn sie ihr helfen will, aber doch nicht kann. Dann scheint es sinnvoller, mit offenen Augen zu bremsen und längere Zeit nur ein wenig zu geben, als weiterhin zu versuchen, die volle *Unterstützung* erbringen zu können und dabei doch in die Knie zu gehen.

Der Last wegen *in die Knie gehen* gehen – wen wundert es, daß einer der wichtigsten Punkte des Blasenmeridianes in der Kniekehle liegt; vor allem die Kniearthrose gehört hierher, bei der die Knie den Körper nicht mehr *unter-stützen* und halten zu wollen scheinen. Zu den Knien zieht der Blasenmeridian über den ganzen Rücken herunter, neben der tragenden Wirbelsäule, die den *Rück-halt* bietet, wie die Harnblase als *Rückhaltebecken*. Ihm entlang kann es einem „kalt den Rücken herunterrieseln", die Kälte, die wir schon bei der Niere als Hinweis auf die Angst fanden, treffen wir hier genauso an wie andere Nierenprinzipien als einen Hinweis darauf, daß Blase und Niere ganz eng miteinander verwandt sind und selten so klar auseinanderzutrennen sind. Wie Rückenschmerzen und -verspannungen mit unerträglichen Situationen einhergehen können, die man vielleicht als längst aus dem Sinn wähnt, mag ein Beispiel ausmalen.

Ein noch junger Mann berichtet, er leide seit über zehn Jahren an Rückenschmerzen, früher mit Unterbrechungen, deren Abstände immer kürzer geworden seien. Seit zwei Jahren schmerze ihn der Rücken ununterbrochen, trotz breitester Therapie bis hin zu einer stationären Kur; man habe einen „Verschleiß" diagnostiziert. Durch die Erkrankung, wegen der er seit vielen Monaten nicht arbeiten könne, habe er seinen Arbeitsplatz verloren und fürchte nun um seine berufliche Existenz. Er meint, daß diese Beschwerden von seinem Beruf als Bauarbeiter kommen könnten, aber es falle ihm auf, daß die Schmerzen am schlimmsten beim ruhigen Sitzen seien. Es ist schon eigenartig, daß die Schmerzen in Ruhe schlimmer werden sollten. Was nimmt ihm die Ruhe, was mag dieser junge Mann als unerträglich empfinden oder empfunden haben? In stundenlanger Aussprache stoßen wir darauf, daß er vor zehn Jahren seinen zweiten Sohn verloren hat. Dieser sei neun Tage nach der Geburt gestorben, das sei ein „starker Einschnitt in sein Leben" gewesen. Im Gespräch zeigt sich, daß er dies immer noch als unerträglich empfindet, es nicht verarbeiten konnte und daran immer noch sehr „trägt". Sanfte Hinweise darauf, daß sein Kind ein eigenes Leben geführt habe, das nicht nach den Erwartungen der Eltern verlaufen müsse, begleiten die homöopathische Arzneigabe.

Vier Wochen danach erscheint er zur Kontrolle und sieht merklich erleichtert aus. Er berichtet erstaunlicherweise, daß er bereits seit zehn Tagen wieder arbeite. Außer einem kurzen Rückfall ist dies in den folgenden Monaten auch so geblieben. Natürlich hatte dieser Kranke seinen „Verschleiß" der Wirbelsäule, doch war dieser eindeutig nicht die primäre Ursache der Schmerzen. Vielmehr *be-last-ete* ihn ein offensichtlich unerträgliches Problem von gestern, das nun irgendwie in sein heutiges Weltbild eingeordnet (Nierenprinzip) worden war. Nach dem Hintergrund war auch der Vordergrund, die körperlichen Beschwerden, in höchst erstaunlicher Weise gelöst.

So unzugänglich wie der Rücken den Augen können die Probleme dem am Blasenmeridian Kranken erscheinen. Ein vor Augen führen kann dann schon einen Teil seiner Heilung ausmachen. Wer sich bei Wirbelsäulenbeschwerden nicht *auf-richten* kann, malt ein Bild der *Unauf-richtigkeit,* als sei er nicht integer. Dies darf aber keineswegs moralisch gewertet werden. Vielleicht kann er unbewußt nicht der Realität ins Auge sehen, sie nicht *wahr-nehmen* und integrieren als eine Schwäche des Nierenprinzips? Dahinter mag eine Furcht vor den rauhen wirklichen Umständen stehen, wie es bei dem beispielhaften jungen Mann der Fall war. Dann aber wird auf einer nicht richtigen Grundlage aufgebaut und damit die *Auf-richtigkeit* gestört; der Kranke wird vor Schmerzen kaum *aufrecht* durchs Leben gehen können. Auch hier zeigt sich die Nähe der Blase zur Niere und zu deren Objektivität. Diese Objektivität verleiht mehr *Standvermögen* oder, wie der Volksmund sagt, *„mehr Rückgrat".*

Dieses Standvermögen auf solider Grundlage ist es, was Niere und Blase der Leber bieten können, welche sich mehr am Aussehen orientiert. Die Balken als Symbol für das tragende Element wie die Wirbelsäule oder die Harnblase könnten sich sonst biegen; der Volksmund spricht vom Lügen, daß sich die Balken biegen. Aber hier geht es nicht um ein bewußtes Täuschen, sondern eine schlimme, tiefst unbewußte Angst vor der Wirklichkeit, von der man meint, sie könne einem den Halt nehmen und sei unerträglich. Da hilft nur der Mut des Herzens zu Kommunikation und Konfrontation auch mit dem Gefürchteten, daß Niere und Blase ihre Wahrheit durchsetzen können. Das möglichst vorurteilslose Durchforsten und Durchschauen löst die Angst der Niere wie der Blase.

Die Blase löst das, was die Niere abgegeben hat, nicht das verdichtete, hochstrukturierte Produkt des Dickdarms, sondern Wasser und Salz. Sie scheint symbolhaft zu zeigen, daß das Salz wie das Leid lösbar ist, wenn es lange genug (aus-)gehalten wurde, um dessen Hintergrund zu durchschauen. Das Halten der Blase ist ein langer Vorgang, das Lösen geschieht in Kürze. Dies wirkt wie eine Aufladung, die dann, wenn sie *uner-träg-lich* wird, zur Lösung ermutigt und drängt, ähnlich wie der Leidensdruck zur Lösung durch die Erkenntnis der Erfahrung.

Beispiele

Patient 23:

Der erfolgreiche Geschäftsmann leidet an Nacken- und Lendenschmerzen sowie Darmträgheit trotz monatelanger ärztlicher Therapie. Die Krankheit weist deutlich darauf hin, daß er sich zuviel auflädt. Wer etwas bald nicht mehr tragen kann, wird träge, so daß die Darmträgheit schön ins Bild paßt, als habe er das Produzieren von Haben, das Dickdarmprinzip, überfordert.

Patient 24:

Die ältere Dame leidet seit einem Jahr an einer Muskelschwäche in den Beinen, die vor allem bei längerem Stehen und bei starker Belastung auftrete. Schmerzen treten beim Treppensteigen und Bergangehen auf. Die Ursache sei nicht klar geworden, eine Badekur habe vorübergehend Besserung erbracht. In der Gebärmutter sei eine Muskelverdickung, ein Myom, festgestellt worden. Öfters leide sie an einem Schwindelgefühl, und der Puls sei oft sehr niedrig, als verlange das Herz nach Ruhe, was sie persönlich äußert.

Überall finden sich Hinweise auf Probleme des Tragens und auf *Unerträgliches,* von der Gebärmutter bis zur Muskulatur. Typischerweise steht sie im öffentlichen Leben, kümmert sich zudem um mehrere ältere Nachbarn und trägt für andere in einer Intensität, die sie bald nicht mehr ertragen kann. Wenn der Körper so eindringliche Bilder der Seele malt, ist es für den Kranken in der Regel nicht allzu schwierig, diese dann auch zu lesen und zu hinterdenken. Dann scheint die Krankheit als Bild dieser Hintergründe ihren Sinn verloren zu haben und wird, wie bei dieser Kranken, wohl eine größere Chance haben, zurückzugehen oder zu heilen.

Es ist nur zu verständlich, daß sie als Freude „gute Unterhaltung" angibt. Sie braucht jemand, der ihr einen *Unter-halt* gibt, so schreibt sie typischerweise Unterhaltung und nicht Gespräch. Wenn Sie dieses Buch von vorn an gelesen haben, werden Sie sich über diese Bemerkung nicht mehr wundern; es kommt nicht nur darauf an, was ein Kranker sagt, sondern auch, wie er es sagt; er malt auch mit der Sprache Bilder seines Seins.

Vielleicht fragen Sie sich noch, warum sie all dies tut, obwohl sie daran so leidet? Auch diese Antwort gibt sie uns verschlüsselt; sie habe in der letzten Zeit ein extremes Verlangen nach Süßem. Wie wir bei der Bauchspeicheldrüse gesehen haben, ist das Süße das Symbol der Anerkennung. Sie möchte anerkannt sein, darum opfert sie sich so auf. Daraus folgt die Anleitung, wie sie sich selbst mehr anerkennen könne, um das Gefühl lösen zu können, soviel Anerkennung von anderen erwerben zu müssen.

Patient 25:

Die ältere Dame leidet an Schmerzen im gesamten Bereich der Wirbelsäule, an Haarausfall, Fingernägelbrechen, immer wieder Eiweiß im Urin, verliert also Substanz verschiedenster Art, an einem Frieren, das am Rücken und zwischen den Schulterblättern entlangzieht. Außerdem habe sie das „komische Gefühl, daß die Blase voll kaltem Wasser sei, obwohl sie nicht voll sei".

Die Patientin war Lehrerin und versucht laut Angaben ihrer Schwester heute noch, für andere übermäßig viel zu tragen. Typischerweise geht es ihr besser, wenn sie an einem Bach spazierengeht. Langeweile kann sie nicht ertragen, auch hier soll es also fließen und nicht stehen. Der Schwindel sei nie ein Drehschwindel, sondern immer eine *Unsicherheit*. Sie bietet damit ein ganzes Kabinett an Symptomen, die auf die Prinzipien von Niere und Harnblase hinweisen.

Das Gehirn

Im Reigen der Jahreszeiten haben sich die Organe aneinandergefügt, kein Glied scheint mehr zu fehlen, und der Frühling der nächsten Runde steht bevor. Wieder wird es quer durch das ganze Beet menschlicher Organe und menschlicher Gefühle gehen. Das pulsierende Zentrum des Herzens wird dabei für die unvoreingenommene Kommunikation aller stehen, da die Teilchen von ihm gänzlich unverändert von einem zum anderen Organ transportiert werden. Hierdurch scheint sich aus den Beeten ein einziger bunter und blühender Garten und aus den Organen ein einziger dynamischer und gesunder Mensch zu formen. Dieses unvoreingenommene und unkontrollierte Miteinander ist gewiß ein Gewinn: jedes Mehr an Kontrolle hingegen dürfte ein Mehr an Manipulationen auf die Tagesordnung setzen. Haben alle Beteiligten ein Interesse an einem Fairplay und will keiner dem anderen etwas vormachen, wird kaum ein Bedarf bestehen, den Reigen der Organe umzubilden.

Doch lauerte da nicht ein Feind? Drohte nicht ein Zwang zu unterjochen, und stießen wir nicht beispielsweise auf das Tumorproblem des Nebenkaisers? Auch er wurde vom Herzen unkontrolliert weiterversorgt. Es sandte ihm die nährenden Teilchen aus den anderen Organen, obwohl er diese besiegend vernichten wollte. Es schickte ihm auch die Abwehrkörperchen, doch gegen diese wußte er sich oft gut zu tarnen. Hier degenerierte das Leberprinzip. Aber auch andere konnten sich erheben. Das Nierenprinzip konnte beispielsweise zur starren Vergreisung, das Milzprinzip zur Sorglosigkeit bei drohender Gefahr oder das Dünndarmprinzip zur Verzweiflung entarten. Blinde Akzeptanz aller, wie vom Herzen gefordert, schien eben doch nur nach der Passage durch die Leber und unter der Kontrolle der Niere möglich zu werden. Sollte jene sich aber als letzte der Instanzen zur obersten erheben und uns allein zurücklassen mit dem überall heraufkriechenden Gefühl der Angst? Sollte alles sich sinnlos wiederholen, oder gar die Angst unseren Reigen mit ihrem starren und kalten Gefühl wie ein verwunschenes Märchenparadies einfrieren?

Gibt es keinen Weg aus der Angst, die uns so beherrscht? *„Bist Du wahrhaftig, so schwindet Blut und weicht Angst"!* [59] Dieser chinesische Leitsatz stammt wie die Angst aus dem Prinzip der Niere. Aber wie ihre Postulate erfüllen? Man müßte ein Organ besitzen, das selbst wahr-nehmen kann, so gut als es irgend ginge. Es müßte ein eigenes

Netz von Kontrolleuren aufbauen können, um das Tun der einzelnen Prinzipien nüchtern zu beobachten, deren Angaben zu überprüfen und regulierend eingreifen zu können, wenn sich eines über die anderen erheben wollte. Manch vernichtender Krieg könnte so möglicherweise verhindert werden, da man den Anfängen auftauchender Probleme wehren oder wenigstens ihre Wurzeln eruieren könnte. Dann würde die *Angst sinn-voll*, nämlich richtungs-weisend, indem sie wie die Gänse auf dem Capitol als Alarmanlage zur Tat des Wahrnehmens der Gefahr aufriefe.

Dieses Organ, geboren aus der Angst, müßte vom Herzprinzip der Kommunikation geleitet sein, doch gleichzeitig objektiver wahrnehmen und abwägen können im Sinne der Niere. Fehlen dürfte ihm zuvor nicht das intuitiv Zweifelnde des Dünndarmes sowie danach das Planende der Leber, gefolgt von der streitbaren Galle, um das Ergebnis auch umsetzen zu können. Das Wissen des Dickdarmes wäre zu berücksichtigen, daß jeder Aufbau, auch der eines Menschen und seines Lebens, ein klares und schrittweises Vor-gehen voraussetzt. Das geforderte Organ müßte also alle in diesem Buch besprochenen *Fähigkeiten gleichzeitig* in sich vereinen. Nur die lustige Milz hätte auf den ersten Blick hier nicht viel verloren.

Dieses beherrschende Organ müßte wohl prinzipiell über den anderen thronen. Um seine Funktion ausüben zu können, statteten wir es beispielsweise mit Kommunikationsleitungen aus, die von den Organen ausgehen und ihm die nötigen Informationen wie Späher überbringen könnten. Es bräuchte einen Speicher, um eingegangene Daten langfristig zur Hand zu haben, zu verarbeiten und mit neuen zu vergleichen, um schließlich immer sicherer zu werden durch immer mehr Erfahrung. Dabei müßte es *vermitteln können wie ein Salomon*. Außerdem bräuchte es Boten irgendeiner Art, die von ihm zu den Organen ausgeschickt werden könnten, um die gefundene Korrektur zu vermitteln.

So setzten wir dem Garten unserer Organe also einen Gärtner vor, der prüfend abwägend alles wahr-nähme, was er von den Beeten der Organe erführe, ohne es sich über seinen Kopf wachsen zu lassen. So geben wir dem Reigen der Organe einen Kopf mit einem wachen, denkenden Gehirn! Nach dem Unter-leib, dem Ober-bauch und der beschwingten Oberhausebene der Brustorgane Herz und Lunge bildet sich hier ein Überhaus oder, in der wissenschaftlichen Sprache, eine *übergeordnete Funktion*. Geboren scheint sie aus der Angst des Nierenprinzips vor der Unfähigkeit der reinen, unvoreingenommenen Kommunikation des Herzens, Verstellungen aufzudecken, also aus Angst vor der Blindheit der Liebe. Damit stellt sich dem bisher mehr unbewußten und freien Spiel der Organe ein mehr bewußtes, kontrolliertes Vorgehen gegenüber. Es befreit in seiner dem Nierenprinzip ähnlichen, möglichst übergeordneten, das heißt objektiveren Art des Abwägens, die Niere aus ihrer Angst.

Das Gehirn nimmt von den Organen, auch den Sinnesorganen, Informationen auf über die zu ihm führenden Nerven. Dann werden diese nicht etwa wie beim Herzprinzip unverändert weitergegeben. Vielmehr werden sie mit bereits erhaltenen Informationen, Erfahrungen also, verglichen und verschaltet und so aus ihnen Schlüsse gezogen. Je nachdem wie diese Daten des Heute mit den Erfahrungen von gestern, aber auch mit den Plänen von morgen in Einklang zu bringen sind, werden Impulse über andere Nerven herausgegeben, die den derzeitigen Zustand in Richtung zu einem eher gewünschten korrigieren sollen. Bei diesem Abwägen wie dem bedächtigen Hin- und Herschwingen eines Pendels unter Einbezug möglichst vieler und möglichst objektiver Daten wird es kaum verwundern, daß die alten Chinesen das Gehirn dem Nierenmeridian zuordneten, dessen Angst vor Nöten und Schwierigkeiten es gebiert, und bei dem *LaoTse* meinte: „Der Weise stößt nicht auf Schwierigkeiten. Er stößt nicht auf Schwierigkeiten, *weil er sie erkennt*." [67]

Dieser absichernde Meridian hat hier ein Instrument entwickelt, mit welchem er Störungen der Erfüllung aller Träume der Organe von außen wie von innen vorbauen möchte. Das Ziel des Menschen, vielleicht auch der Menschheit oder eines größeren Ganzen, der Sinn des Gesamten soll hier geschützt werden. In diesem Sicherheitsdenken erfüllt er das Leberprinzip, hier vereinigt sich der Winter der Niere mit dem Frühling der Leber. Hier sind alle Organprinzipien zuhause, und nur durch deren *Gleichzeitigkeit und fließendes Gleichgewicht* entsteht aus ihrer Summe ein vielfältiges lebendiges Ganzes. Hier soll die planende Voraussicht der Leber Frustrationen ersparen und damit den Gefühlen eine bestmögliche gleichzeitige Entfaltung ermöglichen, begrenzt nur durch die äußere und innere Realität, nicht beispielsweise durch innere, aus seiner Sicht sinnlose Konflikte. Wie die Leber ist das Gehirn damit gefährdet, das Absichern zu einem totalitären Kontrollsystem verkommen zu lassen. Solchen dann kopf-lastigen Menschen scheint zu entgehen, daß der Kopf nur als „herrschender Diener" eingesetzt wurde, geschaffen als Institution vom Prinzip der Niere mit dem Sinn, die Angst zu bewältigen, und nicht etwa, um selbst als Diktator Angst einzuflößen und die dynamischen Gefühle der unter ihm atmenden Ebene des Brustkorbs, der Organe des Lebens, deren Entfalten er absichern sollte, erstarren zu lassen.

Wie ein gewählter Regent hat das Gehirn in seiner Funktion nur in sehr begrenztem Maße eigene Interessen zu verwirklichen. Es soll vielmehr den Wählern, den anderen Organen dienen. Die Gefahr, daß daraus ein Selbstbedienungsladen im Sinne einer Bananenrepublik oder gar eine Tyrannei wird, ist bekanntlich auch dort immens, wo keine Bananen wachsen. „Wenn die Klugheit auftaucht, gibt es große Heuchelei", meinte LaoTse [70] zu dem hier überbordenden Leberprinzip. Auch beim Gehirn werden nicht allzu selten bestimmte Aspekte terrorisiert und damit beispielsweise untergeordnete Aspekte als keine Aspekte angesehen. Hier bedarf es eben doch des freiheitsfordernden Milzmeridianes, der die vielfarbige Existenz aller bejaht in dem Wissen, daß nur aus dieser das Gesamtwesen lebt, ohne „Kraftlosigkeit in allen Extremitäten" [44] zu erleiden. „Wer meint, alle Früchte würden gleichzeitig mit den Erdbeeren reif, versteht nichts von den Trauben", meinte der Arzt Paracelsus [71].

Dabei reguliert das Gehirn die anderen Hormondrüsen des Körpers sogar mit eigenen Hormonen aus der Hypophyse, also genau solchen Boten, wie wir sie beim Milzprinzip kennenlernten. Seine Hormone sind absolut unerläßlich für das Gedeihen eines Menschen. Dieser Herrscher scheint dem Prinzip der Milz also keineswegs fern zu stehen, die „ein isoliertes, zentral gelegenes Organ ist, das die vier Seiten ernährt" [44], wie der Gelbe Kaiser meinte, also allen vier Himmelsrichtungen oder Jahreszeiten dient. Dieses Prinzip der Quintessenz scheint wahrzu-nehmen, daß jede einzelne auch noch so unscheinbare Funktion zum (Über-) Leben des Ganzen not-wendig ist und dessen Not abwendet. Es dürfte den Schlüssel in sich tragen, ob unser Gehirn zum unglaublich fähigen Terroristen verkommt oder sich zum unglaublich fähigen Helfer in der Not entwickelt, der als *„Bewahrer der Quintessenz"* [57] mit der Macht seiner Verbindung aus brillianter Wahrnehmung und weiser Erfahrung das Schwert des *Scharfsinns* [2] zieht. Zweifeln Sie an dieser Möglichkeit? Warum sollten wir unsere wie ein Kleinkind noch nicht so standfeste Neuerwerbung Bewußtsein nicht weiterentwickeln können, langsam aber sicher oder vielleicht auch sprunghaft, nicht anders als bisher? Neuanfänge sind wie Phasenübergänge instabilere Vorgänge, aber haben wir nicht bereits so manchen Übergang erfolgreich durchgestanden und schon so manche Ebene aufbauen und stabilisieren können? Die *Voraussetzungen zum Erfolg scheinen in uns selbst zu liegen.* Freuen wir uns daher in der heutigen Realität des Herzens und erwarten wir nichts für das Morgen der Leber, aber erhoffen wir es uns in einem ersten Schritt der zufriedenen, weisen Beschränkung des Nierenprinzips. In diesem gleichgewichtigen und gleichzeitigen Fließen prophezeite uns der Gelbe Kaiser ein langes und harmonisches Leben ... [45].

Zwischenspiegelungen

Vor-gänge sind im Zeitenfluß *Er-fahr-ungen* geworden. Ein neues Morgen beginnt. Urin wie Dickdarmprodukte werden in der Natur hervorragend wiederverwertet, und bald liegen die Teilchen wieder in irgendeinem Magen, um im Lauf der Zeit erneut einen Frühling zu entfachen. Wir könnten wieder auf Seite 1 beginnen. Bei diesem Übergang werden die Teilchen von einer gesunden Niere unterstützt, die dem traumwandlerischen Versuch entspricht, das Gestern gelöst ins Morgen hinüberzuretten und die Erfahrungen von gestern im Morgen zu verwirklichen, ohne sich im gestrigen Leid zu verfangen.

Doch – welche Niere tut dies eigentlich? Die körperliche Niere löst doch wohl nur den Urin! Wo und wer ist sie, die dies tut? Ihr Meridian ist wie alle bei keiner Operation aufzufinden! Wozu also diese offensichtlichen Phantasieprodukte, diese Vergleiche und Vorstellungen?

Man könnte auch von ihnen lassen.

Doch kommt dann wieder der Augenblick, an dem man bei eingehender Untersuchung und Befragung von Kranken auf die zitierten Zusammenhänge stößt, als seien sie Tatsachen und wie selbstverständlich existent. Und erneut fragt man sich, wie diese Niere, die „das Gestern rettet" und folglich ein eindeutig psychisches Phänomen, eine Vorstellung ist, wie sie doch so unübersehbar körperlich faßbar sein kann?!

Niemand weiß dies. Niemand weiß, woher diese Zusammenhänge kommen, aber es werden mehr Menschen in der Welt nach diesen als nach den chemischen Prinzipien behandelt. Wir müssen uns wohl damit abfinden, daß wir hier auch auf eindeutig körperliche Tatsachen stoßen, die in schöner Regelmäßigkeit mit faßbaren psychischen Fakten einhergehen und so einen Zusammenhang zwischen beiden herstellen.

Wie dies zustande kommt, ist so unklar wie das, was wir Psyche nennen, aber daß diese Zusammenhänge existieren, ist immer weniger umstritten. Meridiane fassen sie zusammen, indem sie ähnliche Organe miteinander verbinden und so auf deren Zusammenhang, auf die verbindenden Prinzipien hinweisen.

Sie sind damit so exakt faßbar und doch gleichzeitig so unkörperlich wie alle Zusammenhänge und Beziehungen. Auch eine freundschaftliche Beziehung ist nicht greifbar, nur die Freunde sind es, und dennoch wird niemand deshalb die Existenz dieser Beziehung verleugnen.

Ganz so fremd sind Beziehungen uns nicht. Eine ganze Wissenschaft beschäftigt sich mit abstrakten Beziehungen, den Funktionen der Mathematik. Auch hier geht es um nicht greifbare, aber sehr exakte Beziehungen und Zusammenhänge, konkrete Vorstellungen, die sich doch im körperlichen Bereich der Physik genau bewähren.

Da wird es nicht verwundern, daß die Sprache der Mathematik wie die der Chinesischen Medizin die der Symbole ist. Symbole scheinen am besten geeignet, Beziehungen zu beschreiben, die als vorhanden erkannt sind, doch anders nur in zahllosen Vergleichen zu beschreiben wären.

Das liegt daran, daß ihre Auswirkung auch davon abhängt, was sie verbinden. So kennzeichnet das Leberprinzip die Jugend und den Frühling, aber eben auch die körperliche Leber, und jene, die es nicht kennen, bedürften gewiß einiger Mühe, es hier herauszuarbeiten. Zunächst würden sie vermutlich nur spüren, daß hier eine Verwandtschaft, eine besondere Beziehung vorliegt. So haftet Symbolen immer ein Stück Gefühl und intellektuelle Unfaßbarkeit an. Dadurch bieten sie sich an für die Beschreibung der Psyche, die eben auch unfaßbar Unbewußtes mitbringt.

Diese Prinzipien sind nur *eine* Möglichkeit, Krankheiten und nicht nur sie zu begreifen. Diese schließt andere nicht aus. Trotz ihres Bewährens in Jahrtausenden beweist nur ihre heutige Anwendung ihre Realität, wie sich über die Vorstellungen (Leber) der Physiker erst in deren Verwirklichung (Herz) Erfahrungen (Niere) sammeln lassen.

Somit beschreiben die Prinzipien immer ein Dazwischen, das von allen Beteiligten ein bißchen abgefärbt hat. Es ist selbst etwas und existiert doch nur durch die Beteiligten, wie eine Spiegelung. Spiegelungen sind wie Wasseroberflächen, die manches vom Grund des Sees durchschimmern lassen und manches auch vom Gestade oder Himmel spiegeln, und doch weder Grund noch Himmel sind, weder nur Wasser noch nur Luft, sondern ein Zwischending, wie die dargelegten Prinzipien weder Psyche noch Körper zu sein scheinen, sondern Spiegelungen *zwischen* Körper und Psyche.

Quellenverzeichnis

[1] *C. G. Jung:* Gesammelte Werke. Walter Verlag, Olten und Freiburg im Breisgau, 1. Auflage 1981.

[2] *Hoang Ti Nei King So Ouenn, Nguyen Van Nghi.* Medizinisch Literarische Verlagsgesellschaft mbH, Uelzen 1977, Seite 203.

[3] *Das Alte Testament,* Verleger Johann Georg Kota, 1739, 1. Buch Mose, 19, 26.

[4] *Birninghaus:* Hals-Nasen-Ohrenheilkunde. Springer Verlag, Berlin, Heidelberg, New York, 4. Auflage 1977, Seite 118.

[5] *Benninghoff-Goerttler:* Lehrbuch der Anatomie des Menschen. Urban und Schwarzenberg Verlag, München–Berlin–Wien, Band 2, Seite 94.

[6] *Das Alte Testament,* op. cit., 1. Buch Mose, 1, 10–11.

[7] *Hoang Ti Nei King So Ouenn, Nguyen Van Nghi,* op. cit., Seite 353.

[8] *Hoang Ti Nei King So Ouenn, Nguyen Van Nghi,* op. cit., Seite 224.

[9] *Ling Shu,* zitiert in *Nguyen Van Nghi:* Traditionelle chinesische Medizin, Band 1, Medizinisch Literarische Verlagsgesellschaft mbH, Uelzen 1989, S. 67.

[10] *Lao Tse, Tao Te King.* Diogenes Verlag, Zürich 1985, S. 21.

[11] *Manfred Porkert:* Die chinesische Medizin. Econ-Verlag, Düsseldorf, Wien 1982, Seite 107.

[12] *Hoang Ti Nei King So Ouenn, Nguyen Van Nghi,* op. cit., Seite 414.

[13] *Eugen Drewermann:* Das Markus-Evangelium, Erster Teil, Bilder der Erlösung. Walter Verlag, Olten, 4. Aufl. 1989, S. 13.

[14] *Johann Wolfgang von Goethe:* Shakespeare und kein Ende! Aus: Goethes Werke in 6 Bänden, 6. Band, Insel-Verlag, S. 343.

[15] *Matthias Uphoff:* context zitate, context pro Textverarbeitungsprogramm, DMV Verlag.

[16] *Friedrich Schiller:* Wilhelm Tell. Aus: Schillers Werke in fünf Bänden, 5. Band, Aufbau-Verlag, Berlin und Weimar 1974; 3. Aufzug, 3. Szene, S. 466.

[17] *D. Suzucki:* Leben aus Zen, Otto Wilhelm Barth Verlag 1987, Seite 182.

[18] *Das Alte Testament,* op. cit., Moses, 1. Buch, 1. Kap.

[19] *Das Alte Testament,* op. cit., Moses, 1. Buch, 1, 31.

[20] *Das Alte Testament,* op. cit., Moses, 1. Buch, 2, 16 u. 17.

[21] *Das Alte Testament,* op. cit., Moses, 1. Buch, 3, 6.

[22] *Das Alte Testament,* op. cit., Moses, 1. Buch, 3, 10.

[23] Mündliche Mitteilung des Theologen und Psychoanalytikers *Dr. Helmut Hark,* Karlsruhe.

[24] *Das Alte Testament,* op. cit., Moses, 1. Buch, 3, 11.

[25] *Duden* Bd. 7, Das Herkunftswörterbuch, Dudenverlag Mannheim–Wien–Zürich, 2. Aufl. 1989, Seite 44.

[26] *Johann Wolfgang von Goethe:* Faust 1, C. H. Beck Verlag, München, Sonderausgabe 1989, Verse 259–264, Seite 16.

[27] *Carl Gustav Jung:* Erinnerungen, Träume, Gedanken von C. G. Jung. Walter Verlag, Olten und Freiburg im Breisgau, Sonderausgabe, 4. Aufl. 1986, Seite 194.

[28] *Hoang Ti Nei King So Ouenn, Nguyen Van Nghi,* op. cit., 6. Buch, Kap. 19, Seite 353.

[29] *Z. B. James Gleick:* Chaos – die Ordnung des Universums. Droemer Knaur Verlag 1988, S. 20 ff.

[30] *Das Alte Testament,* op. cit., Moses, 1. Buch, 32, 25.

[31] *Das Alte Testament,* op. cit., Moses, 1. Buch, 32, 31.

[32] *Johann Wolfgang von Goethe:* Faust 1, C. H. Beck Verlag, München, Sonderausgabe 1989, Vers 1675–1677, Seite 56.

[33] *Johann Wolfgang von Goethe:* Faust 1, C. H. Beck Verlag, München, Sonderausgabe 1989, Vers 1700, Seite 57.

[34] *Friedrich Schiller:* Das Lied von der Glocke. Aus: Schillers Werke in fünf Bänden, 1. Band, Aufbau-Verlag, Berlin und Weimar 1974, S. 180.

[35] *Duden* Bd. 7, Das Herkunftswörterbuch, Dudenverlag Mannheim–Wien–Zürich, 2. Aufl. 1989, S. 127.

[36] *Mahatma Gandhi* in „The Nation's Voice". Zitiert in M. G., Worte des Friedens, Herder Verlag, Freiburg, Basel, Wien 1984, S. 35.

[37] *Mahatma Gandhi,* Harijan, 15.07.39, zitiert in: M. G., Worte des Friedens, Herder Verlag, Freiburg, Basel, Wien 1984, S. 127.

[38] *Johann Wolfgang von Goethe:* Faust 1, C. H. Beck Verlag, München, Sonderausgabe 1989, Verse 259–266, Seite 16.

[39] *Lingen* Lexikon, Band 12. Lingen Verlag 1974, Seite 297.

[40] *Mahatma Gandhi,* Hind Swaraj, 1946. Zitiert in: M. G., Worte des Friedens, Herder Verlag, Freiburg, Basel, Wien 1984; S. 114.

[41] *Johann Wolfgang von Goethe:* Der Zauberlehrling. Aus: Goethes Werke in Einzelausgaben, Gedichte. Büchergilde Gutenberg, Frankfurt a. M., Seite 136.

[42] *Hoang Ti Nei King So Ouenn, Nguyen Van Nghi,* op. cit., 6. Buch, Kap. 19, Seite 356.

[43] s. a. *C. G. Jung,* Gesammelte Werke. Walter Verlag, Olten und Freiburg im Breisgau, 1. Auflage 1981; Band 8, §§ 169 f., S. 99 f.

[44] *Hoang Ti Nei King So Ouenn, Nguyen Van Nghi,* op. cit., Seite 358.

[45] *Hoang Ti Nei King So Ouenn, Nguyen Van Nghi,* op. cit., Seite 35.

[46] Forschungsergebnisse aus der Universität Erlangen.

[47] *Johann Wolfgang von Goethe:* Faust 1. C. H. Beck Verlag, München, Sonderausgabe 1989, Verse 460–467.

[48] *I Ging,* Das Buch der Wandlungen. Eugen Diederichs Verlag 1989, z.B. Zeichen 1, S. 25 oder Zeichen 34, S. 134.

[49] *Albert Einstein, Leopold Infeld:* Die Evolution der Physik, Rowohlt Verlag 1956, S. 12.

[50] *Karl Lagerfeld* in der Sendung „Wetten daß", ZDF, 15.12.90.

[51] *Hoang Ti Nei King So Ouenn, Nguyen Van Nghi,* op. cit., Seite 357.

[52] *Tchang Tse Tong,* zitiert in: *Hoang Ti Nei King So Ouenn, Nguyen Van Nghi,* op. cit., Seite 357.

[53] *Hoang Ti Nei King So Ouenn, Nguyen Van Nghi,* op. cit., Seite 130.

[54] *Eugen Drewermann:* Strukturen des Bösen, Band 1. Ferdinand Schöningh Verlag, Paderborn, München, Wien, Zürich, Sonderausgabe 1988, Seite 61.

[55] *S. Silbernagl, A. Despopoulos:* Taschenatlas der Physiologie, Georg Thieme Verlag, Stuttgart 1979, Seite 118.

[56] *Galileo Galilei:* Il Saggiatore, Mascardi, Rom, 1623, 2. Auflage; zitiert in: *Pietro Redondi,* Galilei – der Ketzer. C. H. Beck Verlag, München 1989, Seite 60.

[57] *Hoang Ti Nei King So Ouenn, Nguyen Van Nghi,* op. cit., Seite 205.

[58] *Hoang Ti Nei King So Ouenn, Nguyen Van Nghi,* op. cit., Seite 357.

[59] *Richard Wilhelm* zitiert das I Ging in: Erfahrungen mit dem I Ging. Eugen Diederichs Verlag, 1. Auflage 1984, Seite 37.

[60] *Johann Wolfgang von Goethe:* Faust 1, C. H. Beck Verlag, München, Sonderausgabe 1989, Verse 1830–1933, S. 60.

[61] Das Markus-Evangelium in der Übersetzung von *Eugen Drewermann.* Walter Verlag, Olten und Freiburg im Breisgau, Kap. 8, 18, S. 39.

[62] *Z. B. Parzival und Trevrizent* in: *Wolfram von Eschenbach:* Parzival. Philipp Reclam Jun. Verlag, Stuttgart 1989.

[63] *Friedrich Schiller:* Don Carlos, Infant von Spanien. Aus: Schillers Werke in fünf Bänden, 3. Band, Aufbau-Verlag, Berlin und Weimar 1974, S. 218.

[64] Erinnerungen, Träume, Gedanken von *C. G. Jung.* Walter Verlag, Olten und Freiburg im Breisgau, 4. Auflage 1986; Seite 99.

[65] *Lao Tse, Tao Te King.* Diogenes Verlag, Zürich 1985, S. 50; analog hierzu Seite 55.

[66] *Walter Köster:* Hahnemann und C. G. Jung. Ein homöopathisches Denkmodell. Karl F. Haug Verlag, Heidelberg 1992.

[67] *Lao Tse, Tao Te King.* Diogenes Verlag, Zürich 1985, S. 71.

[68] Se ve muy bien los toros desde la barrera. Spanisches Sprichwort aus dem Wortschatz des Autors.

[69] *Richard Wilhelm* in: Erfahrungen mit dem I Ging. Eugen Diederichs Verlag, 1. Auflage 1984, S. 38.

[70] *Lao Tse:* Tao Te King. Diogenes Verlag, Zürich 1985, S. 18.

[71] *Paracelsus* zitiert von *Erich Fromm.* Gesamtausgabe Band IX, Seite 438, 1. Aufl. 1989, Deutscher Taschenbuch Verlag, München.

[72] *Lao Tse:* Tao Te King. Diogenes Verlag, Zürich 1985, S. 5.

[73] *Lao Tse:* Tao Te King. Diogenes Verlag, Zürich 1985, S. 17.

[74] *Lao Tse:* Tao Te King. Diogenes Verlag, Zürich 1985, S. 7.

Stichwortverzeichnis körperlicher Vorgänge

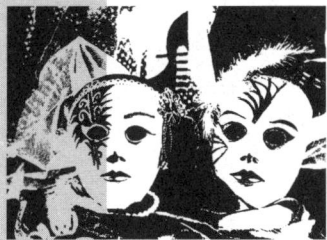
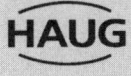